CLINICAL QUESTION

麻酔科
クリニカルクエスチョン 101

|編集| 稲田英一
順天堂大学医学部麻酔科学・ペインクリニック講座 主任教授

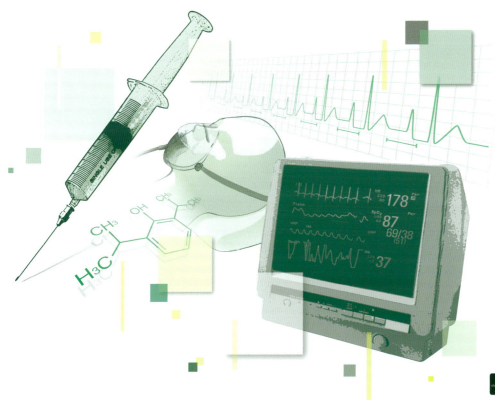

診断と治療社

口絵カラー

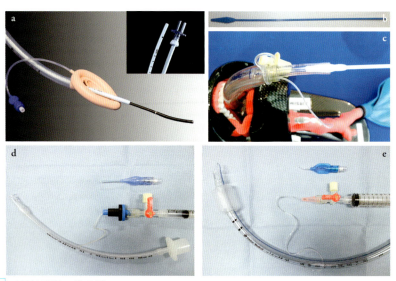

口絵カラー 1　声門上器具の使用例
a：Aintree™ 気管挿管用カテーテル．b，c：声門上器具を用いた気管挿管後のイメージ．air-Q 抜去用スタイレット(b)と使用例(c)．d，e：カフ空気注入部の自作例．硬膜外カテーテル用コネクタの利用(d)，留置針外筒の利用(e)．[本文 p.62]

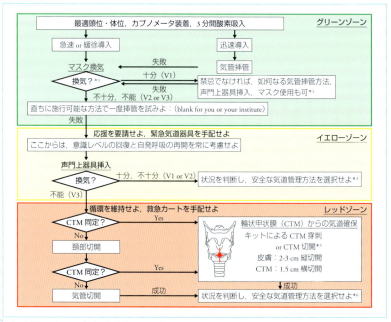

口絵カラー 2　麻酔導入時の日本麻酔科学会(JSA)気道管理アルゴリズム(JSA-AMA)（日本語版）
CTM（cricothyroid membrane）：輪状甲状膜
*1：図 5 に列挙された方法を使ってマスク換気を改善するよう試みる（本書では本文参照）．　*2：同一施行者による操作あるいは同一器具を用いた操作を，特に直視型喉頭鏡またはビデオ喉頭鏡で 3 回以上繰り返すことは避けるべきである．迅速導入においては誤嚥リスクを考慮する．　*3：(1)意識と自発呼吸を回復させる，(2)ファイバースコープの援助あるいはなしで声門上器具を通しての挿管，(3)声門上器具のサイズやタイプの変更，(4)外科的気道確保，(5)その他の適切な方法　などの戦略が考えられる．　*4：大口径の静脈留置針による穿刺や緊急ジェット換気は避けるべきである．　*5：より小口径の気管チューブを挿入する．
*6：(1)意識と自発呼吸を回復させる，(2)気管切開，及び(3)気管挿管を試みる　などの戦略が考えられる．[本文 p.63]

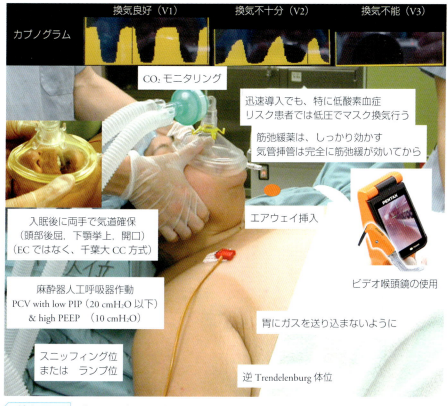

口絵カラー 3　グリーンゾーンに留まるための戦略 [本文 p.64]

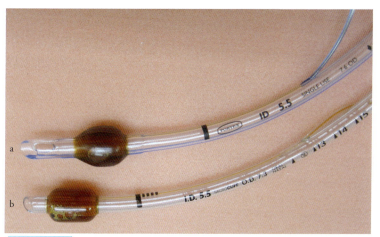

口絵カラー 4　従来型の PVC 製カフ付き気管チューブ(a)とマイクロカフ気管チューブ(b)

マイクロカフ気管チューブにはマーフィー孔がなく，カフおよび depth marking がより先端に位置し，カフも円柱状である（ともに内径 5.0 mm の挿管チューブ．カフは，色調をつけた水で膨らませてある）．[本文 p.68]

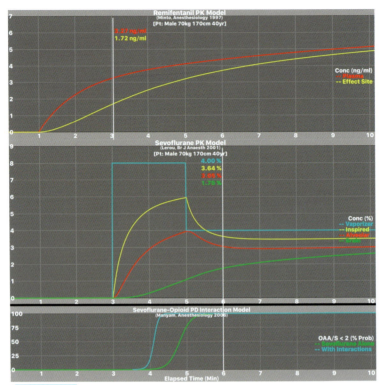

口絵カラー 5 レミフェンタニルとセボフルランの PK/PD シミュレーション
［本文 p.105］

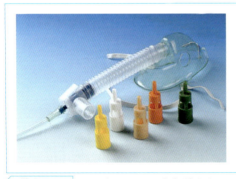

酸素濃度	ダイリュータ	酸素流量
24%	青	2 L/分
28%	黄	3 L/分
31%	白	4 L/分
35%	緑	6 L/分
40%	赤	8 L/分
50%	橙	12 L/分

口絵カラー 6 ベンチュリーマスクとダイリュータ
何％の酸素を投与するかでダイリュータを選択し回路に接続する．推奨酸素流量で酸素を投与すれば 30 L/分以上の高流量が得られる．［本文 p.194］

編集の序

　麻酔管理や周術期管理にあたっている先生方は，日頃から多くの疑問をもちながら診療をされているのではないかと思います．私たちの周りには多くの情報があふれています．教科書，論文，インターネットから得られる情報，学会や研究会で得る情報，同僚から得られる情報など様々です．残念ながら，すべての質問にevidenceに基づいた回答が得られるわけではありません．それらの情報の信頼性，正確性，限界などについても理解しておく必要があります．そうしたなかで最善の麻酔科診療をしていくのは大変なことです．それでも，私たちは毎日の診療をしていかなければなりません．

　本書では，私たちが日常的に自分自身に問いかけたり，研修医や専攻生から質問を受けることが多いクリニカルクエスチョン101問取り上げました．まずは，術前回診と術前評価に関するクリニカルクエスチョンです．術前の投与薬物はどうするか，輸血準備はどのように行うべきか，術前説明をどのように行うべきかについて取り上げました．モニタリングの章では，基本的モニタリングや，誘発電位，BIS，近赤外線分光法を取り上げました．麻酔全般の章では，揮発性麻酔や静脈麻酔薬，オピオイドについての質問を取り上げました．気道確保では，困難気道への対応や，気道確保に用いる器具について，区域麻酔では，脊髄くも膜下麻酔や硬膜外麻酔，神経ブロック，局所麻酔薬中毒への対応などに触れました．麻酔導入，麻酔維持，麻酔からの覚醒のそれぞれのステージにおいて起こりうる合併症や，薬物投与の基本について取り上げました．術後鎮痛の様々な方法についての問題も取り上げています．全身管理において重要な体温管理，輸液管理，輸血管理，呼吸管理，代謝管理に対するクリニカルクエスチョンも取り上げました．誤嚥，気管支喘息，心筋虚血，低酸素血症，心停止，失明などの麻酔合併症が起きた場合の対応についても，その診断や対応について取り上げました．

　クリニカルクエスチョンの回答は，できるだけ簡潔に，多くの図表を入れて執筆していただきました．最新のガイドラインや知見も多く含まれています．知識の整理のためにも大変に有用なものとなっていると思います．

　本書が日常診療や教育に役立つことを願っています．

2016年5月

順天堂大学医学部麻酔科学・ペインクリニック講座 主任教授

稲田英一

CONTENTS

Chapter 1 　術前回診と術前評価

- **Q1** 前投薬が行われなくなったのはなぜか？ 2
- **Q2** 抗血小板薬やワルファリンは術前いつ中止すべきか？ 4
- **Q3** ARB や ACE 阻害薬を使用している患者における注意点は何か？ 7
- **Q4** ステロイド服用患者への対応で気をつけることは何か？ 対応は何か？ 9
- **Q5** 輸血準備はどの程度しておくのが適切か？ 11
- **Q6** 自己血貯血の適応や注意点は何か？ 13
- **Q7** 気道確保困難が予想される病歴や所見は何か？ 16
- **Q8** 術前の絶飲食ガイドラインはどのようなものなのか？ 18
- **Q9** 麻酔に関するインフォームドコンセントではどこまで説明すべきか？ 20

Chapter 2 　モニタリング

- **Q10** 安全な麻酔のためのモニター指針とはどのようなものか？ 23
- **Q11** 体温はどこで測定すべきか？ 測定部位による差はあるか？ 25
- **Q12** モニター心電図はどのような誘導を用いるべきか？ 27
- **Q13** 運動誘発電位や体性感覚誘発電位をモニターする場合の麻酔上の注意点は何か？ ... 29
- **Q14** 近赤外線分光法モニターによる脳酸素化の有用性と問題点は何か？ 31
- **Q15** 動脈カテーテルの合併症にはどのようなものがあるか？ 33
- **Q16** APCO はどのような原理で心拍出量を測定しているのか？ 35
- **Q17** 肺動脈カテーテルの適応は何か？ 最近はなぜその使用が減ってきたのか？ ... 38
- **Q18** BIS モニターを使用する意義は何か？ その有用性と問題点は何か？ 40

Chapter 3 　麻酔全般

- **Q19** WHO の手術安全チェックリストとはどのようなものか？ 42
- **Q20** 全静脈麻酔（TIVA）が適応となるのはどのような手術か？ 45
- **Q21** デスフルランとセボフルランはどのように使い分けるか？ 47
- **Q22** レミフェンタニルの投与量はどの程度が適当か？ 49
- **Q23** Target controlled infusion（TCI），open-TCI とはどのような方法か？ 52
- **Q24** 麻酔薬の幼若脳への有害作用はどのようなものか？ 54
- **Q25** 揮発性吸入麻酔薬の心筋保護作用（プレ，ポストコンデショニング）とはどのようなものか？ 56

Chapter 4 　気道確保

- **Q26** 声門上器具の適応と禁忌は何か？ 59
- **Q27** 声門上器具を用いた気管挿管法にはどのようなものがあるか？ 61
- **Q28** 困難気道への対応アルゴリズムはどのようなものか？ 63
- **Q29** 小児でカフ付き気管チューブを用いることの有用性と問題点は何か？ 66
- **Q30** カフにはどれだけの空気を注入したらよいか？ 適切なカフ内圧はどれくらいか？ ... 69

| Q31 | ビデオ喉頭鏡はどのように使うのがよいか？ | 71 |
| Q32 | 外科的気道確保の適応，方法はどのようなものか？ | 73 |

Chapter 5　区域麻酔

Q33	脊髄くも膜下麻酔（脊麻）や硬膜外麻酔の禁忌にはどのようなものがあるか？	75
Q34	硬膜外麻酔は術後肺合併症を減少させるか？	78
Q35	超音波ガイド下神経ブロックを成功させるコツは何か？	80
Q36	局所麻酔薬中毒の治療はどのようにすべきか，lipid emulsion therapy とは何か？	83
Q37	硬膜外麻酔と硬膜外鎮痛における局所麻酔薬の種類や濃度の使い分けはどのようにするか？	85
Q38	脊髄幹麻酔におけるオピオイドの使用で注意することは何か？	87
Q39	脊髄くも膜下麻酔をしたが麻酔レベルが不十分な場合はどのように対応するか？	89
Q40	腕神経叢ブロックの合併症にはどのようなものがあるか？	93

Chapter 6　麻酔導入

Q41	輪状軟骨部圧迫の意義や問題点は何か？	95
Q42	小児の術前不安を解消する方法にはどのようなものがあるか？	97
Q43	小児で吸入導入はどのように行うか？	99
Q44	成人において VIMA はどのように行うか？	104
Q45	TIVA の場合のプロポフォール，レミフェンタニルの投与量設定はどのようにするか？	106
Q46	プロポフォールの血管痛はなぜ起こるか？　防ぐ方法はあるか？	108

Chapter 7　麻酔維持

Q47	術中覚醒の予防法にはどのようなものがあるか？	110
Q48	triple low とは何か？	112
Q49	術中の低血圧の鑑別診断は何か？　治療はどうするか？	114
Q50	術中の高血圧の鑑別診断は何か？　治療はどうするか？	117
Q51	術中の新鮮ガス流量はどの程度にすべきか？	120

Chapter 8　麻酔からの覚醒

| Q52 | 揮発性麻酔薬からの覚醒はどのようにして起こるか？ | 122 |
| Q53 | プロポフォールからの覚醒はどのようにすると良好にできるか？ | 124 |

Chapter 9　術後鎮痛

Q54	経静脈 PCA（IV-PCA）の設定はどのようにすべきか？	126
Q55	硬膜外 PCA（PCEA）の設定はどのようにすべきか？	128
Q56	長時間留置する硬膜外カテーテルの取り扱い上の注意点は何か？	130
Q57	フルルビプロフェンアキセチルの特徴，適応，禁忌，使用法は？	132
Q58	アセトアミノフェンの適応，禁忌，投与量はどうか？	134
Q59	麻薬投与患者での看視上の注意点およびその治療はどのようなものか？	136

Chapter 10　麻酔器など機器類

- **Q60** ソーダライムはどのようにして二酸化炭素を吸収するか？ 吸収能力はどの程度か？ ··· 138
- **Q61** ソーダライムと揮発性吸入麻酔薬との反応で生成される有害物質は何か？ ············ 140
- **Q62** ロタメータの太さが異なっているのはなぜか？ ··· 142
- **Q63** APL 弁の機能とは何か？ ··· 144

Chapter 11　体温管理

- **Q64** 麻酔中，なぜ体温は低下するか？ ··· 146
- **Q65** 低体温の有害作用にはどのようなものがあるか？ ······································ 148
- **Q66** 低体温の予防法にはどのようなものがあるか？ ·· 150
- **Q67** 低体温の治療にはどのようなものがあるか？ ··· 152
- **Q68** 体温上昇の鑑別診断は何か？ ·· 156

Chapter 12　輸液管理

- **Q69** goal-directed fluid therapy，輸液の適切な指標は何か？ ··························· 158
- **Q70** 晶質液と膠質液をどのように使い分けるか？ ··· 160
- **Q71** 中分子量ヒドロキシエチルデンプン（HES）はどのように用いるか？ ··············· 162
- **Q72** 尿量が減少した際の鑑別診断は何か？ どのように診断し，治療するか？ ············ 164

Chapter 13　輸血管理

- **Q73** 赤血球輸血のトリガーや輸血の効果とは？ 保管法，使用制限はどの程度か？ ········ 166
- **Q74** 新鮮凍結血漿投与のトリガーや輸血の効果は何か？
  保管法，使用制限はどの程度か？ ·· 169
- **Q75** 血小板輸血のトリガーや輸血の効果は何か？ 保管法，使用制限はどの程度か？ ······· 172
- **Q76** フィブリノゲン補充はどのように行うか．目標値はいくつか． ······················· 175
- **Q77** 輸血関連急性肺障害（TRALI）と輸血関連循環過負荷（TACO）とはどのような病態か？··· 177
- **Q78** massive transfusion protocol（MTP）とはどのようなものか？ ················· 180
- **Q79** 血液型不適合輸血の診断および発生時の治療法はどのようなものか？ ················ 182

Chapter 14　呼吸管理

- **Q80** 全身麻酔の呼吸への影響はどのようなものか？ ·· 184
- **Q81** 手術部位により呼吸への影響はどのように異なるか？ ································· 187
- **Q82** 術中の人工呼吸の設定はどのようにしたらよいのか？ ································· 189
- **Q83** 一側肺換気中の換気条件はどのようにすべきか？ ······································ 191
- **Q84** 術後の酸素投与はどのようにしたらよいか？ ··· 194
- **Q85** 術後の抜管基準はどのようなものか？ どのような患者で術後人工呼吸が必要か？ ····· 197
- **Q86** 術中の気道内圧異常の鑑別診断にはどのようなものがあるか？ 対処法は何か？ ······· 199

Chapter 15　代謝管理

- **Q87** 高血糖の有害作用は何か？ ··· 202
- **Q88** 低血糖の有害作用は何か？ ··· 204

Q89	糖尿病患者におけるインスリン，経口糖尿病薬は周術期にどのように使用するか？	206

Chapter 16　麻酔合併症

Q90	硬膜穿刺後頭痛はどのように治療するか？	208
Q91	悪性高熱症はどのように治療するか？	210
Q92	誤嚥を起こした場合はどのように対処するか？	213
Q93	歯牙損傷が起きた場合，どのように対応するか？	216
Q94	術中に気管支喘息発作が起きたときはどのように診断し対応するのか？	218
Q95	術中の心筋虚血はどのように診断し対応するか？	221
Q96	術中の低酸素血症の鑑別診断は何か？　どのように対応するか？	223
Q97	術中の心停止にはどのように対応するか（全身麻酔の場合，脊髄くも膜下麻酔の場合）？	228
Q98	周術期の失明の頻度はどれくらいか？　どのような術式で多いか？その原因は何か？	230

Chapter 17　特殊な麻酔管理

Q99	適切な人工心肺の灌流圧，灌流量はどの程度必要か？	232
Q100	超低体温循環停止はどの程度の時間継続が可能か？	234
Q101	awake craniotomy の麻酔管理はどのように行うか？	236

索引	239

Mini Lecture

薬剤溶出性ステントと抗血小板薬	6
コルチゾールの生理的分泌と侵襲時の分泌	10
ACTH（コシントロピン）負荷試験	10
フィブリノゲン	12
希釈式・回収式自己血輸血の適応と注意点について	14
日本のガイドラインと各国のガイドラインの違い（絶飲食ガイドライン）	19
医療事故調査制度	22
アラームポイント	30
Allen テストの意義とは？	34
心機能モニターとしての特徴	36
高信頼性組織から学ぶ患者安全	44
リモートプレコンディショニング	57
術前や麻酔導入時の不安が小児の周術期管理にどのような影響を及ぼすか？	100
心拍出量の増大ではプロポフォールの血中濃度は低下する	107
末梢血管の痛みを引き起こす薬物	109
術中覚醒が起きた場合の対応	111
酸素流量の調節	121
小児の覚醒時興奮と脳波	123

集中治療における鎮静·····125
肥満患者とプロポフォール·····125
余剰麻酔ガス·····145
leg up position の手術では低体温になりやすい·····152
nutrient-induced thermogenesis の機序·····153
goal-directed fluid therapy の特徴·····159
輸液反応性，前負荷反応性，前負荷依存性·····159
relative hypovolemia·····159
腎血流および尿生成の生理学·····165
ヘパリン起因性血小板減少症（HIT）·····174
低流量での酸素マスク·····186
理想体重の計算·····190
低酸素血症リスクの軽減·····193
深麻酔下抜管·····198
ダントロレン·····212
"aspiration pneumonia" と "aspiration pneumonitis" は違う？·····215
量規定換気と圧規定換気の選択·····220
冠動脈攣縮·····222
周術期患者の命を守る麻酔科医·····223
予　防·····231
神経モニタリングで神経合併症を予防·····237

One Point Advice
ステロイドカバーは本当に必要か？·····10
宗教的問題における IC·····22
3 極誘導心電図しかないときに胸部誘導をモニターするには？·····28
機器のセッティング·····30
「うちの子は麻酔を受けても脳は大丈夫でしょうか？」と聞かれたら·····55
脊髄幹麻酔の禁忌について·····77
静脈路のない小児に対する声門上器具挿入のタイミング·····102
triple low への反論·····113
スムーズに PCA を導入するには？·····127
PCA 実施中の呼吸抑制·····129
小児における体温管理：低体温・うつ熱にも注意·····151
ARDS における人工呼吸設定·····190
酸素化のモニタリング·····195
SpO_2 を過信しない·····196
ダントロレン投与について·····212
患者安全のためのコミュニケーションスキル·····225

執筆者一覧

■編集者
稲田　英一　順天堂大学医学部麻酔科学・ペインクリニック講座 主任教授

■執筆者（執筆順、肩書略）
日野　博文　聖マリアンナ医科大学麻酔学教室
日下　裕介　大阪医科大学麻酔科学教室
南　　敏明　大阪医科大学麻酔科学教室
難波　　力　川崎医科大学附属病院麻酔・集中治療科
中塚　秀輝　川崎医科大学附属病院麻酔・集中治療科
長谷川和子　名古屋大学医学部附属病院麻酔科
西脇　公俊　名古屋大学医学部附属病院麻酔科
林　　智子　名古屋大学医学部附属病院麻酔科
石川　輝彦　千葉大学大学院医学研究院麻酔科学
磯野　史朗　千葉大学大学院医学研究院麻酔科学
鈴木　利保　東海大学医学部医学科外科学系麻酔科
村上　育子　信州大学医学部麻酔蘇生学教室
川真田樹人　信州大学医学部麻酔蘇生学教室
松永　　明　鹿児島大学医学部歯学部附属病院手術部
溝部　俊樹　京都府立医科大学大学院医学研究科麻酔科学教室
五代　幸平　鹿児島大学大学院医歯学総合研究科侵襲制御学
和泉　俊輔　琉球大学医学部麻酔科
垣花　　学　琉球大学医学部麻酔科
宜野座　到　琉球大学医学部麻酔科
伊佐田哲朗　福井大学医学部器官制御医学講座麻酔・蘇生学領域
重見　研司　福井大学医学部器官制御医学講座麻酔・蘇生学領域
渡邉　洋平　琉球大学医学部附属病院麻酔科
髙田　真二　帝京大学医学部麻酔科学講座・医学教育センター
木山　秀哉　東京慈恵会医科大学麻酔科学講座
内田　　整　千葉県こども病院麻酔科
河野　達郎　新潟大学大学院医歯学総合研究科麻酔科学分野
田中　克哉　徳島大学大学院医歯薬学研究部麻酔・疼痛治療医学分野
北村　祐司　千葉大学医学部附属病院麻酔・疼痛・緩和医療科
小原崇一郎　埼玉県立小児医療センター麻酔科
浅井　　隆　獨協医科大学越谷病院麻酔科
石川　岳彦　北海道大学病院麻酔科
近江　禎子　東京慈恵会医科大学附属第三病院麻酔科
井上荘一郎　聖マリアンナ医科大学麻酔学教室
柴田　康之　名古屋大学医学部附属病院手術部
讃岐美智義　広島大学病院麻酔科
小林　賢輔　浜松医科大学医学部附属病院集中治療部

土井　松幸	浜松医科大学医学部附属病院集中治療部	
木下　浩之	愛知医科大学麻酔科学講座	
西川　精宣	大阪市立大学大学院医学研究科麻酔科学講座	
御室総一郎	浜松医科大学医学部附属病院麻酔蘇生科	
稲垣　喜三	鳥取大学医学部麻酔・集中治療医学分野	
長櫓　巧	済生会西条医療福祉センター	
石井　博	済生会西条病院外科	
北村　園恵	高知大学医学部麻酔科学・集中治療医学講座	
河野　崇	高知大学医学部麻酔科学・集中治療医学講座	
横山　正尚	高知大学医学部麻酔科学・集中治療医学講座	
橋本　雄一	獨協医科大学越谷病院麻酔科	
鈴木　博明	獨協医科大学越谷病院麻酔科	
正宗　大士	山梨大学医学部附属病院手術部	
松川　隆	山梨大学医学部麻酔科学	
室内　健志	札幌医科大学麻酔科学講座	
山蔭　道明	札幌医科大学麻酔科学講座	
廣木　忠直	群馬大学大学院医学系研究科麻酔神経科学	
齋藤　繁	群馬大学大学院医学系研究科麻酔神経科学	
小竹　良文	東邦大学医療センター大橋病院麻酔科	
飯島　毅彦	昭和大学歯学部全身管理歯科学講座歯科麻酔科学部門	
田﨑　哲典	東京慈恵会医科大学附属病院輸血部	
安村　敏	富山大学附属病院検査・輸血細胞治療部	
宮田　茂樹	国立循環器病研究センター輸血管理室	
太田　隆嗣	湘南鎌倉総合病院麻酔科	
中根　正樹	山形大学医学部附属病院高度集中治療センター	
石川　晴士	東京医科歯科大学医学部附属病院麻酔・蘇生・ペインクリニック科	
増田　孝広	東京医科歯科大学医学部附属病院集中治療部	
中沢　弘一	東京医科歯科大学大学院医歯学総合研究科生体集中管理学分野	
森﨑　浩	慶應義塾大学医学部麻酔学教室	
上田　朝美	慶應義塾大学医学部麻酔学教室	
大下　健輔	久留米大学医学部麻酔学講座	
牛島　一男	久留米大学医学部麻酔学講座	
小笠原　治	名古屋市立大学大学院医学研究科麻酔科学・集中治療医学分野	
祖父江和哉	名古屋市立大学大学院医学研究科麻酔科学・集中治療医学分野	
江木　盛時	神戸大学医学部附属病院麻酔科	
向田　圭子	広島県立障害者リハビリテーションセンター	
田口明日香	獨協医科大学越谷病院麻酔科	
原　哲也	長崎大学医学部麻酔学教室	
窪田　陽介	国立循環器病研究センター麻酔科	
吉谷　健司	国立循環器病研究センター麻酔科	
加藤　真也	国立循環器病研究センター麻酔科	
増渕　哲仁	国立循環器病研究センター麻酔科	
川口　昌彦	奈良県立医科大学麻酔科学教室	

略語一覧

略語	欧文	和文
A		
AA	aplastic anemia	再生不良性貧血
A-aDO₂	alveolar-arterial oxygen difference	肺胞−動脈血酸素分圧較差
ACE	angiotensin-converting enzyme	アンジオテンシン変換酵素
ADP	accidental dural puncture	偶発的硬膜穿刺
AGE	advanced glycation end products	終末糖化産物
AHA	American Heart Association	米国心臓協会
ALI	acute lung injury	急性肺障害
ALT	alanine aminotransferase	アラニンアミノトランスフェラーゼ
APCO	arterial pressure-based cardiac output	動脈圧心拍出量
APTT	activated partial thromboplastin time	活性化部分トロンボプラスチン時間
ARB	angiotensin II receptor blocker	アンジオテンシン II 受容体拮抗薬
ARDS	acute respiratory distress syndrome	急性呼吸促迫症候群
ASA	American Society of Anesthesiologists	米国麻酔科学会
AST	aspartate aminotransferase	アスパラギン酸アミノトランスフェラーゼ
B		
BIS	bispectral index	麻酔深度評価の指標
BMI	body mass index	体格指数
BNP	brain natriuretic peptide	脳性ナトリウム利尿ペプチド
BUN	blood urea nitrogen	血液尿素窒素
C		
CABG	coronary artery bypass graft	冠動脈バイパス術
CEA	carotid endarterectomy	頚動脈内膜切除術
CO	cardiac output	心拍出量
COPD	chronic obstructive pulmonary disease	慢性閉塞性肺疾患
CPAP	continuous positive airway pressure	持続気道陽圧
CSF	cerebrospinal fluid	脳脊髄液
CTR	cardiothoracic ratio	心胸郭比
CTZ	chemoreceptor trigger zone	化学受容器引金帯
CVP	cemtral venous puressure	中心静脈圧
D		
DAT	direct antiglobulin test	直接抗グロブリン試験
DIC	disseminated intravascular coagulation	播種性血管内凝固
E		
EBP	epidural blood patch	硬膜外自己血パッチ
ETCO₂	end-tidal carbon dioxide	呼気終末二酸化炭素濃度
F		
FDP	fibrin/fibrinogen degradation products	フィブリン／フィブリノゲン分解産物
FFP	fresh frozen plasma	新鮮凍結血漿
FiO₂	fraction of inspiratory oxygen	吸入酸素濃度
G		
GABA	γ-aminobutyric acid	γ アミノ酪酸
GFR	glomerular filtration rate	糸球体濾過量
GLP-1	glucagon-like peptide-1	グルカゴン様ペプチド -1
H		
Hb	hemoglobin	ヘモグロビン
HES	hydroxyethyl starch	ヒドロキシエチルデンプン
HLA	human leukocyte antigen	ヒト白血球抗原
HNA	human neutrophil antigen	ヒト好中球抗原
HPA 系	hypothalamic-pituitary-adrenal axis	視床下部 - 下垂体 - 副腎系
HRV	heart rate variability	心拍数変動量
Ht	hematocrit	ヘマトクリット
I		
IABP	intraaortic balloon pumping	大動脈内バルーンパンピング
IC	informed consent	インフォームドコンセント
IVH	intravenous hyperalimentation	高カロリー輸液
IV-PCA	intravenous patient-controlled analgesia	経静脈自己調節鎮痛法
L		
LDH	lactate dehydrogenase	乳酸脱水素酵素
LMA	laryngeal mask airway	ラリンジアルマスク
M		
MAC	minimum alveolar concentration	最小肺胞濃度
MAP	mean arterial pressure	平均動脈圧

	略語	欧文	和文
M	MEP	motor evoked potential	運動誘発電位
	MH	malignant hyperthermia	悪性高熱症
	MSBOS	maximum surgical blood order schedule	最大手術血液準備量
N	NMDA	N-methyl D-aspartic acid	N-メチル-D-アスパラギン酸
	NPPV	non-invasive positive pressure ventilation	非侵襲的陽圧換気
	NSAIDs	nonsteroidal anti-inflammatory drugs	非ステロイド性抗炎症薬
O	O_2Hb	oxyhemoglobin	酸素ヘモグロビン
	OSA	bstructive sleep apnea	閉塞性睡眠時無呼吸
P	PAC	pulmonary artery catheter	肺動脈カテーテル
	$PaCO_2$	arterial carbon dioxide partial pressure	動脈血二酸化炭素分圧
	PaO_2	arterial oxygen partial pressure	動脈血酸素分圧
	PAWP	pulmonary artery wedge pressure	肺動脈楔入圧
	PC	platelet concentrate	濃厚血小板製剤
	PCA	patient controlled analgesia	自己調節鎮痛法
	PCEA	patient-controlled epidural analgesia	硬膜外自己調節鎮痛法
	PCI	percutaneous coronary intervention	経皮的冠動脈インターベンション
	PCPS	percutaneous cardiopulmonary support	経皮的心肺補助(装置)
	PCV	pressure control ventilation	従圧式調節換気
	PCWP	pulmonary capillary wedge pressure	肺動脈楔入圧
	PDPH	postdural puncture headache	硬膜穿刺後頭痛
	PEA	pulseless electrical activity	無脈性電気活動
	PEEP	positive end expiratory pressure	呼気終末陽圧
	$P_{ET}CO_2$	partial pressure of end-tidal carbon dioxide	呼気終末二酸化炭素分圧
	POCD	postoperative cognitive dysfunction	術後認知機能障害
	PONV	postoperative nausea and vomiting	術後悪心・嘔吐
	PT	prothrombin time	プロトロンビン時間
	PT-INR	prothrombin time- international normalized ratio	プロトロンビン時間(国際標準比)
	PTSD	posttraumatic stress disorder	心的外傷後ストレス障害
	PTT	partial thromboplastin time	部分トロンボプラスチン時間
	pulseless VT	pulseless ventricular tachycardia	無脈性心室頻拍
Q	QOL	quality of life	生活の質
R	RBC	red blood cell count	赤血球数
	ROS	reactive oxygen species	活性酸素種
	rSO_2	regional cerebral oxygen saturation	局所脳酸素飽和度
S	SaO_2	arterial oxygen saturation	動脈血酸素飽和度
	SBOE	surgical blood order equation	手術血液準備量計算法
	SEP	somatosensory evoked potential	体性感覚誘発電位
	SpO_2	percutaneous oxygen saturation	経皮的動脈血酸素飽和度
	SV	stroke volume	1回心拍出量
	SVI	stroke volume index	1回拍出係数
	SVR	systemic vascular resistance	体血管抵抗
	SVV	stroke volume variation	1回拍出量変動
T	TACO	transfusion-associate circulatory overload	輸血関連循環過負荷
	TCI	target controlled infusion	標的濃度調節持続静注
	TEE	transesophageal echocardiography	経食道心エコー検査
	TIVA	total intravenous anesthesia	全静脈麻酔
	TOF	train-of-four	四連反応
	TOI	tissue oxygenation index	組織酸素指標
	TRALI	transfusion-related acute lung injury	輸血関連急性肺障害
V	VCV	volume control ventilation	従量式調節換気
	VF	ventricular fibrillation	心室細動
	VIMA	volatile induction and maintenance of anesthesia	揮発性麻酔薬による導入と維持
	VVR	vasovagal reaction	血管迷走神経反応

麻酔科
クリニカルクエスチョン
101

Chapter 1
術前回診と術前評価

Chapter 2
モニタリング

Chapter 3
麻酔全般

Chapter 4
気道確保

Chapter 5
区域麻酔

Chapter 6
麻酔導入

Chapter 7
麻酔維持

Chapter 8
麻酔からの覚醒

Chapter 9
術後鎮痛

Chapter 10
麻酔器など機器類

Chapter 11
体温管理

Chapter 12
輸液管理

Chapter 13
輸血管理

Chapter 14
呼吸管理

Chapter 15
代謝管理

Chapter 16
麻酔合併症

Chapter 17
特殊な麻酔管理

Chapter 1
術前回診と術前評価

Q1 前投薬が行われなくなったのはなぜか？

　前投薬は近年，行われない傾向にある．これは麻酔を取り巻く環境や考え方の変化が起こり，前投薬自体への疑義が生じたからと考えられる．前投薬の目的別に本来の考え方，考え方の変遷，そして現在の考え方および代替手段を示す．

A-1 不安の軽減と鎮静

　術前の不安の軽減は必須であり，麻酔の質と安全性の確保における最重要因子である．不安があると代謝が亢進し，麻酔薬に対する抵抗性が増加する．近年，患者の権利尊守の面からも十分な患者へのインフォームドコンセントが重要視されるようになり，その結果，鎮静薬なしでも患者の安心感が得られるようになった．また，現代の医療は安全を確保したうえでの経済性が求められ，鎮静薬なしの迅速な歩行入室や患者自身での入室確認，また麻酔遷延化要因の排除など次第に前投薬による鎮静が不都合になってきた．しかし症例によっては前投薬が必要な場合もあり，個別の麻酔計画が重視される．

A-2 唾液・気道分泌物抑制

　唾液は気道の加湿の面で，気道分泌は肺における生体防御機構の維持の面で重要である反面，分泌物の増加や喀出困難は喉頭痙攣や気道感染を助長し，換気障害を起こす可能性がある．エーテル麻酔はその強い刺激性から唾液や気道分泌物が増加するため，抗コリン薬の前投薬が必須であった．現在の麻酔では麻酔導入が迅速になり，唾液の分泌増加は少ない．また，現代の吸入麻酔薬はエーテルと異なり刺激性が少ないという点，近年導入されたレミフェンタニルでは高用量の麻薬を安全に投与することが可能となり，結果として吸入麻酔薬の維持濃度が低下した点からも気道分泌物が極度に増加することは少なくなった．加えて手術対象者の高齢化が進み，抗コリン薬使用による中枢性興奮，口渇，視調節異常，虚血性心疾患に対する頻脈，前立腺肥大に対する影響を避ける傾向にある．

　抗コリン薬は入室後に静注しても術中の有害反射を抑制する十分な効果が得られるため，気道分泌物が増加するケタミンでの投与以外では，通常は導入時の静注も含め必要に応じて使用を考慮するべきであろう．

A-3 異常反射の抑制

　喉頭蓋には迷走神経内枝から分岐した上喉頭神経が分布している．喉頭展開など喉頭蓋への刺激により上喉頭神経を通じた迷走神経反射が起こり，徐脈，血圧低下が生じるため，抗コリン薬による迷走神経反射の防止が必要となる．実際には異常反射が生じた場合でも抗コリン薬の静注により速やかに改善するため，前投薬としての意義は少ない．

A-4 誤嚥性肺炎予防

　術前絶飲食が実施されていても，胃酸などの胃内容物は残存する．前投薬としては胃液量減少

および胃液pHを上昇させることにより，誤嚥した場合の重症度を軽減することが目的となる．現在まで多くの検証が行われたが，ASAのガイドライン[1]ではメトクロプラミド，胃酸分泌阻害薬（シメチジン，ファモチジン，ラニチジン，オメプラゾール，ランソプラゾール）は胃内容量を，制酸剤は胃液酸度を減少させるが実際に肺誤嚥を減少させるエビデンスはなく，ルーチンでも投与は推奨されていない．よって，前投薬としては胃食道逆流症や食道裂孔ヘルニア，緊急手術，フルストマック症例など誤嚥の危険性がある場合に行われる．ただし，術前の静脈内投与は胃液酸度の減少に対しては効果的であるが胃内容減少は望めないため，症例に応じて誤嚥防止に努めるべきである．

A-5 鎮　痛

術前から疼痛がある患者には有効と考えられ，通常は筋注で施行される．しかし，筋注行為自体，疼痛や悪心・嘔吐，神経，筋肉損傷，呼吸抑制や心筋抑制の問題があり，術前の準備の迅速化も相まって現在では施行されない傾向にある．

A-6 前投薬が推奨される状況

術中覚醒は高率にPTSD（心的外傷後ストレス障害）を発症するため，術中覚醒の既往がある場合，予防策としてベンゾジアゼピンなどの前向性健忘をもたらす前投薬の使用を考慮すべきである．一方，今後増加する可能性がある全身麻酔による内視鏡下気管支手術においては前投薬としての硫酸アトロピンの使用は推奨されておらず[2]，実際に前投薬を使用する状況は少ないと考えられる．

以上のように前投薬が施行されなくなってきたおもな原因は，考え方の変遷とともに慣習化された行為に対する改善である．ただし，これは前投薬自体を否定することではなく，個々の症例に応じた最良の麻酔計画が重要であることは言うまでもない．

文　献

1) American Society of Anesthesiologist committee：Anesthesiology 2011；114：495-511
2) 手引き書 ―呼吸器内視鏡診療を安全に行うために― 日本呼吸器内視鏡学会 安全対策委員会編（Ver. 3.0）2013年4月

（日野博文）

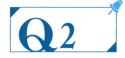 抗血小板薬やワルファリンは術前いつ中止すべきか？

　一般的に血栓は動脈血栓と静脈血栓がある．動脈血栓は血小板の関与が大きく，予防にはおもに抗血小板薬が用いられる一方，静脈血栓は凝固因子の関与が大きく，おもに抗凝固薬が用いられる．これらの薬剤の術前休薬期間は薬剤の作用機序，その結合が可逆性か不可逆性か，可逆性の場合は半減期を考慮する必要がある．

A-1 抗血小板薬の作用機序

1）血小板の凝集機序

　血管内皮細胞の障害や動脈硬化プラークが破綻すると血管内皮下のコラーゲンとvon Willebrand因子（VWF）が結合する．血小板上のVWFに対する受容体により内皮細胞下組織に血小板が粘着する結果，血小板は活性化され，フィブリノゲン，VWFを介し他の血小板と凝集する．血小板内には強力な凝集を起こすADP，セロトニンやトロンボキサン（TX）などを含む濃染顆粒が存在する．これらは活性化により放出され，周囲の血小板を活性化し強固な凝集を起こす．

2）血小板凝集のシグナル経路（図1）

　血小板凝集で代表的な細胞内シグナル経路は4つある（図1）．①トロンビンなどの刺激により

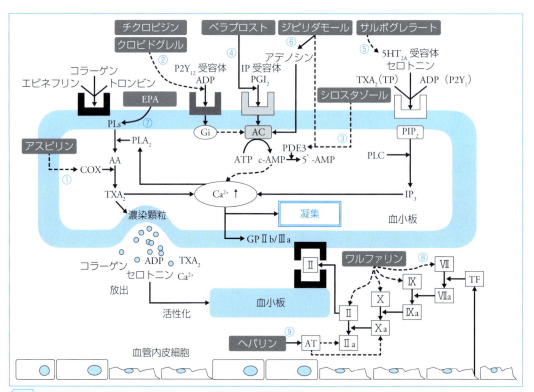

図1　おもな抗血小板薬と抗凝固薬の作用部位

PLs：リン脂質，PLA$_2$：ホスホリパーゼA2，AA：アラキドン酸，COX：シクロオキシゲナーゼ，TXA$_2$：トロンボキサンA$_2$，EPA：イコサペント酸エチル，P2Y$_1$ & P2Y$_{12}$：ADP受容体，IP：プロスタノイド（PGI$_2$）受容体，ATP：アデノシン三リン酸，c-AMP：環状アデノシン一リン酸，ADP：アデノシン二リン酸，AC：アデニルシクラーゼ，5'-AMP：5'アデノシン一リン酸，PDE3：ホスホジエステラーゼ3，GPIIb/IIIa：血小板膜糖蛋白質，TP：TP受容体（トロンボキサン受容体），5-HT$_{2A}$：セロトニン受容体，PIP$_2$：ホスファチジルイノシトール二リン酸，PLC：ホスホリパーゼC，IP$_3$：イノシトール三リン酸，TF：組織因子，AT：アンチトロンビン

表1 おもな抗血小板薬と抗凝固薬の特徴

図1での効果部位	一般名	商品名	術前休薬期間	休薬の根拠	作用機序	作用	血中濃度半減期
①	アスピリン	バイアスピリン®	7～10日前	血小板寿命が7～10日による	COX阻害によるTXA₂阻害	不可逆的	0.4時間
②	チクロピジン	パナルジン®	10～14日前	血小板寿命が7～10日による	肝臓で代謝され活性型となり，ADP受容体のP2Y₁₂に非可逆的に結合し，ADP結合阻止により，血小板内c-AMP増加	不可逆的	1.6時間
②	クロピドグレル	プラビックス®	14日前	血小板寿命が7～10日による		不可逆的	6.9時間
③	シロスタゾール	プレタール®	3日前	中止後48時間で血小板凝集能から回復することによる	ホスホジエステラーゼ3活性を阻害し，血小板内c-AMP増加 TXA₂産生抑制	可逆的	18時間(β相)
④	ベラプロスト	ドルナー®プロサイリン®	1日前	作用持続時間は約8時間	アデニルシクラーゼ活性増加による血小板内c-AMP増加，TXA₂産生抑制	可逆的	1.1時間
⑤	サルポグレラート	アンプラーグ®	1～2日前	中止後24～48時間で血小板凝集能から回復することによる	セロトニン5-HT₂A受容体拮抗	可逆的	0.69時間
⑥③	ジピリダモール	ペルサンチン®	2日前	連続投与時は約49時間で血中濃度消失	血管壁等へのアデノシン取り込み抑制による血中アデノシン増加とホスホジエステラーゼ3活性阻害による血小板内c-AMP増加	可逆的	約1.5時間
⑦	イコサペント酸エチル	エパデール®	7～10日前	血小板寿命が7～10日による	膜リン脂質からのアラキドン酸放出抑制	不可逆的	─
⑧	ワルファリン	ワーファリン®	4～5日前	中止後48～72時間後まで作用持続	肝臓におけるビタミンK依存性血液凝固因子の合成阻害	可逆的	36.3時間
⑨	未分画ヘパリン	ヘパリンNa®	4～6時間	前の4～6時間前の中止により効果はほぼ消失する	アンチトロンビンと抗トロンビン作用，第Xa因子阻害	可逆的	1時間(100 U/kg)

アラキドン酸からTXA₂が生成される系，②IP受容体刺激からc-AMP増加による細胞内Ca²⁺増加を介して凝集を生じる系，③セロトニン5-HT₂A受容体からイノシトール三リン酸を生成しCa²⁺増加に至る系である．また，c-AMP上昇にはアデニルシクラーゼ(AC)が深く関与しており，これを抑制するGiを刺激する④ADP受容体(P2Y₁₂)シグナル経路も重要である．

3）抗血小板薬の術前休止期間（表1）

アスピリンはアラキドン酸代謝におけるシクロオキシゲナーゼ(COX)を不可逆的に阻害する．血小板は核をもたず，蛋白合成ができない．そのためアスピリンに曝露された血小板でのCOX再生はなく，血小板寿命まで効果が継続する．チクロピジンとクロピドグレルはアスピリンよりも術前休薬期間が長い．チクロピジン投与患者の7割を占める高齢者では腎機能低下例が多く，血中濃度が高くなる可能性があり米国に準じて10～14日前休薬と設定された．クロピドグレル投与例で手術のため休薬した31例のうち2例が，中止後10，11日目に出血したことから2週間程度の休薬期間が適応となった[1]．イコサペント酸エチル(EPA)は血小板膜リン脂質中の

EPA含有率を上昇させ，アラキドン酸代謝を不可逆的に阻害するため，その休薬期間は血小板寿命に依存する．シロスタゾール，サルポグレラート，ジピリダモールは血小板に可逆的に作用するため，その効果はおおむね薬物の血中濃度の推移と一致する．プロスタグランジンI_2（PGI_2）は血中半減期が5分と非常に短いため，PGI_2誘導体のベロプロストが開発された．ベロプロストの凝集抑制作用はPGI_2の約50％と弱く，投与後6〜8時間で作用が消失するため手術1日前の休薬で十分である．

4）抗凝固薬の作用機序と術前休薬期間の考え方

ワルファリンは肝臓でビタミンK依存性蛋白である4つの凝固因子合成を阻害する（図1）．ワルファリン投与中止後に脳梗塞を生じた患者の中止期間が4.5日と報告[2]されており，通常，手術4〜5日前に中止し，ヘパリンなどに変更する．緊急手術の場合はビタミンK投与による拮抗も考慮されるが効果発現時間と効果持続時間が一定でないこともあり，出血リスクとのバランスを考え，必要に応じて新鮮凍結血漿の使用も考慮に入れるべきであろう．ヘパリンは半減期を考慮し，術前の4〜6時間前の中止によりその効果はほぼ消失する．

文献

1) 独立行政法人医薬品医療機器総合機構　平成17年医薬食品局審議結果報告書
2) Yasaka M, et al.：Thromb Res 2006；118：290-293
3) Kastrati A, et al.：N Engl J Med 2007；356：1030-1039

（日野博文）

Mini Lecture　薬剤溶出性ステントと抗血小板薬

経皮的冠動脈形成術の発展は拡張後再狭窄との戦いの歴史である．期待された金属ステント（bare metal stent：BMS）は高率に再狭窄を生じるため，2004年にその金属周囲を免疫抑制薬含有ポリマーで被覆した薬剤溶出性ステント（drug-eluting stent：DES）の使用が国内で開始された．再狭窄には血管内膜新生が関与しておりDESは免疫抑制薬が緩徐に組織へ溶出し，血管内膜新生を抑制することによって再狭窄を防止する．大きな期待を受けたDESであるが，留置後数年たった時点で抗血小板薬中止により生じる超遅発性ステント内血栓という問題が浮上した．DESでは内皮の修復機転が阻害され，植込み1年後でも金属面はほぼ露出している．すなわち，DESは再狭窄率抑制と血栓亢進という"両刃の剣"の特徴を有する．そのため，第1世代のDES留置後はBMSの場合よりも抗血小板薬2剤併用療法や，その後の抗血小板療法を長期に継続する必要があった．実際にBMSでは抗血小板療法中止後にステント内血栓を生じる確率は6か月以降横ばいだが，DESは数年経過後でも抗血小板療法中止後に血栓を生じる確率が上昇する[3]．現在，その欠点を解決すべく，第2，第3世代のDESが登場しており，第2世代DESでは留置後1年以内，特に30日以内の早期ステント血栓症の発症率がBMSより低いというデータが集積されつつある．

周術期管理のポイントは，待機可能な手術は，DES留置後は12か月，BMS留置後は最低でも1か月は延期を考慮する．出血リスクが考慮される手術は，抗血小板薬の投与をすべて中止し，代替としてヘパリン投与を考慮することが重要になる．

（日野博文）

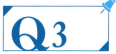ARBやACE阻害薬を使用している患者における注意点は何か？

アンジオテンシン変換酵素（ACE）阻害薬やアンジオテンシンⅡ受容体拮抗薬（ARB）などのレニン・アンジオテンシン（RA）系に作用する薬物は高血圧，うっ血性心不全，慢性腎不全の治療に用いられる．ACE阻害薬/ARBを周術期に継続するかどうかに明確なガイドラインはなく，これらの薬物を内服している患者の血圧コントロールをどうするかに関しては，現在も議論が続いている．

A-1 RA系に作用する薬物

RA系は血圧と体液バランスを維持する（図1）．この系の最終合成物質であるアンジオテンシンⅡは強力な血管収縮物質であり，以下のように合成される．腎臓皮質の傍糸球体細胞はタンパク分解酵素であるレニンを分泌し，これが肝臓で生成されるアンジオテンシノーゲンを分解し，アンジオテンシンⅠを生成する．アンジオテンシンⅠはACEによってアンジオテンシンⅡに変換される．すなわちACE阻害薬はアンジオテンシンⅡの合成を阻害する．ACEはおもに肺の内皮細胞に存在する．アンジオテンシンⅡには以下の作用がある．

- 細動脈の収縮作用
- 交感神経系の興奮（アドレナリン神経終末でのノルアドレナリン分泌促進）
- 副腎皮質からのアルドステロン分泌促進
- 抗利尿ホルモンの分泌促進

ACE阻害薬には空咳や血管性浮腫などの副作用がある．キナーゼであるACEがブラジキニンやサブスタンスPの分解を促すことが原因である．こうしたACE阻害薬の副作用はARBの開発を促す結果となった．日本高血圧学会高血圧治療ガイドライン（2014年）によるとACE阻害薬/ARBはカルシウム拮抗薬と同様に第一選択である．また日本循環器学会慢性心不全ガイドライン（2010年）においてもACE阻害薬/ARBはステージA（危険因子を有するが心機能障害がない）から第一選択薬として位置づけられている．基本的にACE阻害薬を先に使用し，これに忍容性の乏しい場合にARBを使用する．

A-2 ACE阻害薬/ARBと全身麻酔薬の相互作用

血圧は交感神経系，RA系，バソプレシン系により維持されており，いずれかが阻害されるとその他のシステムにより代償が行われる．セボフルランやプロポフォールなどの全身麻酔薬は交感神経系を抑制する．よってACE阻害薬/ARBを内服している患者では血圧の維持がバソプレシン系のみにより行われることになる．これがACE阻害薬/ARBを内服している患者で全身麻酔導入後に低血圧が生じる原因である[1]．

A-3 周術期におけるACE阻害薬/ARBの継続について

周術期におけるACE阻害薬/ARBの継続に関して明確なガイドラインはない．一般的に術前からACE阻害薬/ARBを内服している患者では術中に重篤な低血圧が生じるため，術前に中止すべきだという意見が多い．また最近はARBとカルシウム拮抗薬の合剤を服用している患者も多く，判断の難しいところである．

Comfereらの大規模臨床研究[2]によると，術前ACE阻害薬/ARBの最終投与時期は全身麻酔導

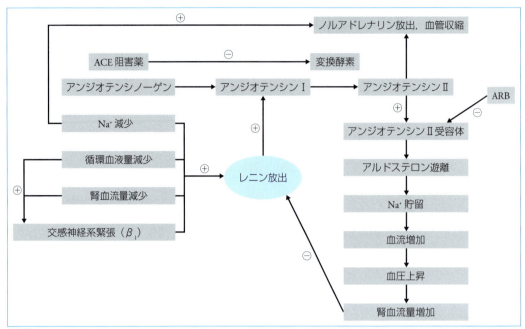

図1 血圧と循環血液量を維持するためのレニン・アンジオテンシン・アルドステロン系と交感神経系の相互作用．＋：刺激効果，−：抑制効果（ミラー麻酔科学第16章自律神経系 P.495 より改変）

入後低血圧の主要な決定要因であった．また ACE 阻害薬 /ARB を内服している患者での導入後低血圧のうち 97.8% はエフェドリン，フェニレフリン，輸液負荷など通常の治療で改善したと報告されている．しかし残り 2.2% の患者ではノルアドレナリンやバソプレシンなどの血管収縮薬の持続投与が必要であった．低血圧を回避したい患者（内頚動脈狭窄症や大動脈弁狭窄症など）では ACE 阻害薬 /ARB の当日内服は中止すべきである．また心臓手術においても ACE 阻害薬 /ARB の内服は人工心肺離脱時の昇圧薬の必要量を増加させる（特に重症心不全症例や低心機能症例）ため，中止が望ましい．一方 Rebecca らは術当日に ACE 阻害薬 /ARB を内服した群と中止した群とで，術当日や術後の高血圧の発生率を比較している[3]．結果的に群間での高血圧発生率に有意差はなく，薬剤の中止は安全であると結論づけている．

以上をまとめると，ACE 阻害薬 /ARB は低血圧を回避したい症例や人工心肺使用例では中止すべきである．導入後の低血圧は当日内服の有無にかかわらず発生の可能性がある．通常の治療に反応する場合が多いが，時として血管収縮薬の持続投与が必要となる場合がある．

文献

1) Steven M, et al.：Anesth Analg 1999；88：1388-1392
2) Comfere T, et al.：Anesth Analg 2005；100：636-644
3) Rebecca S, et al.：Anesth Analg 2014；118：938-944

（日下裕介，南　敏明）

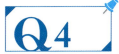 ステロイド服用患者への対応で気をつけることは何か？ 対応は何か？

A-1 ステロイド服用患者の特徴

ステロイド服用患者の基礎疾患は多岐にわたるため，まずは基礎疾患に応じた細やかな対応が重要となる．その上で，どのような疾患であっても長期にわたりステロイドを服用している患者では，視床下部‐下垂体‐副腎系（HPA系）が抑制されていると予想される．そのため，周術期の生体侵襲に対する副腎皮質ホルモン（コルチゾール）の正常な反応分泌が抑制され，循環不全や低血糖などの相対的副腎不全状態を引き起こすことがある．

A-2 ステロイドカバーとは

手術前の絶飲食に伴うステロイド内服休止と侵襲に対する相対的副腎不全を未然に防ぐ目的で，ステロイドを経静脈的に補充することをステロイドカバーとよぶ．これまでは比較的高用量のステロイドカバーが行われてきた歴史があるが，過剰なステロイド投与による糖代謝異常，水電解質異常，脂質代謝異常，骨代謝異常などの弊害が考慮され，最近は生体侵襲の度合いに応じ，適切な用量のステロイドカバーが行われつつある[1]．

A-3 ステロイドカバーの実際（表1）

実際には，まず過去1年以内のステロイドの1日投与量と投与期間，さらに手術侵襲を把握することが重要である．1日投与量（換算）がコルチゾールの生理的分泌量以下，もしくは過去1年間に2週間未満の短期間で生理的分泌量以上のステロイド投与を受けていた場合は，基本的にはステロイドカバーは必要としない．そして，局所麻酔手術や体表面および小処置などの小手術の場合もステロイドカバーの必要はない．しかし，ステロイド内服継続中であれば手術当日朝は常用量のステロイド内服は継続しておく．この場合も術後副腎不全の徴候がないか厳重な観察は必要である．

次に，過去1年間に2週間以上にわたり生理的分泌量以上のステロイドを使用していた場合は，手術侵襲に応じてステロイドカバーを行う．たとえば，開腹手術，末梢血管再建手術，整形

表1 ステロイドカバーの実際

手術の種類		対策
小手術	鼠径ヘルニア	手術当日朝常用量を内服
	形成外科	ステロイドカバーの必要なし
	局所麻酔手術	
中等度侵襲手術	開腹手術	術前にヒドロコルチゾン 50～75 mg
	脳神経外科	術中 25～50 mg を 6～8 時間ごとに
	末梢血管再建術	術後は 20 mg を 6～8 時間ごともしくは常用量を再開
	整形外科	
高度侵襲手術	開胸手術	術前にヒドロコルチゾン 100～150 mg
	心臓血管外科手術	術中 25～50 mg を 6～8 時間ごとに
	長時間開腹手術	術後は術前投与量に戻るまで 50%/日 漸減

外科，脳神経外科手術などの中程度侵襲の手術時には，術前にヒドロコルチゾン 50 ～ 75 mg を，術中は 25 ～ 50 mg を 6 ～ 8 時間ごとに投与し，術後は 20 mg を 6 ～ 8 時間ごとに投与するもしくは常用量を投与する．開胸手術や心臓血管外科手術，長時間開腹手術などの侵襲度の高い手術時には，術前 2 時間以内に 100 ～ 150 mg，術中 25 ～ 50 mg を 6 ～ 8 時間ごとに投与する．術後は 2 ～ 3 日間 50 mg を 8 時間ごとに投与し，その後術前常用量に戻るまで 1 日ごとに投与量を半減していく[2]．

いずれの場合でも，症例ごとにきめ細やかな対応と厳重な観察を行い，周術期の侵襲に応じた過不足ないステロイド補充投与を計画して安全な麻酔管理を行うことが目標となる[3]．

文 献

1) Nicholson G, et al. Anaesthesia 1998；53：1091-1104
2) Salem M, et al. Ann Surg 1994；219：416-425
3) Marik PE, et al. Arch Surg 2008；143：1222-1226

（難波　力，中塚秀輝）

Mini Lecture　コルチゾールの生理的分泌と侵襲時の分泌

コルチゾールは生体内環境の恒常化や様々な代謝において重要な役割を担っている．HPA 系を介して分泌調節されており，1 日あたり 20 ～ 30 mg が分泌されている．手術の侵襲や重篤な疾患などで生体にストレスのかかる状態になると，コルチゾールは 60 ～ 300 mg/ 日程度が増量分泌されストレスに耐えうることとなる．

（難波　力，中塚秀輝）

Mini Lecture　ACTH（コシントロピン）負荷試験

副腎皮質機能低下症の症状は多彩で非特異的なものが多いため，合成 ACTH であるコシントロピンを用いて血清コルチゾール値の変化を測定し副腎皮質機能低下の有無を判断する．コシントロピン 250 μg を静注または筋注 30 ～ 90 分後，血清コルチゾール値が負荷前の 2 倍未満もしくは 20 μg/dL 未満を原発性副腎皮質機能低下症と考える．ACTH 負荷試験が正常であっても副腎皮質機能低下症を認めれば，連続 ACTH 負荷試験を行い，原因を検索する．周術期では時間的制約により詳細な検査が施行できない場合は，コルチゾールの補充のみを行うこともある．

（中塚秀輝）

One Point Advice　ステロイドカバーは本当に必要か？

ステロイド服用患者が手術侵襲などのストレスを受ける際，ステロイドカバーを行うことが多い．しかし一方で，長期ステロイド内服患者でも様々なストレスに対して十分な内因性ステロイド分泌が可能であり，ステロイドカバーを行わなくても相対的副腎不全状態に陥ることもなく，予後にも影響しなかったとの報告もある．ステロイドの効用と副作用は多岐にわたり，その使い方も複雑で謎が多いが，現時点では安全性を重視すれば適量のステロイドカバーは必要となろう．

（難波　力，中塚秀輝）

Q5 輸血準備はどの程度しておくのが適切か？

A-1 適切な輸血準備の必要性

　手術には出血量に見合う輸血体制を整えて臨むのが原則である．一方で血液を無駄にしないよう，輸血業務は効率的に行われなければならない．術式や患者状態に応じた輸血計画が必要となる．

A-2 出血量と必要になる血液成分 [1)]

　術前に貧血や凝固障害・膠質浸透圧異常・全身への酸素供給能に異常のない患者では，循環血液量の 15 〜 20% の出血に対して細胞外液を出血量の 2 〜 3 倍投与する．あるいは初期から一部を出血と等容量の人工膠質液で補う．循環血液量の 20 〜 50% の出血に対しては，細胞外液の補充だけでは不十分となり人工膠質液やアルブミン製剤，さらに輸血が必要となる．循環血液量の 50 〜 100% の出血に対しては，血清アルブミン濃度低下による肺水腫や乏尿が出現する可能性があるので，アルブミン製剤の投与や輸血が必要となる．なお，腎機能障害などで人工膠質液投与が不適と考えられる場合にも，初期からアルブミン製剤の投与を考慮する．さらに，循環血液量の 100% 以上の出血では凝固因子低下，150% 以上の出血では血小板数減少による出血傾向を呈する可能性がある．低下する凝固因子中で最も早く枯渇するのは，止血の最終基質であるフィブリノゲンである．凝固系や血小板の検査値および臨床的出血傾向を参考にして，新鮮凍結血漿（FFP）や濃厚血小板液（PC）投与も考慮する．

　具体的な数値としては各成分では次のとおりである．赤血球は通常は Hb が 7 〜 8 g/dL 程度あれば組織への十分な酸素供給が可能である．しかし，心疾患・呼吸機能障害・脳循環障害などの組織酸素供給能に障害がある患者では，Hb は 10 g/dL 程度は必要とされる．フィブリノゲンに関しては，止血を得るためには通常の手術では 100 mg/dL 以上を維持するよう推奨されており，ヘパリン化する人工心肺手術ではそれ以上（150 mg/dL）を推奨している海外の輸血ガイドラインもある．それ以外の凝固因子は最低血中活性値が正常値の 20 〜 30% あれば，生理的な止血効果を期待できる．血小板は 5 万 /μL 以上あれば通常は輸血を必要とすることはない．局所止血が容易な手技では 1 〜 2 万 /μL 程度，腰椎穿刺や硬膜外穿刺などでも 5 万 /μL 以上あれば通常は輸血を必要としない．頭蓋内手術などの局所止血が困難な領域の手術では 7 〜 10 万 /μL 以上が望ましい．

A-3 輸血準備における手術要因と患者要因 [2)]

　次に，術前に輸血準備を考慮する際の手術要因と患者要因について具体的に考える．

1）手術要因と T&S，MSBOS

　手術要因として術式と予想出血量があげられる．過去の施行例で平均出血量と輸血量を算出する．予想出血量が多い例では，回収式自己血輸血が利用可能か検討する．

　輸血準備量の計算方法として，術前状態が良好な患者で術中の輸血の可能性が低いことが予測される待機的手術では，血液型不規則抗体スクリーニング法（Type & Screen 法：T&S 法）を適応する．これは患者の ABO 血液型・Rh(D) 抗原および不規則抗体の有無を術前に確認しておき，Rh(D) 陽性で不規則抗体が陰性の場合は血液製剤をその患者固有として準備しない方法である．輸血が予測される待機的手術で術前状態が良好な患者では，最大手術血液準備量（MSBOS）を適応する．過去の施行例から輸血量を調べ，輸血準備量 / 平均輸血量 ≦ 1.5 つまり平均輸血量の

2）患者要因

次に患者要因として併存疾患や術前状態・手術緊急度・内服薬などがある．術前状態から，その患者にとって輸血が必要となるトリガー値や待機的手術の場合では術前貯血が可能かどうかを判断する．止血機能障害例においては，止血機能と緊急度次第では出血量によらず臨床所見や検査値を参考にしながら止血機能を維持できるように，術前からFFP・PC投与を考慮・準備する．また，この場合は出血量が増加する可能性を考慮した輸血準備が必要となる．

3）患者個人に即したSBOE

これらの手術要因と患者要因を考慮し患者個人に則した計算法として，手術血液準備量計算法（SBOE）がある．これは患者の術前Hb値と患者の許容できる輸血開始Hb値，および術式別の平均的な出血量の3つから患者固有の血液準備量を算出する方法である．はじめに術前Hb値から許容輸血開始Hb値を減じ，患者の全身状態が許容できる血液喪失量を求める．術式別の平均的な出血量から許容血液喪失量を減じ，RBC単位数に換算する．その結果，マイナスあるいは0.5以下であれば，T&Sの対象とし，0.5より大きければ四捨五入して整数単位数を準備する．

A-4 まとめ

臨床では，麻酔科医が担当し判断に苦慮する症例は全身状態不良例や緊急手術例・大手術が多い．実際には各症例でSBOEを計算し，自己血利用が可能な場合はその分の準備血量は減じて準備する形となる．止血機能に関しては，臨床所見と検査値も参考にしながら必要な止血機能を維持できるFFP・PC準備量を計算し準備する．また危機的出血時はここで述べた通常の輸血療法に限らず，Hb＞10 g/dL，Plt＞5万/μL，Fib＞100 mg/dLなどを目標にした，あるいはRBC：FFP：PCを1：1：1にした救命を最優先とする輸血療法も推奨されている．

文献

1) 輸血製剤の使用指針　平成17年6月（平成26年11月一部改正）
　厚生労働省医薬食品局血液対策課
2) 輸血療法の実施に関する指針（改正版）平成17年9月
　厚生労働省医薬食品局血液対策課
3) Levy JH, et al.：Anesth Analg 2012；114：261-274

（長谷川和子，西脇公俊）

Mini Lecture　フィブリノゲン

止血に必要とされるフィブリノゲン値は最低でも100 mg/dL，人工心肺使用時などでは150 mg/dL以上とされる．日本麻酔科学会などによる「危機的出血への対応ガイドライン」，「産科危機的出血ガイドライン」は，いずれも危機的出血下でのフィブリノゲン値の適正化をあげている．2015年12月時点の日本では，大量出血などに伴う後天性低フィブリノゲン血症に対するフィブリノゲン補充で保険適応があるのはFFPのみである．体重60 kgの人間にFFP 4 U（4 U扱いのFFP-LR480は2013年9月以前の5 U扱いのFFP-AP 450 mLに相当）を輸血して上昇するフィブリノゲンは30 mg/dL程度とされ，100 mg/dL以上上昇させるにはFFP 16 U以上が必要となる．実際には輸血が完了するまでに，さらなる止血機能の破綻やover-volumeなどを招く可能性がある．

そういった点でフィブリノゲン上昇に有用とされるのが，クリオプレシピテートやフィブリノゲン製剤である[3]．しかし，クリオプレシピテートは各施設でFFPから製造しなければならず，フィブリノゲン製剤は日本では保険外適応である．そのため，あらかじめ大量出血に備えてクリオプレシピテートを製造しておくか，倫理委員会と患者の承諾を得てフィブリノゲン製剤を適応外で使うといった方法がとられているのが日本での実情である．

（長谷川和子，西脇公俊）

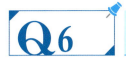 自己血貯血の適応や注意点は何か？

A-1 自己血貯血とは？

　手術の際の出血に備えて採取した自身の血液を輸血するのが自己血輸血であり，血液を採取する方法・時期によって①貯血式，②希釈式，③回収式の3種類に大別される．
①貯血式：術前に自己の血液を採取し保存しておく方法．
②希釈式：手術開始〜開始直後に血液を採取し，同時に人工膠質液を補液する方法．
③回収式：術中・術後に出血した血液を回収し，それを輸血する方法．
　一般的に周術期の自己血貯血というと①貯血式自己血輸血における血液採取を指していることが多く，ここではその適応や注意点について述べる．

A-2 貯血式自己血貯血の適応（表1）

1）貯血の適応

　厚生労働省発行の「輸血療法の実施に関する指針」[1]や「貯血式自己血輸血実施指針（2014）」[2]によれば，全身状態が良好な患者で，循環血液量の15％以上の術中出血が予測され，輸血を必要とする予定手術において自己血貯血が適応となる．緊急手術に対しての適応はない．患者がまれな血液型や不規則抗体をもつ場合も貯血のよい適応となる．年齢制限は特に記載されていないが，患者本人が自己血輸血に対する理解を示し，協力を得られる必要がある．また採血に際して，ヘモグロビン値が11.0 g/dL以上であることが原則となる．
　具体的には，1回の貯血では400 mLを上限（50 kg以下の患者では，400 mL×患者体重/50 kg）として手術の1か月ほど前より採血を行い，原則1週間以上の採血間隔をおき2〜3回程度貯血を行うことが多い．手術予定が延期となり，貯血血液の有効期限が切れてしまう場合は，期限内にいったん貯血を輸血し，直後に輸血量より1回分多い血液を貯血し，自己貯血を有効に増やす方法もある（かえるとび法）．

2）貯血の禁忌

　貯血の禁忌は，菌血症などの全身感染症が疑われる症例である．細菌が保存血中で増殖する危険性があるためである．高カロリー輸液（IVH）中の患者や抜歯後[3]も感染のリスクの観点から禁忌とする場合もある．重症心不全や不安定狭心症，大動脈弁狭窄症など，採血による循環動態の変化が致命傷となりうる症例も基本的にはあまり推奨されておらず，「貯血式自己血輸血実施指針（2014）」では禁忌とされている．

A-3 自己血貯血・輸血時の注意点（表1）

　自己血輸血を行ううえでの最大のメリットは，同種血輸血に伴う様々な輸血合併症や副作用を回避できることにある．特に免疫副作用やHIV，肝炎ウイルスといったウイルス感染症のリスクを回避できるという点で，安全な輸血療法として推奨されている．

1）輸血時の基本的注意事項

　自己血輸血においても同種血輸血同様，血液製剤・患者の取り違えといった輸血過誤が起きる可能性は存在する．輸血時の基本的な注意事項として，患者氏名，ID番号，血液型，有効期限などを確認する必要がある．また，貯血式自己血輸血においては保存血の細菌感染が大きな問題

表1	貯血式自己血輸血の適応・禁忌・注意点

■適 応
- 輸血が必要な全身状態が安定している予定手術患者．
- まれな血液型や不規則抗体をもった患者．
- 患者本人の理解と協力，同意を得られる場合．
- 年齢・体重制限はない．
- Hb 値 11.0 g/dL 以上を原則とする．

※収縮期血圧 180 mmHg 以上，拡張期血圧 100 mmH 以上の高血圧，あるいは収縮期血圧 80 mmHg 以下の低血圧の場合は慎重に

■禁 忌
①全身的な細菌感染症および感染を疑わせる患者．
- 治療を必要とする皮膚疾患・露出した感染創・熱傷のある患者
- 熱発している患者
- 下痢のある患者
- 抜歯後 72 時間以内の患者
- 抗菌薬服薬中の患者
- 3 週間以内の麻疹・風疹・流行性耳下腺炎の発病患者
- IVH を施行中の患者

②重症心不全
③不安定狭心症
④中等度以上の大動脈弁狭窄症

■注意点
①輸血時
- 血液製剤・患者の取り違え
- 自己血製剤の細菌汚染，敗血症（特に MAP 液保存の場合はエルシニア菌によるエンドトキシンショック）
- 過剰輸血

②貯血時
- 正中神経障害
- 血管迷走神経反射
- 血腫

Mini Lecture　希釈式・回収式自己血輸血の適応と注意点について

　希釈式：全身麻酔後に自己血を約 400～1,200 mL 程度採取し，同時に代用血漿を補填する．希釈血液により喪失する血球成分を減少できる点や凝固成分を含んだ全血を使用できる利点があり，多くの外科手術や緊急時にも行える．しかし，循環動態の急な変化が生じるため，低心機能や虚血性疾患の患者，循環動態の安定しない症例には適さない．代用血漿の量が増えると凝固障害をきたす可能性もあるので，絶えずそのリスクに注意が必要である．

　回収式：開心術・大血管手術，整形外科領域などの無菌的な手術の場合は極めて有効．前置胎盤・癒着胎盤などの大量出血が予測される婦人科手術もよい適応である．保険適応は出血量が 600 mL 以上の手術の場合とされている．感染巣・消化管手術・悪性腫瘍手術では細菌や悪性腫瘍細胞の混入の問題から禁忌となる．手術室で採取し，病棟などで輸血する場合は，取り違えなど起こさないよう十分注意が必要である．洗浄式・非洗浄式のどちらも回収血中には遊離ヘモグロビンを含むため，ヘモグロビン尿が認められることがある．この場合はハプトグロビンの投与を考慮する．

〔林　智子，西脇公俊〕

であり，汚染された製剤による敗血症を防ぐために，投与前に血液の変色（黒色化）がないか外観を十分に観察する．特に赤血球保存用添加（MAP）液で保存している場合は同種血同様，エルシニア菌による汚染が生じる可能性があり，非常にまれではあるが，自己血輸血後にエンドトキシンショックを起こした症例の報告もあるため注意を要する．

2) 貯血時の注意事項

自己血採血時の注意点として，正中神経障害，血管迷走神経反応（vasovagal reaction：VVR）があげられる．正中神経障害を起こすことはまれであるが，針の刺入部位と深さに注意する．血管迷走神経反射は採血時に最も注意すべき状態である．高齢者での採血後に急性循環不全，意識消失をきたし重篤な状態に至ったとの報告もあるため，貯血の適応であったとしても，患者の合併症など全身状態を考慮し無理な採血を避け，観察を怠らないことが重要である．

文　献

1) 厚生労働省：輸血療法の実施に関する指針（平成24年3月一部改正版）
2) 日本自己血輸血学会　貯血式自己血輸血実施指針（2014）
3) 日本自己血輸血学会ホームページ．自己血輸血とは：http://www.jsat.jp/jsat_web/jikoketuyuketu_toha/pdf/jikoketuyuketu_toha2.pdf（2016年1月閲覧）

（林　智子，西脇公俊）

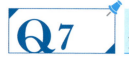気道確保困難が予想される病歴や所見は何か？

A -1 Kheterpal の12項目の有無が最も重要である

1) Kheterpal の12項目とは何か？

　Kheterpal らによって提案された12項目（表1）[1]は，日本麻酔科学会より提案された日本麻酔科学会「気道管理ガイドライン2014」にも引用されており[2]，マスク換気困難に挿管困難（正確には喉頭展開困難）が伴う事象（difficult mask ventilation-difficult laryngoscopy：DMV-DL）を予測する因子である．この12項目は多施設で検討されたもので176,679例の症例が含まれており，そのうち698例（0.40%）が DMV-DL であった．研究の目的・性格を考えると，CVCI（cannot ventilate, cannot intubate：換気不能・挿管不能）を回避するのにその因子の有無が重要といえる．

2) Kheterpal の12項目で，DMV-DL のリスクをどのように評価するか？

　そもそもは単変量解析で13項目が同定されており，続いて行われた多重ロジスティック回帰で12項目が有意と同定された．ROC 曲線の曲線下面積（AUC）は 0.84 であり識別の性能も悪くない．さらに，この12因子を4個以上もっていた場合，その危険性は数に応じて上昇する（表2）．たとえば，6個もつ場合は，因子の数が3個以下の症例にくらべ9.23倍のオッズとなる．

表1　Kheterpal の12項目（文献1より改変）
原則的にβ相関係数が大きいほど寄与率が高くなる．CI；信頼区間

予測因子	β相関係数	調整オッズ比（95% CI）
マランパチ III or IV	1.166	3.21（2.45-4.22）
頸部放射線治療・腫瘍	0.945	2.57（1.18-5.60）
男性	0.902	2.46（1.80-3.36）
短いオトガイ甲状切痕間距離	0.877	2.40（1.68-3.44）
歯牙の存在	0.868	2.38（1.50-3.79）
BMI 30 kg/m² 以上	0.770	2.16（1.58-2.94）
年齢46歳以上	0.668	1.93（1.35-2.76）
ひげ	0.497	1.64（1.21-2.24）
睡眠時無呼吸	0.466	1.59（1.12-2.27）
太い首	0.424	1.53（1.13-2.07）
頸椎の不安定性，後屈制限	0.384	1.47（1.05-2.05）
下顎の前方移動制限	0.382	1.47（1.05-2.05）

表2　術前危険因子の数とオッズ比（文献1より改変）
0〜3個の場合を対照として4個以上の場合のオッズ比を示している

術前危険因子の数	DMV-DL の頻度（%）	オッズ比（95% CI）
0〜3個	0.18	対照
4個	0.47	2.56（1.83-3.58）
5個	0.77	4.18（2.95-5.92）
6個	1.69	9.23（6.54-13.04）
7個以上	3.31	18.4（13.1-25.8）

理論上，各因子に重み付けをしたほうがよいモデルになると予想されたが，実際には重み付けしなくても ROC 曲線の AUC に差がなかった．ちなみに 12 個すべて有する症例はなかったため，それに対するオッズ比は計算できない．

3）Kheterpal の 12 項目の問題点は何か？

■観察研究であり，前向きに検討されていない

　最大の難点である．たとえば，リスクが高いと判断され初めから覚醒時気管支ファイバー挿管が選択されたり（この研究からは除外されている），ビデオ喉頭鏡が選択されたりすれば DMV-DL の頻度も大きく影響される可能性がある．通常この種の研究には検証（validation study）が前向きに行われることが望ましいが，残念ながら行われていない．

■因子として検討すべき項目がぬけていないか

　元々のデータベースに項目が記録されていなければ検討に含まれない．たとえば "小顎" や "upper lip bite test" は含まれてなさそうである．しかし，これらの因子も他の因子，たとえば小顎ならオトガイ甲状切痕間距離（thyro-mental distance：TMD）やマランパチ分類などで，upper lip bite test は下顎の前方移動で間接的に評価されている可能性は高い．

　また，既往歴としてマスク換気困難，挿管困難があれば 12 項目とは関係なく気道確保困難と予測すべきである．

4）実際の臨床ではどのように運用するか？

　挿管困難による好ましくないアウトカムは，ビデオ喉頭鏡や声門上器具の登場で技術的な選択肢が豊富になり，さらに日本麻酔科学会「気道管理ガイドライン 2014」の考え方が広がることで，大きく減少することが期待できる．しかも，マスク換気困難は 1.4%・不能は 0.16% と報告されており，それゆえ，実際にこの評価で陽性と判断しても，結局は陰性すなわち偽陽性であることが大半であろう（表 2）．しかし，CVCI を回避するための評価・対策を怠ることは許されないのは当然である．

　また，この 12 項目のなかでも，陽性と判断する基準が曖昧な項目があることは否定できない．しがって，やはり一律に考えるのではなく個々の症例に応じてリスク評価・対策をしなくてはならないと考えるべきであろう．

文　献

1）Kheterpal, S, et al.：Anesthesiology 2013；119：1360-1369
2）Japanese Society of Anesthesiologists：J Anesth 2014；28：482-493

（石川輝彦，磯野史朗）

Q8 術前の絶飲食ガイドラインはどのようなものなのか？

2012年7月，日本麻酔科学会より「術前絶飲食ガイドライン」が公表された．日本では従来，麻酔導入時の嘔吐や誤嚥の発現を危惧して術前は長時間の絶飲食とし，輸液による体液管理を行っていた．しかし近年，短時間絶飲食の安全性と有効性が多くの研究で実証され，欧米各国ではすでに術前絶飲食に関するガイドラインが作成され，清澄水（clear liquids）は手術2～3時間前まで摂取可能とされている．このような状況を踏まえ，わが国でも術前絶飲食のガイドラインを要望する気運が次第に高まりこの度の策定に至った．

A-1 「術前絶飲食ガイドライン」の詳細

清澄水は2時間前（推奨度A），母乳は4時間前（推奨度C），人工乳・牛乳は6時間前（推奨度C）までとし（表1），固形物はエビデンスが乏しいので明確な時間は規定していない．

A-2 清澄水って何？

清澄水は，水，茶，果肉を含まない果物ジュース，ミルクを含まないコーヒー，経口補水液などである．見た目が透明な飲料であっても浸透圧や熱量が高い飲料，アミノ酸含有飲料は胃排出時間が遅くなる可能性があるので注意が必要となる．欧州麻酔科学会のガイドラインでは炭水化物含有飲料も2時間前まで安全と記載されてはいるが，一方で「すべての炭水化物飲料が安全というわけではなく，安全性のエビデンスは糖質源としておもにマルトデキストリンを使用した周術期用に開発された製剤によるもの」と明記されており，炭水化物飲料であってもエビデンスのないものは推奨されない．浸透圧の高い飲料は胃排出の遅延だけでなく胃排出の個人差が大きいので術前の清澄水を選択する際は，胃排出に配慮し，安全性を最優先とすべきである．

A-3 ガイドラインの除外症例は？

日本のガイドラインの適応外症例は消化管狭窄患者，消化管機能障害患者，気道確保困難が予想される患者，緊急手術患者，およびリスクの高い妊婦となっている．しかし，胃排出遅延が懸念される糖尿病患者，肥満患者，妊娠後期の患者への適用をどのように判断したらよいのか，十分なエビデンスはいまだない．糖尿病患者は高血糖が胃前庭部の動きを悪くし，胃排出遅延が起こる可能性が指摘されており，糖尿病のコントロールが悪いほど，gastroparesisの程度も強くなるとされている．今後これらの患者の安全性に関するデータを取っていく必要がある．今後，安全性の詳細な検証が進み，エビデンスが蓄積されることで運用方法の見直しも行われると思われる．

A-4 術前経口補水療法の利点は？

術前に経口補水液を用いて体液管理を行うことは，患者満足度の向上や術前の脱水予防のみな

表1 わが国の術前絶飲食ガイドライン

摂取物	絶飲時間（時間）
清澄水	2
母乳	4
人工乳・牛乳	6

表2 術前経口補水療法の利点
病棟看護師の業務負担の軽減 ■点滴の準備，調整の減少 ■点滴担当医師の呼び出し不要 ■ベッド搬送，ストレッチャー搬送の減少 ■搬送に伴う事故減少（点滴事故抜去，転落） **医師業務負担の軽減** ■術前点滴不要 **歩行入室の推進** ■手術室入室時間の厳守 ■患者間違いのリスク減少 **日帰り手術，同日入院手術の推進**

らず，医療従事者の業務軽減や安全対策にも寄与する．術前の輸液管理を経口補水療法に代えることで，看護師の輸液業務は減り，輸液関連のインシデントは減少する．また，輸液セットがなくなるので着替えや排便排尿などの介助も楽になる．手術室入室の際はベッドやストレッチャーでの搬送が減り，歩行入室が推進され，朝のエレベーターにおけるラッシュの緩和や手術室入室時間の厳守，患者間違いのリスクも減らすことが可能となる．また，日帰り手術や午前入院，午後手術といった同日入院が推進され病棟稼働率が上昇し，患者入院期間が短縮することも期待できる（表2）．

A-5 術前経口補水療法の運用法

　術前経口補水療法は，術前の輸液管理と同様に医療従事者の管理下で適切に実施することで初めて安全性が確保できる．術前経口補水療法の導入にあたっては，医師（主治医，麻酔科医），病棟部門，食事療養部門が連携する必要がある．検討項目としては，①適用基準の設定，②経口補水液のオーダー方法，③患者説明と飲水指導，⑤実際の飲水量管理⑥手術時間変更時の対応などがあり，誰がどのように実施するのか，各部門が連携しワーキンググループをつくり，あらかじめ十分に検討し，施設の実状に合った運用マニュアルを作成し，院内周知を徹底する必要がある．

文献

1) 日本麻酔科学会 術前絶飲食ガイドライン．
   http://www.anesth.or.jp/guide/pdf/kangae2.pdf（2016年2月閲覧）
2) American Society of Anesthesiologist Task Force on Preoperative Fasting：Anesthesiology 1999；90：896-905
3) American Society of Anesthesiologists Committee：Anesthesiology 2011；114：495-511

（鈴木利保）

Mini Lecture　日本のガイドラインと各国のガイドラインの違い

　絶飲食時間は各国のガイドラインで大きな違いはないが，そのニュアンスは若干異なる．わが国のガイドラインでは「清澄水の摂取は2時間前まで安全である」としているが，米国のガイドラインでは「clear liquids の2時間前までの摂取は適切（appropriate）である」，欧州のガイドラインでは「2時間前まで clear fluids の摂取を促すべき（should be encouraged to drink）」とし，より積極的な術前飲水を推奨している．その他の違いとして適用の違いがある．欧州のガイドラインでは，肥満，胃食道逆流，糖尿病，妊婦（陣痛なし）の患者もガイドラインの適用となるとしているが，推奨度は低く十分なエビデンスはない．

（鈴木利保）

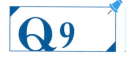

麻酔に関するインフォームドコンセントではどこまで説明すべきか？

インフォームドコンセント（informed consent：IC）とは，医師が診療を行う場合に，患者に対して検査・治療・処置の目的，内容，性質，また実施した場合およびしない場合の危険・利害得失，代替処置の有無などを十分に説明し，患者がそれを理解したうえでする，患者の自由な意思に基づく同意である[1]．しかし，実際の診療のなかでは，緊急性，重症度，患者の年齢，職種，理解能力など様々な状況によって，伝えるべき情報を患者に応じてアレンジする必要がある．

A-1 IC に必要な項目とその根拠

日本でも，平成9年に医療法が改正され，IC を行う義務が法律として明文化された[2]．また，IC の内容については，平成15年9月に厚生労働省の診療情報の提供等に関する指針が策定されている．しかし，実際に記載すべき内容は，過去の判例から推測，判断するしかない．したがって現状では，各医療機関が独自に作成した IC に関する内部指針を尊守し，当該科が IC のための説明文書を作成する必要がある．麻酔の説明義務違反についての裁判例は少なく，他の医事紛争からの推測で IC の説明項目を決めるよりない．また，一般的な医療レベルは刻々と変化するため，われわれの IC の説明義務も変化するので，時代に応じて IC 内容を随時改訂する必要がある．

1）著者の施設（信州大学医学部附属病院麻酔科蘇生科）における IC 内容

われわれは，内部指針に加え，WHO Patient Safety ほかを参考にして，全身麻酔に関する IC の説明文書を作成している．現在の全身麻酔に関する説明内容を表1に示す．

表1 全身麻酔の説明内容

1. 全身麻酔の目的
2. 必要性
3. 全身麻酔を行わない場合に想定される結果
4. 麻酔担当医
   ※研修医，歯科医師も麻酔を担当することにも言及
5. 学生への教育
   ※学生も医療処置を行うことを含む
6. 麻酔の具体的な手順
7. 術後鎮痛
8. 全身麻酔に期待される効果と限界（長所と短所）
9. 他に考えうる麻酔法との有用性およびリスクの比較
10. 麻酔に関する実績
    ※2014年度の実績と明記
11. 全身麻酔に伴い起こりうる有害事象，合併症，後遺症とその発生率と対処法
12. 同意とその取り消しおよびセカンドオピニオン
    ※同意の撤回は可能で，その場合医療上の不利益はないことやセカンドオピニオンの権利があることを記載
13. 患者さんの具体的な希望
    ※希望や要望が出された場合記載
14. 連絡先
    ※診療時間内，夜間，休日それぞれの連絡先，電話番号
15. 文献
    ※説明書中の根拠となる参考文献

なお，当施設では，硬膜外ブロック，末梢神経ブロック，麻酔関連の処置（中心静脈穿刺，運動誘発電位などの神経モニタリングなど）に対する説明文書も，それぞれ同様の内容で作成している．

2）有害事象，合併症について

表1の有害事象，合併症として記載しているものを表2に示す．これらに加え，患者固有の注意点や合併症のリスクについて個別に説明を加えている．

A-2 IC を行った際の記載

ICを行った際に診療録（カルテ）に記載する内容も，各医療機関の内部指針で定められている．同意書に患者の署名があっても，患者が納得したという証明ができなければ，説明義務違反と判断される[3]こともあるので，カルテの記載は非常に重要である．

われわれの施設では，医療者がICを行った際は，表3の内容について診療録に記載すること

表2　全身麻酔の有害事象・合併症

1. 発生率の高いもの（1000件につき1例，0.1%以上のもの）	
気管チューブの挿入に関係するもの	歯の損傷
	咽頭痛，嗄声
呼吸に関係するもの	低酸素血症
	無気肺
	気胸，縦隔気腫などの圧損傷
中枢神経系に関係するもの	脳卒中（脳梗塞，脳出血）
	術後せん妄
手術体位や長時間同じ姿勢で手術を受けることに関係するもの	神経障害，皮膚障害
その他	悪心，嘔吐
	術中覚醒
	末梢静脈路の漏れ
2. 頻度は低い（0.1%未満）が危険性の高いもの	
麻酔管理を原因とする偶発症	
呼吸に関係するもの	誤嚥
循環に関係するもの	急性冠症候群，急性冠症候群による心停止
	肺塞栓
3. 予期できない有害事象，合併症，後遺症の可能性	

表3　ICをした際のカルテ記載内容

1. 説明を行った日時と場所
2. 説明を行った対象者
3. 説明内容
   ※特に，説明を行った有害事象，偶発症，後遺症については必ず記載
4. 質問の内容と回答
5. 患者・患者家族等の反応と理解・受け入れの状況
6. その場で同意を得た場合にはその事実
   ※後日であれば，その日に記載．
7. 同席者

が義務づけられている．特に，患者の理解と同意のために，オープンクエスチョンを行い，質問内容とその回答をカルテに記載するよう指導している．

文献

1) 日本医師会．医師の職業倫理指針（改訂版）．2008：http://dl.med.or.jp/dl-med/teireikaiken/20080910_1.pdf（2016年1月閲覧）
2) 医療法第1条の4第2項：http://law.e-gov.go.jp/htmldata/S23/S23HO205.html（2016年1月閲覧）
3) 東京地方裁判所　平成17年（ワ）第3号：http://www.courts.go.jp/app/hanrei_jp/detail4?id=36410（2016年1月閲覧）

（村上育子，川真田樹人）

One Point Advice　宗教的問題におけるIC

エホバの証人などの宗教的輸血拒否患者に対するICは，日本麻酔科学会ホームページに掲載されている「宗教的輸血拒否に関するガイドライン（http://www.anesth.or.jp/guide/pdf/guideline.pdf）（2016年1月閲覧）」に従って行うよう勧める．　　　　　　　　　　　　　　　　　　　　　　　（村上育子）

Mini Lecture　医療事故調査制度

医療事故調査制度が平成27年10月1日に施行された．医療事故が発生した医療機関において院内調査を行い，その調査報告を民間の第三者機関（医療事故調査・支援センター）が収集・分析する制度である．対象は，医療に起因し，又は起因すると疑われる死亡又は死産で，かつ管理者が予期しなかったものである．ただし，個人の病状等を踏まえない「高齢のため何が起こるかわかりません」，「一定の確率で死産は発生しています」といった一般的な死亡可能性についてのみの説明又は記録は，予期として該当しない．（厚生労働省ホームページ「医療事故調査制度について」より改変）（村上育子）

Chapter 2
モニタリング

Q10 安全な麻酔のためのモニター指針とはどのようなものか？

　麻酔は，患者の呼吸や循環系だけではなく，神経，内分泌，免疫系も抑制し，患者の生命維持を脅かす．そのため，麻酔科医は患者を絶え間なく看視し，患者の安全を守る義務がある．麻酔科医の五感による看視も重要であるが，モニターによる正確かつ客観的な評価は安全な麻酔管理を行うにあたって不可欠な存在である．日本麻酔科学会は，1993年に「安全な麻酔のためのモニター指針」（1997，2009，2014年改訂，表1）を勧告し，安全な麻酔を行うために必要なモニターの最低基準を示している[1]．麻酔科医はこの指針を遵守しなければならない．当然，必要と判断した場合は，この基準を超えたモニタリングを行う．以下，この指針について概説する．

A-1 指針の概略

　「安全な麻酔のためのモニター指針」において麻酔中に看視すべき項目として，生命維持確認に必要な①酸素化，②換気，③循環，④体温のモニタリングは必須であり，麻酔に関連した①筋弛緩，②脳波のモニタリングが推奨されている．各々の項目に関して，麻酔科医の五感，またはモニター機器，あるいは両者の併用による看視が求められている．モニター機器は，①連続性，②信頼性，③非侵襲性，④簡便性などの機能を考慮して選択されている．

A-2 絶え間ない看視

　麻酔科医の五感はモニタリングの原点である．麻酔科医は，五感による主観的評価とモニターから得られる客観的評価を統合し，的確な診断および治療を行わなければならない．アナフィラキシーショックはその最たる例で，血圧低下，頻脈，気道内圧上昇というモニターからの情報と，紅斑や気道狭窄音などの五感の情報を統合して診断される．絶え間ない看視により危機的状況に陥る前兆を見逃さないことが重要である．

A-3 酸素化のチェック

　視覚による酸素化のチェックは困難であるので，パルスオキシメータによる酸素化の定量的評価は必須である．パルストーンの変化でSpO_2の変動を確認できるように設定する．注意点としては，パルスオキシメータは換気のモニターではない．高濃度酸素投与時などは無呼吸に陥ってもSpO_2の低下に時間がかかる．また，末梢循環不全，体動，異常ヘモグロビンなど，SpO_2の測定精度に影響する因子にも注意が必要である．

A-4 換気のチェック

　視覚，聴覚，触覚による換気の確認に加え，カプノメータによる換気のモニタリングが必須である．カプノメータは換気の確認だけではなく，カプノグラムから肺の障害，呼吸回路や気管チューブのトラブル，心拍出量の増減など様々な情報が得られ，その重要性は高まっている．パルスオキシメータとカプノメータの普及により麻酔の安全性は飛躍的に向上した[2]．

表1	安全な麻酔のためのモニター指針（文献1より）
[前文] 麻酔中の患者の安全を維持確保するために，日本麻酔科学会は下記の指針が採用されることを勧告する．この指針は全身麻酔，硬膜外麻酔及び脊髄くも膜下麻酔を行うとき適用される．	
[麻酔中のモニター指針] ①現場に麻酔を担当する医師が居て，絶え間なく看視すること． ②酸素化のチェックについて 　皮膚，粘膜，血液の色などを看視すること． 　パルスオキシメータを装着すること． ③換気のチェックについて 　胸郭や呼吸バッグの動き及び呼吸音を監視すること． 　全身麻酔ではカプノメータを装着すること． 　換気量モニターを適宜使用することが望ましい． ④循環のチェックについて 　心音，動脈の触診，動脈波形または脈波の何れか一つを監視すること． 　心電図モニターを用いること． 　血圧測定を行うこと． 　原則として5分間隔で測定し，必要ならば頻回に測定すること．観血式血圧測定は必要に応じて行う． ⑤体温のチェックについて 　体温測定を行うこと． ⑥筋弛緩のチェックについて 　筋弛緩モニターは必要に応じて行うこと． ⑦脳波モニターの装着について 　脳波モニターは必要に応じて装着すること．	

【注意】全身麻酔器使用時は日本麻酔科学会作成の始業点検指針に従って始業点検を実施すること．

A-5 循環のチェック

心電図から心拍数，不整脈，心筋虚血などの情報は得られるが，心機能の情報は得られない．心音，動脈の触診，動脈波形または脈波のいずれかを看視し，血圧を測定することで十分な循環機能が維持されていることが確認できる．血圧測定は最低5分間隔で行い，必要ならば頻回に測定する．

A-6 体温のチェック

覚醒時，体温（中枢温）は37℃前後にコントロールされているが，術中は，手術，麻酔，手術室環境などがその体温調節機構を障害し体温は変動する．特に，低体温をきたしやすい．体温異常は様々な悪影響を及ぼすので，適切な体温を維持するため体温測定が必要である．中枢温だけではなく，末梢循環不全の指標となる末梢温の測定も推奨される．

A-7 筋弛緩のチェック

五感による筋弛緩効果の評価は困難なので，筋弛緩モニターを使用する．特に，抜管後の筋弛緩残存による呼吸器合併症を防止するために筋弛緩からの回復を確認する．

A-8 脳波モニターの装着について

2014年の改訂において，脳波モニターの装着が推奨された．術中覚醒や覚醒遅延を防止し，適切な麻酔深度を維持するためにBISモニターがよく用いられる．

文献

1) 日本麻酔科学会：安全な麻酔のためのモニター指針 http://www.anesth.or.jp/guide/pdf/monitor3.pdf
2) Cheney FW, et al.：Anesthesiology 2006；105：1081-1086

（松永　明）

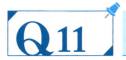

体温はどこで測定すべきか？ 測定部位による差はあるか？

A-1 外殻温ではなく核心温を測る

体温には，環境温に伴い変化する外殻温（shell temperature）と，環境温の変化の影響を受けることなく37℃前後の狭い範囲に維持され一定である核心温（中枢温：core temperature）がある．生理学的な核心温は，体温調節中枢のある視床下部温および視床下部を流れる血液温であることから，臨床的な核心温のゴールドスタンダードは，肺動脈カテーテルを使って測定する肺動脈温である．

核心温測定部位は，肺動脈温，食道温，鼓膜温で代表されるが，臨床的には膀胱温，直腸温も核心温として扱われる（表1）．

一般的な体温測定の注意点としては，麻痺側では血流量が減少している，あるいは発汗できないなどの理由から測定は避けたほうがよい．同様に乳癌術後の患側はむくみがあり，熱伝導が低下しているので避けたほうがよい．もちろん点滴ルート側の腋下温測定は無意味である．

人工心肺を使った低体温手術では，血液温度の急速な変化に対して追随性のよい部位を測定すべきであり，肺動脈温以外では食道温がよく使用されるが，今後は前額深部温の測定も増すと考えられる．

A-2 測定部位の特徴

1）鼻咽頭温

全身麻酔中に好んで使われる測定部位で内頸動脈温を反映することから温度変化への追随性もよいが，換気の影響を受け，プローブの位置がわかりにくい．プローブによる出血に注意する．

2）食道温

麻酔中に成人で鼻から45 cm入れたところにプローブを置けば（あるいは甲状軟骨から24 cm以上）正確に核心温が測定できる（心音が最も大きく聞こえる部位）．しかしこれより浅いと気管や気管支に近く換気の影響を受ける．TEE使用中はプローブの発熱に影響され正確な測定はできない．

3）鼓膜温

鼓膜に直接プローブを付着させて測定する鼓膜温は，近傍を内頸動脈が走行しており核心温を正確に反映している．プローブによる出血に注意する．頭部冷却時は正確な測定はできない．

侵襲性の低い短時間の手術では，非接触型の間欠測定用耳赤外線体温計が使用されることもあ

表1 核心温の測定部位

測定部位	肺動脈温が37.0℃のとき（℃）	肺動脈温変化時の追随性（分）
鼻咽頭	36.5〜36.7	8
食道	36.8〜37.0	5
鼓膜	36.8〜37.0	10
膀胱	36.8〜37.0	20
直腸	37.0〜37.3	15
前額深部	36.7〜37.0	5

る．生体が常時放射している電磁波を測定する放射体温計の一種であり，37℃の生体が放射する電磁波のピーク波長が 9.35 μm で中赤外線領域にあるために赤外線体温計とよばれる．その温度の 4 乗に比例して生体が体表から放射する赤外線を元に体温を推定する．耳たぶを後上に引っ張りながら(eartug 法)プローブを挿入し，やや前方(鼻方向)に向けると鼓膜からの赤外線をとらえやすい．冬場は外耳道が冷却されているため暖かい環境で 10 分程度待ってから測定する．また耳垢が多いと低く測定される．耳赤外線体温計を繰り返し使用すると赤外線センサーが蓄熱し低く測定されてしまう．

非接触型であるが，連続測定が可能な赤外線体温計も発売されており(ニプロ CE サーモ®)，一般手術のみならず人工心肺使用での低体温手術においても食道温との相関もよい．

4）膀胱温

尿道カテーテルに付随して使用され，尿量が維持されている限りは正確な測定が行えるが，腹部洗浄液の温度に影響される．

5）直腸温

10 cm 程度直腸内に挿入する(小児では 3〜4 cm)ことで正確に測定でき，食道温，膀胱温，鼓膜温ともよく相関するが直腸温のほうがやや高い．しかし人工心肺や悪性高熱，熱中症などのように体温が急激に変化するときは正確な体温を反映しない．また便やガスが直腸内に滞留していると正確な測定はできない．

6）肺動脈温

肺動脈カテーテルが適応となる患者では，正確な核心温が測定できる．肺動脈は混合静脈血であるため視床下部温よりやや低く，この較差は熱発時や低体温療法中は大きくなる．

7）前額深部

皮膚表面を外気から断熱しヒーターで皮膚表面と深部との温度平衡状態をつくる熱流補償式体温測定の原理を使って，体深部の核心温を連続測定する装置としては以前よりコアテンプ®(ニプロ社)があった．最近，測定プローブを小型化しディスポとして，測定開始までの平衡時間も約 3 分とした製品が発売された(SpotOn™，スリーエム社)．食道温との相関もよく，心臓手術でも肺動脈温との差は，−0.23℃と正確で温度追随性にも優れている．前額中央で測定すると前頭洞の影響を受け精度が下がるので注意が必要である．麻酔深度計や組織酸素飽和度計と測定部位が重なっているが，他部位での測定も可能となるとその使用頻度はさらに大きくなると考えられる．

文献

1) Stone JG, et al.：Anesthesiology 1995；82：344-351
2) Mizobe T, Sessler DI. Temperature monitoring. In：Civetta, Taylor, & Kirby's Critical Care, 4th edition, Gabrielli A, Layon AJ, Yu M, editors. Lippincott-Raven Publishers, Philadelphia. 271-282, 2008.
3) 溝部俊樹．体温，の項担当，周術期モニタリング：For Professional Anesthesiologists，佐藤重仁，鈴木利保編，克誠堂出版．253-266, 2012

（溝部俊樹）

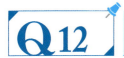 **モニター心電図はどのような誘導を用いるべきか？**

　麻酔中に心電図をモニターする意義は，おもに2つある．1つは不整脈の検出であり，もう1つは心筋虚血の発見である．不整脈の検出には，P波が明瞭に観察される誘導（おもにⅡ誘導）を用いるべきである．心筋虚血の発見には，V_3～V_5誘導のいずれかを用いるべきである．

A-1 不整脈の検出

　麻酔中には，約70%の患者で不整脈が検出される．不整脈の診断を行うときには，P波とQRSの関係が重要である．そのため，麻酔中にはP波が明瞭に観察されるⅡ誘導（患者によってはⅠ誘導）を用いることが多い．

　麻酔中に不整脈が発生した場合には，まず患者の血行動態が安定しているかどうか評価する．血行動態が不安定な場合には，ACLSに準じて治療を開始する．血行動態が安定している場合には，以下の手順で不整脈の診断を行う．①P波は認められるか？，②P波とQRSの関係は正常か？　PR間隔は正常か？，③QRS幅は狭いか広いか？，④QT延長はないか？，⑤ST-T変化はないか？　①P波が認められない場合には，心房細動・心房粗動および房室接合部調律を疑う．②P波とQRSの関係が正常でない場合，房室ブロックを疑う．③QRS幅の狭い頻脈では上室頻拍を考える．QRS幅の広い頻脈では規則的ならば心室頻拍を考慮し，不規則ならば心室細動もしくは多形性心室頻拍を考える．④QT延長がある場合には，トルサード・ド・ポワント（torsades de pointes）への移行を防ぐことが重要である．⑤ST-T変化があるときには，心筋虚血に伴う不整脈を考慮する．

A-2 心筋虚血の発見

　周術期に起こる心筋虚血は，冠動脈プラーク破綻によって起こる急性冠症候群（1型）と心筋の酸素受給バランスが崩れることで発症する心筋虚血（2型）の2種類がある．1型の場合は冠動脈再灌流療法が必要となるが，その頻度は少ない．周術期に遭遇する心筋虚血のほとんどは2型である．2型の心筋虚血では，心電図で0.1 mV以上のST低下を認めることが多い．心筋の酸素受給バランスにおいては頻脈を避けることが最も重要である．頻脈のほかに，低血圧や貧血も酸素受給バランスを悪化させる．周術期心筋虚血は無症状であることも多いので，モニタリングは重要である．

　多くの教科書の基になっているLondonらの研究(1988年)では，周術期心筋虚血の検出感度はV_5誘導で75%と最も高かった[1]．次にV_4誘導が61%と高く，Ⅱ誘導の感度は33%と低かった．この結果から，周術期心筋虚血リスクの高い患者ではV_5誘導をモニターすることが推奨された．しかし，その後Landesbergら(2002年)は周術期心筋虚血の検出頻度はV_3誘導(87%)およびV_4誘導(79%)のほうがV_5誘導(66%)よりも優れていると報告した[2]．さらに実際に術後心筋梗塞を起こした患者では，V_4誘導が最も検出感度が高かった(83%)．V_3誘導とV_5誘導はともに75%の検出感度であった．その他の研究においても，報告によって最も検出感度の高い誘導は異なっている．そのため周術期心筋虚血の検出においてV_3～V_5誘導のうち，どれが優れているかについて結論は出ていない．いずれの研究においても，V_3～V_5誘導のうち2つ以上の誘導を組み合わせることで感度は増加する．しかし通常のモニターでは2つの誘導しか表示できないため，周術期心筋虚血のリスクが高い患者ではⅡ誘導とともにV_3～V_5誘導のいずれかをモニター

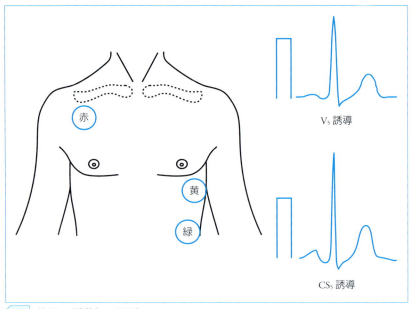

図1 修正 V_5 誘導（CS_5 誘導）

することが望ましい．$V_3 \sim V_5$ 誘導のどれを用いるべきかについては，ST 部分が最も基線に近い誘導を選ぶとよい．それにより，心筋虚血による ST 変化を正確に反映することができる．また脚ブロックや左室肥大がある場合，ST 変化の判定が困難となることに注意が必要である．

文献

1) London MJ, et al.：Anesthesiology 1988；69：232-241
2) Landesberg G, et al.：Anesthesiology 2002；96：264-270
3) Griffin RM, et al.：Anaesthesia 1987；42：155-159

（五代幸平，松永　明）

One Point Advice　3極誘導心電図しかないときに胸部誘導をモニターするには？

　周術期心筋虚血のリスクが高い患者では，V_4 もしくは V_5 誘導をモニターすることが望ましい．しかし，3 極誘導心電図しかない場合にはどうすればよいだろう？　そのときには修正 V_5 誘導を用いるとよい．修正 V_5 誘導として，CS_5 誘導が有名である（図1）[3]．修正 V_5 誘導では V_5 誘導に近い波形が得られるため，周術期心筋虚血のモニターとして有用である．CS_5 誘導をモニターするには，右手（赤）電極を右鎖骨下に，左手（黄）電極を V_5 誘導の位置に装着する．左足（緑）電極は通常どおりの位置に装着し，I 誘導を選択する．修正 V_5 誘導では実際の V_5 誘導に比べて波形が拡大されるので，ST 変化を評価する際には注意が必要である．

（五代幸平）

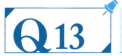 **運動誘発電位や体性感覚誘発電位をモニターする場合の麻酔上の注意点は何か？**

A-1 何をモニタリングしているのか？

　運動誘発電位(MEP)は運動路のモニタリングである．手術の合併症で運動麻痺が起きることがあるが，全身麻酔中は指示動作をできるか否かによって麻痺の有無を確認することは難しい．そこで大脳皮質運動野を電気的に刺激すると，その興奮が皮質脊髄路を下行しシナプスを介して脊髄運動神経に伝わる．その運動神経が支配する筋肉を収縮させることによって得られるMEPをモニタリングすることにより，皮質脊髄路の機能の恒常性を確認している．

　体性感覚誘発電位(SEP)は感覚路のモニタリングである．手術の合併症で感覚麻痺が起きることがあるが，全身麻酔中はその評価が難しい．そのため末梢神経を刺激するとその興奮が脊髄後索路を上行し大脳皮質感覚野で発生したSEPをモニタリングすることにより末梢神経，脊髄後索路そして大脳皮質までの機能の恒常性を確認している．

A-2 モニタリングする意味はあるのか？

　実際に使用する機会のある手術を提示する．
①心臓大血管手術：胸腹部大動脈瘤手術では脊髄虚血による下肢の対麻痺が問題となる．術中にMEPの低下を認める場合は，脊髄虚血が疑われる．その対策として，平均動脈圧の上昇，遠位大動脈灌流圧の増加，Adamkiewicz動脈の再建，脳脊髄液(CSF)ドレナージの使用などを行い，その効果を評価することもできる[1]．
②整形外科手術：側弯症や脊髄腫瘍の手術など手術操作により運動麻痺の可能性がある手術で術中モニタリングし，術後麻痺を予防する目的に使用する．
③脳外科手術：SEPによって中心溝を同定する．また脳動脈瘤手術でのクリッピングの位置や脳腫瘍手術の摘出可能範囲の評価にMEPを用いる．

A-3 麻酔上の注意点は何か？

　神経モニタリングは麻酔薬の影響を受ける．吸入麻酔薬や静脈麻酔薬であるバルビツレートはMEPを著明に抑制する．そのため，一般的にはプロポフォールを用いた全静脈麻酔を行うのだが，プロポフォールも濃度依存性にMEPを抑制する．鎮静に高用量のプロポフォールが必要な場合は，まずレミフェンタニルを用いた適切な鎮痛管理を行う．それでもなお，プロポフォールの使用量が多い場合は，MEPに影響のないケタミンを使用しプロポフォールの効果部位濃度を調整していく必要がある．一方，SEPは麻酔薬の影響が少ないため，吸入麻酔薬を用いることが可能であるが，同時にMEPの測定を行う症例では全静脈麻酔薬を選択することになる．

　筋弛緩薬はMEPを著明に抑制する．実際には挿管時に筋弛緩薬を使用することが多いので，筋弛緩モニターによる評価が必要である．筋弛緩薬を使用する場合はT1値の20％以上あれば測定は可能であるが，筋弛緩の程度を一定に保つ必要がある．一方，SEPのみの測定であれば筋弛緩薬の使用は影響がない．

　28℃程度までの体温では測定可能だが，低体温は振幅の減少，潜時の延長を引き起こし，適切なモニタリングはできなくなる．

　術中の神経モニタリングは機能温存のために心臓血管外科手術・整形外科手術・脳外科手術な

表1 麻酔薬や筋弛緩薬がMEPやSEPに与える影響

	MEP	SEP
麻酔薬の影響	受けやすい	受けにくい
筋弛緩薬の影響	あり	なし
体温の影響	あり	あり

どで用いられる．MEPは麻酔薬・筋弛緩薬・体温など多くの影響を受けるため，適切なモニタリングを行うために麻酔科医はその特性を理解することが必要である．

文 献

1) 和泉俊輔，垣花学．麻酔 2015；64：486-493
2) Kobayashi S, et al.：J Neurosurg Spine 2014；20：102-107

（和泉俊輔・垣花　学）

Mini Lecture　アラームポイント

　MEPはコントロール振幅の25%以下，SEPはコントロール振幅の50%以下で有意と判断することが多い．実際には偽陽性，偽陰性の少ないモニタリングが有益なモニタリングであるが，MEPで安定した測定値を得るには，麻酔・筋弛緩薬・体温など多くのことを注意する必要があり，偽陽性が少なくない．また多くのことに注意し術中に安定したMEPをモニタリングしても，どの点をアラームポイントとするかは議論の余地がある．2014年に日本において，脊椎外科に関して側弯症，髄外腫瘍や後縦靭帯骨化症では，コントロールの振幅から70%の減少をアラームポイントとすることが提唱された[2]．

（和泉俊輔）

One Point Advice　機器のセッティング

　MEPモニタリングの経験が少ない場合，機器のセッティングに関して自信をもって行うことは容易ではない．また臨床工学技士がセッティングを行う施設も多いと思う．しかし機器のセッティングは何をモニタリングするのか，どのようにモニタリングをするのか，また何に注意すべきかなどを考える機会となり，麻酔科医自らセッティングに参加することは有意義なことであると思う．

（和泉俊輔）

Q14 近赤外線分光法モニターによる脳酸素化の有用性と問題点は何か？

A-1 近赤外線分光法（near infrared spectroscopy：NIRS）とは？

① NIRS とは脳組織中の血液酸素飽和度を簡便かつ非侵襲的・連続的に半定量的に測定し，その値をリアルタイムに知ることができるモニターである．

② わが国で使用されている NIRS の機種は NIRO®（浜松ホトニクス社製），INVOS®（COVIDIEN社製），FORE-SIGHT®（CAS Medical System 社製），TOS-OR®（フジタ医科器械社製）がある．NIRO® は組織酸素指標（TOI）として，後 3 機種は局所脳酸素飽和度（rSO₂）として酸素飽和度を表示している．脳組織からの信号を直接的に検出しているという意味では類似のモニターであるが，酸素飽和度を算出するアルゴリズムが異なっており，他機種間での値自体を比較することはできない．

A-2 NIRS の測定原理

① 酸素ヘモグロビン（O_2Hb）や脱酸素ヘモグロビン（HHb）は近赤外線領域に吸光度のピークをもつ特性をもっている．生体透過性が高い波長 700〜950 nm の近赤外線を用いて脳組織酸素飽和度をモニターするのが NIRS である．

② 基本的にはパルスオキシメトリと同様の原理を用いている．パルスオキシメトリが，拍動波の頂点と谷の吸光度の差を求めるため，測定値は動脈血の酸素飽和度を意味し，絶対値としても精度の高い値が得られる．一方，NIRS は脳組織中の血液拍動波の吸光度変化をとらえることが困難なため，脳組織の動脈血と静脈血の比が約 1：3 であることを利用し，脳組織の O_2Hb・HHb 濃度の平均値として組織酸素飽和度を求めている．よって，おもに脳静脈血の酸素化状態を反映し，脳の酸素需要供給バランスを意味する．

③ INVOS® の場合，1 つの発光部に対して 2 つの受光部があり，発光部に近いほうの受光部で測定した浅層の成分を，遠い受光部からの成分から差し引いて，脳組織だけの酸素飽和度を得る（図 1）．

A-3 NIRS の有用性

1）周術期の脳血流のモニターとして

頸動脈内膜切除術（CEA）において NIRS は経頭蓋ドプラ，内頸動脈断端圧とほぼ同等の脳虚血識別能力を備えており[1]，CEA 後の過灌流症候群を予測するモニターとしても有用であることがわかっている．したがって，頭頸部手術で血管を遮断する可能性のある手術などのように，モニタリング領域の脳虚血が予測される手術において有用といえる．

体外循環を用いる手術では，まれに送血管の位置異常や脱血不良によるうっ血などで脳循環不全に陥ることがある．このような症例では，NIRS で得られた測定パラメータを解釈することにより，脳虚血や低酸素などの脳循環代謝異常を早期に検出できる可能性がある．したがって，体外循環を用いる手術での術中 decision making に有用なモニタリングになりえる．

心臓血管手術において脳酸素化を高く保つように介入した群では，術後脳血管障害を有意に減少させたという報告もある[2]．NIRS を用いて脳の低酸素曝露を発見し，それに対応することで虚血性脳障害の発生を回避できる可能性がある．

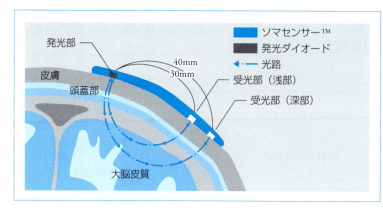

図1 INVOS™ の測定原理（発光部と受光部）
発光部から距離の異なる2つの受光部を用いて頭皮から頭蓋骨までのシグナルを差し引いて脳組織のみの酸素飽和度を取り出す（提供：コヴィディエンジャパン株式会社）

2）周術期の主要臓器血流のモニタリングとして

脳酸素化を高値に保つよう介入した群では，対照群と比較して有意に重篤な脳の酸素飽和度低下をきたす患者が少なく，主要臓器合併症と死亡率が低いことが報告されている．NIRS は，本来，脳モニタリングであるが，脳局所の酸素化を介して，全身酸素供給状態の悪化を簡便かつリアルタイムに検出できる鋭敏なモニタリング装置として有効である可能性がある．

3）術後認知機能障害（POCD）予防のモニターとして

術中に脳酸素化が低下した患者では，脳酸素化を高値に保つよう介入した群と比較して POCD 発生が有意に多いとの報告がある．NIRS は脳の低酸素曝露を軽減し，認知機能への影響を軽減することが期待されている．

A-4 NIRS の問題点

① NIRS はセンサー貼付直下の酸素化状態を反映する．多くの場合，患者の頭髪の関係から前額にセンサーを貼付するため，前頭葉の一部の組織の状態を示すのみで，測定部位から離れた領域（側頭葉・後頭葉や大脳基底核領域）の虚血の検出は困難である[3]．

② NIRS は頭蓋外組織，頭蓋骨，脳脊髄液での光の吸収の影響を受けている．また Hb 自体も光を反射吸収するため測定値は Hb 濃度の影響も受ける．よって測定値の個人差が大きく，測定値の絶対値自体での評価および比較が困難である．

③ いったんプローブを貼付すると，光が通過する組織の状態は一定であるため経時的変化や左右差の発生に関しては，ある程度信頼性があると考えられる．

④ 人工心肺の影響，特に低体温による影響を受ける．35℃ での人工心肺で酸素飽和度は 7% 程度低下し，30℃ 程度まで体温を下げると酸素飽和度の低下はなくなる．したがって，ある温度までは温度依存性に酸素飽和度が低下することを理解しておく必要がある．

⑤ 治療介入閾値がはっきりしていない．麻酔導入前基準値から 20% 以下，絶対値で 50% 以下という値が一般的な治療介入閾値という記載は多い．しかし，最低値も POCD 発生に関連するとの報告や左右差 15% 以上の乖離は片側の虚血の指標となるといった報告もあり，その根拠に関しては一定の見解がないのが現状である．

文献

1) Kurth CD, et al.：JCBFM 2002；22：335-341
2) Goldman S, et al.：Heart Surg Forum 2004；7：E376-381
3) 安川毅，他：麻酔 2000；49：626-629

（宜野座 到，垣花 学）

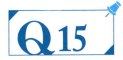
動脈カテーテルの合併症にはどのようなものがあるか？

　動脈カテーテルの合併症には，おもに末梢組織の虚血・一過性動脈閉塞・敗血症・局所感染・仮性動脈瘤・血腫および出血がある．重篤な合併症である末梢組織の虚血の発生頻度は 0.09 ～ 0.2% と報告されている．

A-1 橈骨動脈カテーテルの合併症（図1）

　周術期に使用する動脈カテーテルの挿入部位としては，橈骨動脈を選択することが多い．橈骨動脈カテーテルの合併症発生頻度は以下のように報告されている[1]．末梢組織の虚血(0.09%)・一過性動脈閉塞(19.7%)・敗血症(0.13%)・局所感染(0.72%)・仮性動脈瘤(0.09%)・血腫(14.4%)・出血(0.53%)．一過性動脈閉塞の頻度は高いが，多くは無症状であり問題となることはほとんどない．末梢組織の虚血の原因は動脈閉塞ではなく，多くの場合末梢血管への血栓塞栓が原因と考えられている．末梢組織の虚血のリスクファクターとして，高度の循環不全や低血圧に伴う高用量の昇圧薬使用があげられる．また全身性動脈硬化の進んでいる患者や Raynaud 症状など末梢循環不全を有している患者ではリスクが高くなる．

　橈骨動脈カテーテル留置時に手関節を過度に背屈させると，正中神経を圧迫し神経伝導速度を低下させる．そのため，手関節を背屈させすぎないこと，そしてカテーテル留置後は良肢位に戻すことが重要である．橈骨動脈の内径に比べて，カテーテルの内径が大きいと動脈閉塞のリスクが高くなる．そのため，通常は 20 ゲージ以下の細いカテーテルを用いる．特に女性や小児など橈骨動脈の内径が小さいと考えられるときには，細いカテーテルの使用が推奨される．

A-2 その他の部位における動脈カテーテルの合併症（図1）

　大腿動脈カテーテルの合併症では，後腹膜血腫に注意が必要である．鼠径靭帯よりも中枢側で大腿動脈を穿刺した場合，後腹膜腔に出血する可能性がある．死亡例も報告されていることから，大腿動脈の穿刺は鼠径靭帯よりも末梢側で行うことが極めて重要である．その他の合併症は橈骨動脈カテーテルと同様であり，その頻度は以下のとおりである．末梢組織の虚血(0.18%)・一過性動脈閉塞(1.45%)・敗血症(0.44%)・局所感染(0.78%)・仮性動脈瘤(0.3%)・血腫(6.1%)・出血(1.58%)．

　足背動脈・上腕動脈および側頭動脈における動脈カテーテルの合併症の報告は少なく，頻度は不明である．いずれの部位の合併症も，橈骨動脈と同程度と推測される．側頭動脈カテーテルの合併症として，脳塞栓が報告されている．特に新生児では動脈カテーテルのフラッシュにより，側頭動脈から逆行性に外頸動脈そして内頸動脈へと血栓や空気を送り込む危険性がある．そのため，必要以上に動脈カテーテルをフラッシュすることは避けるべきである．

文献

1) Scheer B, et al.：Crit Care 2002；6：199-204
2) Valgimigli M, et al.：J Am Coll Cardiol 2014；63：1833-1841

（五代幸平，松永　明）

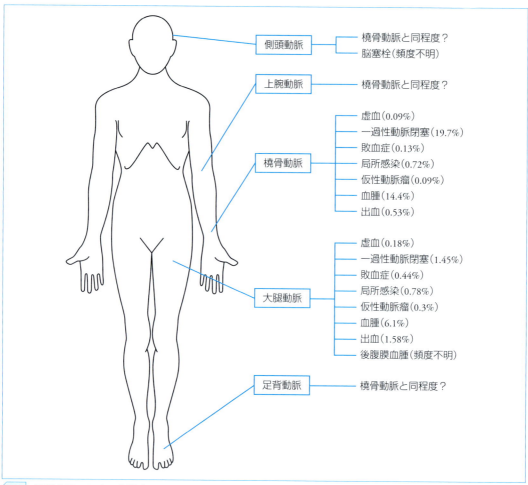

図1 動脈カテーテルの合併症

Mini Lecture　Allen テストの意義とは？

　Allen テストは手掌の側副血流の評価法として知られている．その方法は以下のとおりである．橈骨動脈および尺骨動脈を圧迫した状態で，手を握る・手を開く動作を数回繰り返してもらう．手掌が蒼白になったことを確認し，尺骨動脈の圧迫を解除する．手掌の血流が戻るまでの時間を評価する．Allen テストの正常値は報告によって異なるが，6〜10 秒を超えると異常と判断することが多い．Allen テストが異常であれば橈骨動脈カテーテルの挿入は避けるべきなのだろうか？　著者は Allen テストが異常でも橈骨動脈カテーテルの挿入は問題ないと考える．なぜなら Allen テストが正常でも異常でも，手指の虚血の程度は変わらないということが報告されているからである．

　Valgimigli らは橈骨動脈から冠動脈造影を行った患者において，Allen テストと手指の虚血の程度・側副血流の程度を調べた[2]．その結果，Allen テストが正常でも異常でも手指の虚血の程度は変わらなかった．Allen テストが異常の患者では，橈骨動脈カテーテル挿入前に比べて，カテーテル挿入後に側副血流が増加することが示された．つまり，橈骨動脈の血流が低下するとそれに伴い手掌の側副血流は増加し，手指の虚血を防いでいた．Valgimigli らは冠動脈造影時においても Allen テストは必要ないと結論づけている．麻酔中は冠動脈造影よりも細いカテーテルを用いるため，橈骨動脈カテーテル挿入前に Allen テストを行う意義はないと考えられる．

（五代幸平）

Q16 APCOはどのような原理で心拍出量を測定しているのか？

APCOとはarterial pressure-based cardiac output（動脈圧心拍出量）の略で，観血的動脈圧測定ラインを用いて連続的に心拍出量を算定する方法である．動脈圧解析による心拍出量モニターとしては，FroTrac™（Edwards Lifesciences社，アメリカ），LiDCOrapid™（LiDCO社，イギリス），PiCCO™（Pulsion Medical Systems社，ドイツ）などがあげられる．

A-1 動脈圧心拍出量の測定

動脈圧心拍出量の測定アルゴリズムは，動脈圧波形解析法を用いており，動脈圧が1回心拍出量（SV）に比例しコンプライアンスに反比例するという原理に基づいている．

1回心拍出量 SV＝動脈圧波形の曲線下面積×定数……式1

式1の定数は大血管コンプライアンスと末梢血管抵抗に依存しており，この定数を求めるために外部較正が必要となる．

PiCCO™では温度センサー内蔵の動脈カテーテルを大腿動脈などから留置し，中心静脈カテーテルから15 mLの冷水を注入して動脈血の温度変化を測定することで心拍出量（CO）を算出する経肺熱希釈法で動脈圧波形解析の較正を行い，連続的にCOを表示できるので，より正確ではあるがより侵襲的である．これに対して，FroTrac™やLiDCOrapid™はキャリブレーションを必要としない点を特徴としている[1]．

A-2 FroTrac™の心拍出量測定アルゴリズム

FroTrac™では動脈圧の標準偏差と年齢，性別，身長，体重から統計学的に得られた係数によってSVを算出してCOを表示する[2]．動脈圧波形の曲線下面積の代わりに，脈圧（収縮期圧－拡張期圧）を利用している（図1）．SVは脈圧に比例することから，式2より求めることができる．

1回心拍出量 SV＝（末梢動脈における拍動性の指標である）動脈圧の標準偏差 σAP×係数 χ ……式2

式2のχは大血管コンプライアンスと末梢血管抵抗によって決められる係数であり，両方の影響を受けるため，患者のそれらの変化に応じて変動する．大血管コンプライアンスについては年齢，身長，体重，性別から推定している．測定開始時にVigileoモニターにこれらの情報を入力するのには，体表面積算出はもちろんのことそれ以上に重要な意味がある．入力はそれぞれ，2〜120歳，30〜250 cm，1〜400 kgまで可能だが，この測定アルゴリズムに用いたのは20歳以

$$CO = HR \times SV$$
$$APCO = PR \times SV$$
$$SV = \sigma AP \times \chi$$
　　　　　大血管コンプライアンス
　　　　　末梢血管抵抗

図1 FroTrac™の心拍出量測定アルゴリズム
PR：脈拍数の測定．動脈圧波形の上向きカーブにより脈拍数を判定．20秒間のカウントから1分間の値を計算した脈拍数
σAP：脈圧 PP は SV および血圧の標準偏差 σAP に比例．20秒間の動脈圧データポイントを解析
χ：脈圧に対する血管緊張の影響，変化差を補正する
大血管コンプライアンス：年齢，性別，身長，体重より見積もる
末梢血管抵抗：1分間の動脈圧から，平均値，ばらつき，歪度，尖度の4項目を測定して評価

上のデータであり20歳未満に関しては検証されていない．また，末梢血管抵抗については単に脈圧算出だけでなく動脈圧波形の統計学的処理による定量化により評価決定している．

一方，σAPは動脈圧の拍動性の指標であり，この指標を脈圧の代わりに用いている．動脈圧波形を100 Hzでサンプリングし，20秒間ごとに動脈圧の平均値と標準偏差を算出し，1分ごとに更新される係数χとの積をSVとし，これに心拍数(HR)を乗じてCOを求めている[3]．

A-3 LiDCO rapid™の心拍出量測定アルゴリズム

LiDCO™はかつてリチウム希釈法による心拍出量測定によって較正を行っていたが，LiDCOrapid™ではキャリブレーション不要のシステムとなった．

その連続心拍出量測定アルゴリズムは，独自に開発されたPulseCOアルゴリズムに基づいている．元来のリチウム希釈法によるシステムから蓄積した臨床データを基に，キャリブレーションに必要な情報をノモグラムとしてデータベース化して(ノモグラムの詳細は非公開)実測値の入力を不要とした．このアルゴリズムは1拍動ごとにCOを算出して血行動態関連パラメータの連続表示が可能なアルゴリズムであり，以下のように大動脈コンプライアンスを予想して圧変化との積からSVを算出している．

動脈容量(V)を100 Hzで取得された動脈圧(BP)の関数として定義して，動脈容量波形を求める(式3)．

$$V = CF \times 250 \text{ mL} \times (1-e^{(-0.0092BP)}) \cdots\cdots 式3$$

CFは患者個体差を反映するcalibration factor，250 mLはCF＝1と仮定したときの最大充満動脈容量で，8〜89歳の48例の献体から大動脈を採取して血管サイズを計測し，データを集めてこれを基に定義している．$(1-e^{(-0.0092BP)})$は大動脈コンプライアンスに及ぼす圧の影響を指数関数として算出したものである．求められた動脈容量波形からいったんSVを算出し，ノモグラムあるいは実測値を用いたキャリブレーションによって補正して最終的なSVを算出している．しかし，その詳細な計算過程は非公開である．

LiDCOrapid™本体とLiDCOrapid™センサキットによって，SV，1回拍出係数(SVI)，CO，心係数(CI)，体血管抵抗(SVR)，体血管抵抗係数(SVRI)，1回拍出量変動(SVV)，脈圧変動(PPV)，心拍数変動量(HRV)といったパラメータも算出可能である．

Mini Lecture　心機能モニターとしての特徴

循環管理とは末梢組織における酸素の需要供給バランスを至適レベルに維持することである．全身レベルでの酸素供給量を決定するのはCOであり循環管理に有用であるが，需要側の指標として酸素消費量や輸液の指標も必要となる．

一般的に輸液の指標としては中心静脈圧(CVP)，肺動脈楔入圧(PAWP)などの静的な指標と，動的な指標があげられる．動的指標の一つに，1回心拍出量の呼吸性変動(stroke volume variation：SVV)があり，LiDCOrapid™もVigileoモニターも連続的に表示可能である．調節呼吸であることや，心房細動のような不整脈がないことが条件にはなるが，SVVは輸液に対する反応性として13％前後を閾値として評価できる．

また，Vigileoモニターでは中心静脈からオキシメトリーカテーテルにより中心静脈酸素飽和度($S_{cv}O_2$)を連続測定し，酸素消費量が計算できる．　　　　　　　　　　　　　(伊佐田哲朗)

A-4 係数とアルゴリズムの改良

FroTrac™ も LiDCOrapid™ も順次その機能は更新されているが，アルゴリズムに影響し精度を改善する因子は様々存在するため，今後もその改良が予想される．

文 献
1) Linton RA, et al.：Intensive Care Med 2000；26：1507-1511
2) Quick Guide to Cardiopulmonary Care. Edwards Critical Care Education：Edwards Lifesciences. 42-73
3) Funk DJ, et al.：Anesth Analg 2009；108：887-97

〔伊佐田哲朗，重見研司〕

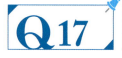

Q17 肺動脈カテーテルの適応は何か？ 最近はなぜその使用が減ってきたのか？

　肺動脈カテーテル（pulmonary artery catheter：PAC）はバルーン付きの右心系カテーテルであり，大静脈，右心房，右心室を介して，肺動脈に留置されて，中心静脈圧，肺動脈圧，肺動脈楔入圧，血液温，心拍出量，混合静脈血酸素飽和などの測定が可能である．

A-1 肺動脈カテーテルの適応と禁忌

　PACの挿入は，左室・右室の機能評価，血行動態のモニターを目的としている．近年は様々な大規模ランダム化比較試験（RCT）によってその予後改善への有用性が問われているが，実際の臨床では重症患者に対して症例を選んで上記のようなPACによるデータを使用しながら治療する．

　高リスクの心疾患患者や非心疾患患者にルーチンにPACを使用する必要はないといわれているが，次のような要因に合わせて必要性を検討するとよい．患者側の要因としては，心機能，肺機能，腎機能の評価のため，また高齢，外傷，熱傷，敗血症，内分泌疾患など血行動態が不安定化するリスクをもった患者の評価の目的に使用できる．手術の要因として，血行動態の大きな変動が予想され大量輸液・輸血が必要となる可能性の高い手術が予定されたとき，使用を検討する．循環器内科領域，心臓外科領域においては，表1のような患者がその適応となる[1-3]．

　一方で，挿入が禁忌と考えられる病態としては，PAC挿入時の不整脈が危険な状態をもたらす症例である．たとえば蘇生困難と考えられる高度の大動脈弁狭窄症，左脚ブロック患者で右脚ブロック誘発により完全房室ブロックに移行しうるもの，梗塞部の脆弱性が予想される急性右室梗塞，右室流出路に心室頻拍の起源があると考えられるものなどがあげられる．

　そのほかに合併症として肺動脈穿孔や心内損傷，血栓塞栓や肺梗塞，結節形成，感染症といったものもあげられる．これらのリスクを上回る利益を得る目的でPACを挿入して，得られたデータを解釈し治療に活かしていくにあたって，使用する医師，看護師の技術・知識においても十分なトレーニングが必要である．

A-2 侵襲に比べて予後改善への寄与が少ない

　PACの使用は1990年代後半から減少してきている．これは現在までにPACが患者の予後を改善するものではないという多くのRCTが発表されていることによるものであろう．

　1996年にConnorsらによって，ICU入室患者におけるPAC使用群と非使用群を比較し，30日死亡率，医療費，ICU滞在期間などPAC使用群に不利な結果を指摘し，その有用性よりもかえって使用は有害となることを発表した．その後も敗血症性ショックと急性呼吸促迫症候群（ARDS）患者，うっ

表1　PACの適応

循環器内科領域
心原性ショック治療中の患者
左心不全と右心不全の不釣り合いな患者
血管作動薬の必要な重症慢性心不全患者
敗血症のような高心拍出量，低体血管抵抗，高右房圧・肺動脈圧の患者
劇症型心筋炎や周産期心筋症のような回復しうる心収縮不全患者
肺高血圧症の血行動態の鑑別診断
移植前の術前診断

心臓外科領域
左室機能不全
右室機能不全
左室拡張不全
急性心室中隔破裂
左心補助装置使用患者

表2 肺動脈カテーテルから得られる情報

	算出方法	基準値
中心静脈圧 central venus pressure：CVP		1〜5 mmHg
右房圧 right atrial pressure：RAP		1〜5 mmHg
右室圧 right ventricular pressure：RVP		15〜30/1〜7 mmHg
肺動脈圧 pulmonary arterial pressure：PAP		15〜30/4〜12 mmHg
肺動脈楔入圧 pulmonary arterial wedge pressure：PAWP		4〜12 mmHg
混合静脈血酸素飽和度 mixed venous oxygen saturation：S$\bar{v}$O2		60〜80%
心拍出量 cardiac output：CO	熱希釈法	
心係数 cardiac inde：CI	CO/BSA	2.4〜4 L/分/m^2
1回拍出量係数 stroke volume index：SVI	CI×HR×1,000	40〜70 mL/回/m^2
体血管抵抗係数 systemic vascular resistance index：SVRI	（MAP−CVP）/CI×80	1,600〜2,000dyne・sec・m^2/cm^5
肺血管抵抗係数 pulmonary vascular resistance index：PVRI	（MPAP−PAWP）/CI×80	200〜400dyne・sec・m^2/cm^5
右室1回仕事量係数 right ventricle stroke work index：RVSWI	0.0136×（MPAP−CVP）×SVI	5〜10 gm・m/回/m^2
左室1回仕事量係数 left ventricle stroke work index：LVSWI	0.0136×（MAP−PAWP）×SVI	45〜75 gm・m/回/m^2
右室駆出率 right ventricular ejection fraction：RVEF	熱希釈法	40〜60%
右室拡張期容量係数 right ventricular end-diastolic volume index：RVEDVI	SVI/RVEF	60〜100 mL/m^2
酸素消費量 oxygen consumption：V$\dot{\text{O}}_2$	1.34×Hb×（SaO$_2$-S$\bar{v}$O$_2$）×CO	約250 mL O$_2$/dL

BSA：体表面積(body surface area)，HR：心拍数(heart rate)，MAP：平均動脈圧(mean arterial pressure)，MPAP：平均肺動脈圧(mean pulmonary arterial pressure)

血性心不全など様々なRCTやメタ解析などが行われたが，いずれもPACを使用することで死亡率の改善や在院日数の短縮はなく，むしろ強心薬や血管拡張薬の使用を増やしたり血腫などの合併症を増やすというものであった．また，ICU入室患者へのPACのルーチン使用は患者予後を改善せず，過剰治療となるといわれた．

手術においては，2003年のSandhamらによる高リスク外科系患者への使用での研究でASA-PSクラスⅢ，Ⅳにおける患者でのRCTを行ったが，院内死亡，1年生存率，ICU滞在日数に差はなかったが，PAC使用群で有意に塞栓症が多かった．2010年のCochrane libraryのPACに関するレビューでも，高リスク手術患者・ICU患者と分けてメタ解析を行っているが，いずれもPAC使用によって死亡率改善は認めなかった．

肺動脈楔入圧や熱希釈法による心拍出量測定に必要な血液温度など，測定パラメータをPACに代わって測定できるわけではないが，前負荷として左室容量や心拍出量，1回心拍出量などを測定できる経食道心エコー法(TEE)の使用頻度増加もその理由の1つと考えられる．また，Q16にあるAPCOのように，低侵襲に心拍出量測定が可能になったこともPAC使用の頻度減少につながっていると考えられる．

文献

1) Chatterjee K, et al.：Circulation 2009；119：147-152
2) Ranucci M, et al.：Crit Care 2006；10(Supple3)：S6
3) Fleisher LA, et al.：Circulation 2009；120：e169-276

（伊佐田哲朗，重見研司）

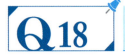BISモニターを使用する意義は何か？ その有用性と問題点は何か？

A-1 BISモニターとBIS値

　BISモニターは現在最も普及している麻酔深度モニターである．専用のセンサーを前頭部に貼付するだけで脳波解析が可能でBIS値が算出される．BIS値算出の詳細なアルゴリズムは公開されていないが，直前約1分間の脳波に対して様々な処理を加え，脳波データベースからBIS値を算出している．このデータベースに含まれる麻酔薬は$GABA_A$受容体に作用する麻酔薬（チオペンタール，イソフルラン，プロポフォール，ミダゾラム）と亜酸化窒素やオピオイドの組み合わせであるが，デスフルランやセボフルランでも応用可能と考えられている．一方，NMDA受容体拮抗薬や$α_2$受容体作動薬は含まれていない．

A-2 BIS値の有用性と問題点

　麻薬性鎮痛薬のみに頼らない多面的鎮痛の重要性が認識され，術中からケタミンやデクスメデトミジンを投与する場合があるが，これらの薬物が併用されている場合はBIS値を参考に投与量を調節することには意味がない[1]．また，小児のデータも含まれていない．一般的に全身麻酔中のBIS値の適正範囲は40～60といわれているが，正確なBIS値算出には十分な鎮痛や筋弛緩状態が必要とされている．静脈麻酔薬には吸入麻酔薬における最小肺胞濃度（MAC）のような指標はなく，また感受性の違いから適切な維持濃度は個人差が大きい．全静脈麻酔（TIVA）ではインフュージョンポンプの誤作動や点滴ライントラブルの有無などをチェックすることに加え，BISモニターを併用することは意図せぬ術中覚醒を回避するために有用であると考えられている．一方，吸入麻酔薬では呼気中麻酔薬濃度を0.7MAC程度に維持することで，BISモニターの使用と比較して術中覚醒の発生に有意差を認めていない．日本麻酔科学会「安全な麻酔のためのモニター指針（2014年7月改訂）」でも「脳波モニターは必要に応じて装着すること」と記載されており，必要性の判断は麻酔科医に委ねられているのが現状である．また，BIS値の適正範囲についても明らかになっていない．深麻酔，つまり低BIS値が予後を悪化させるとする報告がある一方，死亡率には差がないとする報告もあり一定の見解は得られていない（**Q48：triple low**参照）．

　筋弛緩薬を投与された状況での意図せぬ覚醒の頻度は，非筋弛緩状態に比べて有意に高い．手術終了後，筋弛緩の拮抗前あるいは拮抗薬を投与したが筋弛緩からの回復が不十分な状態で麻酔薬濃度が先に低下した場合も，患者は「術中」覚醒と認識することがある．現在，広く用いられている麻酔薬の多くは投与中止後の濃度低下が速やかであるため，投与を中止する前にtrain-of-fourなどで筋弛緩からの十分な回復を客観的に確認する必要がある．

　なお，術中覚醒を生じる時期としては麻酔導入後から手術開始までの間が最も頻度が高く，BISモニターを使用する場合は麻酔導入前から装着することをお勧めする．

　全身麻酔の必須要件は鎮静，鎮痛，筋弛緩など多岐にわたる．麻酔薬の過少あるいは過量投与の弊害を最小限に抑えるための最適なBIS値がいくつであるのか，いまだ明確な指針がない[1]．今後のさらなる検討が必要ではあるが，麻酔薬の至適投与量を決めるうえでBISモニターなどの処理脳波モニターが果たす役割は無視できない．全身麻酔中の患者の無意識を保証することはわれわれ麻酔科医に課せられた大命題であり，今後も努力が必要である．

文　献

1） 木山秀哉．麻酔深度評価と脳波 2015．日本臨床麻酔学会誌 Vol.35 No.4, 492-498, Jul.2015.

参考図書

- 位田みつる．麻酔深度モニター．川口昌彦，他（編），術中神経モニタリングバイブル．羊土社，129-132
- 萩平哲，他．BIS．讃岐美智義（編），周術期モニタリング徹底ガイド．羊土社，150-155

（渡邉洋平，垣花　学）

Chapter 3
麻酔全般

Q19 WHOの手術安全チェックリストとはどのようなものか？

A-1 患者安全への世界的取り組み

　WHOは患者安全を21世紀の医療の最重要課題の1つと考え，世界規模で患者安全の推進活動を続けている．「医療関連感染」に続く2つ目の課題として「手術安全」に取り組み，「WHO安全な手術のためのガイドライン(以下手術安全GL)」[1]を公表した．手術安全GLでは「安全な手術のための10の目標」(表1)が掲げられ，これを具体化したものが「WHO手術安全チェックリスト2009年改訂版(以下手術安全CL)」である．時系列に沿って，①麻酔導入前(サイン・イン)，②執刀前(タイム・アウト)，③手術室退室前(サイン・アウト)，の3段階の確認からなる(図1)．

　これらは航空業界などの高信頼性組織で起きた事故の分析とそこで採用された再発予防策なども参考に，記憶に頼らないチェックリストの有用性を認識して作成されたものである．周術期患者の生命・安全の擁護者である麻酔科医は，これら他業界の実践からも学び，手術安全CLの現場への導入に際しても主導的役割を担うことが望まれる(Mini Lecture)．

　手術安全CLの主旨は以下の2つである．
① 人間の記憶力や注意力には限界があることを前提に，現場で誰もが簡便に実施できるチェックリストを用いて，ネバーイベント*につながるヒューマンエラーを予防する．
　＊：「必ず間違える人」であっても「決して起こしてはならない」と広く認識されている事故．患者取り違え，手術部位間違え，体内異物遺残など
② チーム内のコミュニケーションの促進を通して，予測される困難な問題に対する認識と対応策を共有する．

A-2 手術安全CLの有用性を示すエビデンスが存在する[2]

　チェックリストの導入時には，有用性に関する以下のようなエビデンスを示して関係者の同意を得るように努める．
① 手術安全CLは発展途上国と先進国を含む複数の施設全体で，周術期の重大な合併症率を低下させた．
② 手術安全CLの3段階の全項目を完全実施すると，先進国でも周術期院内死亡率が低下した．

A-3 各段階の狙い

① 麻酔導入前の確認
　・重要な患者情報の確実な伝達．
　・安全な麻酔のために必要な準備の確認．
② 執刀前の確認
　・コミュニケーションの活性化(自己紹介)を通して当事者意識や責任感を高める．
　・現状と予測される問題に関する共通認識を育む．
③ 手術室退室前の確認

表1 WHO 安全な手術のためのガイドライン：10の目標（文献2より）

(1) チームは，正しい患者の正しい部位を手術する．
(2) チームは，患者を疼痛から守りながら，麻酔薬の投与による有害事象を防ぐことがわかっている方法を用いる．
(3) チームは，命にかかわる気道確保困難もしくは呼吸機能喪失を認識し適切に準備する．
(4) チームは，大量出血のリスクを認識し適切に準備する．
(5) チームは，患者が重大なリスクをもっているとわかっているアレルギーや薬物副作用を誘発することを避ける．
(6) チームは，手術部位感染のリスクを最小にすることがわかっている方法を一貫して用いる．
(7) チームは，手術創内に器具やガーゼ（スポンジ）の不注意な遺残を防ぐ．
(8) チームは，すべての手術標本を確保し，きちんと確認する．
(9) チームは，効果的にコミュニケーションを行い，安全な手術実施のために極めて重要な情報をやりとりする．
(10) 病院と公衆衛生システムは，手術許容量，手術件数と転帰の日常的サーベイランスを確立する．

麻酔導入前　サイン・イン
（少なくとも看護師と麻酔科医で）

患者同定，手術部位，術式，手術の同意の確認
☐ あり

手術部位のマーキング
☐ あり
☐ 適応外

麻酔器と薬剤の確認
☐ あり

装着したパルスオキシメータの動作確認
☐ あり

患者にはアレルギーはあるか？
☐ なし
☐ あり

気道確保困難または誤嚥リスクはあるか？
☐ なし
☐ あり，機材と応援・助手の準備済み

500mL（小児では 7mL/kg）以上の出血リスクは？
☐ なし
☐ あり
　2本以上の静脈路／中心静脈と輸液計画

執刀前　タイム・アウト
（看護師，麻酔科医，執刀医で）

☐ 手術に入る全てのチームメンバーの自己紹介と役割の確認

☐ 患者名，手術手技，執刀部位の確認

執刀60分前の抗菌薬の予防的投与は行ったか？
☐ あり
☐ 適応外

予想される重大な事態

外科医へ：
☐ 極めて重要またはいつもと異なる手順があるか？
☐ 手術時間は？
☐ 予想出血量は？

麻酔科医へ：
☐ この患者に特有の問題点は何か？

看護師へ：
☐ 滅菌（インジケータ結果を含む）は完全か？
☐ 準備機材や他に問題はないか？

必要な画像は掲示されているか？
☐ あり
☐ 適応外

手術室退室前　サイン・アウト
（看護師，麻酔科医，執刀医で）

看護師が口頭で確認

☐ 術式名
☐ 使用機材，ガーゼ（スポンジ），針のカウントの完了
☐ 検体のラベル（患者名も含めて声に出して読む）
☐ 対処すべき機器の問題点はあるか

外科医，麻酔科医，看護師へ

☐ この患者の回復や術後管理の問題点は何か？

図1　WHO 手術安全チェックリスト（2009年改訂版）

- 体内異物遺残などのネバーイベントを予防する．
- 術中の総括や術後の注意点を病棟に伝え，術後の継続的な患者ケアを可能にする．

A-4 世界標準の患者安全

2010年の欧州麻酔学会では，手術安全CLへの積極的支持を含む「患者安全のためのヘルシンキ宣言」が採択された．米国では「直ちに採用すべき患者安全のためのトップ戦略」の最初に，「術中術後イベントを回避するための術前および麻酔チェックリスト」があげられている[3]．手術安全CLの活用は患者安全の世界標準であり，わが国でもさらなる普及が望まれる．導入時の軋轢や導入後の形骸化など，新システムには様々な問題が起こりうるが，先行施設の成功例が参考になる[2]．

文献

1) 日本麻酔科学会訳．WHO 安全な手術のためのガイドライン 2009. 2015年5月
   http://www.anesth.or.jp/guide/index.html（2016年1月閲覧）
2) 近江明文，他．臨床麻酔 2014；38：1264-1275
3) Shekelle PG, et al.：Ann Intern Med 2013；158：365-368

（髙田真二）

Mini Lecture　高信頼性組織から学ぶ患者安全

　高信頼性組織とは，失敗が許されないという過酷な条件下で常に活動しながら，事故件数を抑えて高いパフォーマンスをあげている組織を指す．航空業界や日本の公共交通（特に新幹線）はその代表であろう．高信頼性組織には，①業務のリスクとエラーがもたらす結果の重大性を認識し，失敗に対する事前の対策を講じる，②弾力的な仕組みを設けて想定外の事態に遭遇したときの回復力を高める，③最前線の勤務者が直面している現場の問題を重視する，④非難されるおそれがなく，職員が危険や失敗を共有できる安全文化が醸成されている，などの特徴を有する．安全な業務遂行に必要な個々の人間のスキル（ノンテクニカルスキル）の向上のために，シミュレーション訓練などを早くから採用してきたことも特徴である．

　かつて英国で，経験豊富な麻酔科医が全身麻酔導入時のCVCI（cannot ventilate, cannot intubate：換気も挿管も不可能な状態）に遭遇し，周囲からの助言にも適切に対応できずに気管挿管にこだわり，患者が低酸素血症で死亡するという事故があった．この事故の被害者の夫であるMartin Bromiley氏（航空機操縦士）は，医療現場における安全対策の欠如を痛感し，航空業界で活用されてきた人間工学的対策やノンテクニカルスキルの医療現場への普及のために，Clinical Human Factors Groupという非営利団体を設立して活動している．この事故の一連の経過は「Just a routine operation」のタイトルで検索すれば，web上で関連画像を閲覧できる．

　麻酔科医は他科の医師に比べて安全意識は高いが，それでもこの事件が示すように，高信頼性組織による安全への継続的な取り組みから学ぶべきことは多いと思われる．

（髙田真二）

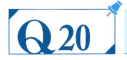全静脈麻酔（TIVA）が適応となるのはどのような手術か？

　本稿における全静脈麻酔（TIVA）は，プロポフォールとレミフェンタニルの持続静脈内投与を想定する．TIVA の適応を考えることは，裏返せば TIVA が適応にならない事例を考察することである．TIVA の絶対禁忌は，使用薬物および含有物に対するアレルギーである．卵黄や大豆アレルギーを有する患者にあえてプロポフォールを投与するのは賢明ではない．レミフェンタニルに対するアレルギーの事例は報告されていないが，フェンタニルが原因と考えられるアナフィラキシーは数例報告されている[1,2]．

A-1 慎重な検討を要する病態

　プロポフォール，レミフェンタニルの禁忌ではなくとも，下記の場合は吸入麻酔による維持と比べて TIVA が絶対的に優れているのか，慎重な検討を要する．

1）肝・腎機能低下

　レミフェンタニルは非特異的エステラーゼ（複数の酵素群）で迅速に分解され，薬理活性をもたないレミフェンタニル酸に変化する．レミフェンタニルの薬物動態は，肝移植適応がある肝不全患者と健常者の間に有意差を認めない[3]．一方，プロポフォール持続投与中止後の血中濃度低下は，組織への移行（再分布）によるところが大きいが，長時間・大量投与では，肝・腎機能低下で代謝や排泄が遅れる可能性を考慮すべきである．

2）病的肥満

　肥満患者への静脈麻酔薬・鎮痛薬投与は，理想体重あるいは除脂肪体重（lean body mass）に基づいて行うことが多いが，それでも極端に実体重が大きいと，時間当たり薬物投与量は相当多量になる．プロポフォールの製剤は脂肪乳剤であるから，多量の脂肪負荷を避けたい場合，あえてTIVA で維持する利点があるとは考えにくい．プロポフォールのシリンジ交換が頻回になるため，急速輸血や循環作動薬投与など他のタスクを行う必要がある場合，実務上 TIVA は作業量の増加につながる．

3）術中，静脈路の確実性を担保できない場合

　高齢者，長期ステロイド投与患者などで末梢静脈が脆弱な場合，輸液や薬物が血管外に漏出する危険性が高い．手術体位などの関係で，静脈確保部位を術中に観察できない場合は特に注意を要する．

4）脳波モニタリングが困難な場合

　すべての患者・術式に適用できる，麻酔薬維持濃度の教科書的な数値は存在しない．揮発性吸入麻酔薬と比べて，プロポフォールは維持濃度の個体差が大きい．英国・アイルランドの大規模調査で TIVA は「全身麻酔中の意図せぬ覚醒（accidental awareness during general anaesthesia：AAGA）」の危険因子とされている[4]．長期間に及ぶ，時には永続する後遺症の原因となりうる AAGA 防止策の 1 つが BIS に代表される脳波モニタリングである．深い筋弛緩を要求される術式では体動や開眼などの浅麻酔徴候が消失するため，脳波モニタリングは必須である．貼付電極が手術の妨げになるなどの理由で脳波をモニターできない場合，原則として TIVA を第一選択の麻酔法にすべきではない．

A-2 TIVA の良い適応とは？

　実質臓器機能が正常で，静脈確保部位の看視が容易で脳波モニタリングを行えるなら，どのような術式に対しても TIVA は施行可能である．TIVA による維持を積極的に考慮すべきケースは次のようなものである．

1）術後悪心・嘔吐（PONV）リスクが高い患者
　若年女性，非喫煙者，乗り物酔いの既往，PONV の既往，腹腔鏡手術，婦人科・眼科・耳鼻咽喉科手術は PONV の危険因子であり，その数が多いほど PONV の発生確率は高まる．TIVA による維持は，吸入麻酔に比べて有意に PONV を減らす．

2）分離肺換気を要する手術
　低酸素性肺血管収縮を抑制しにくいプロポフォールが，血管拡張作用の強い吸入麻酔薬より（理論的には）優れている．しかし現実には高濃度の酸素投与，術中頻回な気管・気管支内吸引を行うことで吸入麻酔による維持でも低酸素血症をきたすことなく，安全に麻酔可能であることが多い．

3）運動誘発電位（MEP）をモニターする手術
　運動野付近の脳腫瘍，脊髄腫瘍の摘出術，脳動脈瘤クリッピング・コイリング（脳血管内治療）など，術中 MEP をモニターする術式が増えている．揮発性麻酔薬は MEP を有意に抑制する．プロポフォールは MEP への影響が比較的軽微であり，これらの術式にはよい適応となる．MEP モニタリングは四肢や顔面の動きを定量的に測定する必要があり，筋弛緩薬は投与不可である．プロポフォールは維持濃度の個体差が大きいため，まったく筋弛緩薬を投与できない状況は難しいが，脳波モニタリングを併用して比較的高めに濃度を保つことで TIVA のよい適応となりうる．

4）吸入麻酔の絶対的禁忌
　患者あるいは家族に悪性高熱症の既往や疑いがある場合，揮発性吸入麻酔薬はトリガーとなるので，全身麻酔が必要であれば TIVA の絶対適応になる．

文　献
1）Cummings KC, 3rd, et al.：Can J Anaesth 2007；54：301-306
2）Belso N, et al.：Br J Anaesth 2011；106：283-284
3）Dershwitz M, et al.：Anesthesiology 1996；84：812-820
4）Pandit JJ, et al.：Br J Anaesth 2014；113：549-559

〈木山秀哉〉

Q21 デスフルランとセボフルランはどのように使い分けるか？

世界に先駆けてわが国で臨床治験が行われたセボフルランは，日本国内で長らく吸入麻酔薬の王座を占めている．諸外国ですでに20年以上の臨床実績をもつデスフルランが使用できるようになって，ようやく日本の麻酔科医にも複数の選択肢が提示された．大多数の麻酔科医が熟知しているセボフルランではなく，あえてデスフルランを選ぶ理由は何だろう？　単に経験や好みといった個人的理由によらない合理的な選択をするには両者の物性や薬理学的相違を認識する必要がある．

A-1 代謝率

セボフルランは約3～5%が代謝されるのに対して，デスフルランの代謝率は0.02%と極めて低い．投与されたデスフルランは，体内でまったく変化せず呼出されると考えてよい．代謝の影響を考慮する必要がないデスフルランは，肝・腎機能が低下している患者においても使用しやすい．

A-2 血液ガス分配係数

血液ガス分配係数は，肺胞と血液間の麻酔薬移行速度に関与し，臨床的には麻酔導入・覚醒の速さの一因となるパラメータである．その値はセボフルランが0.63，デスフルランが0.42である．セボフルラン麻酔からの覚醒は臨床的に十分速やかであるが，デスフルラン投与中止後の濃度低下はセボフルランに比べても有意に速い．

A-3 蒸気圧（沸点）

両者の20℃における飽和蒸気圧はそれぞれ157 mmHg（セボフルラン），684 mmHg（デスフルラン）である．標準沸点が23.5℃と室温に近いデスフルランを投与するためには，他の揮発性麻酔薬用とは異なる特殊な気化器が必要になる．デスフルラン以外の揮発性麻酔薬の気化器は可変型バイパス式であるのに対し，デスフルラン専用気化器は気化室内を39℃に保温して蒸気圧を約2気圧に保つ構造である．デスフルラン気化器を電源と接続するのはこのためである．

A-4 上気道への刺激性

セボフルランは気道刺激性が低く，息こらえ，喉頭痙攣を生じることが少ないため，血管確保が困難な小児や成人の導入に適する．デスフルランはセボフルランより刺激性が高いので，あえて本薬で導入する利点も，添付文書上の適応もない．気管支喘息はデスフルランの投与禁忌ではないが，万一麻酔維持中に最高気道内圧の上昇や狭窄音などから気管支痙攣を疑ったら，気管チューブの位置チェック，気道内吸引，気胸の有無確認を行ったうえで気管支拡張薬を投与する．これらの対処が奏功しない場合，維持麻酔薬をデスフルランからセボフルランまたはプロポフォールに変更すると気管支痙攣の所見が改善することがある．

A-5 最小肺胞濃度（MAC）

成人におけるMACが約6%と高値のデスフルランは，新鮮ガス流量（fresh gas flow：FGF）を少なく保つことで消費量を節約できる．0.5 L/分程度のFGFを安定供給できる麻酔器の普及は，デ

スフルラン麻酔の薬剤コスト軽減に貢献している．

A-6 地球温暖化係数（大気への影響）

両者ともにハロゲンとしてはフッ素原子のみを含むエーテルで，オゾン層破壊作用は有しないが，化学的に安定な物質であるため，医療施設から大気へ放出された後，長期間地球環境に存在する．20年換算地球温暖化係数は二酸化炭素の係数を1として，セボフルランは349，デスフルランは約3,700と非常に大きい[1]．

A-7 実際の使い分け

上記の特徴から，（筆者は）吸入麻酔薬を次のように使い分けている．
・血管確保困難な場合，小児・成人を問わずセボフルラン（時に亜酸化窒素と併用して）吸入による導入を行う．
・肝・腎機能が低下している患者は原則としてデスフルランで維持する．
・肥満患者も同様にデスフルランを第一選択とする．
・長時間手術で維持麻酔薬の使用量を抑えたい場合，デスフルランの低流量麻酔を行う．
・日帰り手術など，迅速な覚醒，上気道防御機能[2]の速やかな回復が求められる場合はデスフルランのよい適応である．

揮発性麻酔薬濃度の自動制御（End-Tidal Control™, GE Healthcare, Helsinki, Finland, Automatic Gas Control™, Maquet, Solna, Sweden）あるいは20分後までの予測（Dräger, Lübeck, Germany）技術の進歩によって，低酸素血症をきたすことなく，安全な低流量麻酔が可能になっている[3]．いずれも各メーカーの上位機種麻酔器にのみ搭載された機能ではあるが，もしこれらの機器を使えるなら，デスフルラン，セボフルランいずれも積極的に低流量麻酔で維持すべきと考える．

文献

1) Ryan SM, et al.：Anesth Analg 2010；111：92-98
2) McKay RE, et al.：Br J Anaesth 2010；104：175-182
3) 木山秀哉：日本臨床麻酔学会誌 2013；33：563-571

（木山秀哉）

Q22 レミフェンタニルの投与量はどの程度が適当か？

レミフェンタニルの至適投与量を考える上で，3つの視点が重要である．

A-1 薬力学と薬物動態学

喉頭展開，皮膚切開などの侵襲によって惹起される交感神経反応を多数の患者において抑制する薬物濃度はいくらか？を考察するのが薬力学である．麻酔導入後，実地上許容可能な時間内にその濃度に到達，維持するにはどのような投与（持続投与 and/or ボーラス投与適宜）が必要かを考えるのが薬物動態学である．レミフェンタニルの体内動態は一般に 3-コンパートメントモデルで説明される（図1）．

中央コンパートメント V_1 から末梢コンパートメント V_3 への移行定数 k_{13} が大きい薬物（例：フェンタニル）の場合，V_1 内濃度を一定値に保つには初期ボーラス投与に加えて時間的に漸減する持続投与を行う必要があり，投与速度から濃度を予測するのは難しい．しかし，レミフェンタニルは薬物動態パラメータの特徴により（表1），ボーラス投与を行わなくても持続投与開始（あるいは投与速度変更）後，20〜30分経過すれば中央コンパートメント V_1（いわゆる血中）濃度はほぼ一定値になる．さらに効果部位濃度の時間変化を規定するパラメータである k_{e0} の値が大きいため，血中と効果部位が濃度平衡に達するまでの時間も短い．レミフェンタニル投与速度 $x(\mu g/kg/min)$ と薬物濃度 $c(ng/mL)$ の関係は次式で表される．

$$c(ng/mL) = x(\mu g/kg/min) \times (20 \sim 25)$$

A-2 薬物相互作用

レミフェンタニルは就眠鎮静薬（プロポフォール，揮発性吸入麻酔薬）と併用される．侵襲に対する反応を抑制するレミフェンタニル濃度は，併用麻酔薬濃度によって大きく異なる．すなわちバランス麻酔において，ある薬物の至適濃度は，同時投与される他の薬物との相互作用を考慮して，濃度の組み合わせとして考えるべきである．臨床で広く用いられる麻酔薬とオピオイド鎮痛薬の相互作用は相乗的であり，それぞれの濃度を座標とする曲線がアイソボログラムである（図2）．通常，侵害刺激に起因する血圧上昇や心拍数増加などの交感神経反応を 50％，90（または95）％の患者で抑制する麻酔薬と鎮痛薬濃度の組み合わせを図示する．定義上，この曲線上にある任意の点で，特定の侵襲に対する反応抑制確率は同等である．つまり純粋に薬力学的な観点

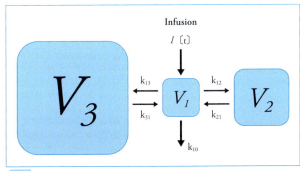

図1 3-コンパートメントモデル

表1 フェンタニルとレミフェンタニルの薬物動態パラメータ

	フェンタニル	レミフェンタニル
V_c [L]	6.82	5.26
k_{10} [min^{-1}]	0.083	0.494
k_{12} [min^{-1}]	0.471	0.339
k_{21} [min^{-1}]	0.102	0.188
k_{13} [min^{-1}]	0.225	0.013
k_{31} [min^{-1}]	0.006	0.010
k_{e0} [min^{-1}]	0.119	0.595

40歳　男性　身長170 cm, 体重65 kg

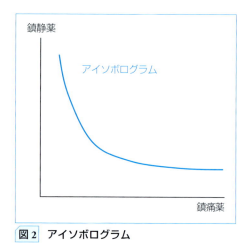

図2　アイソボログラム

からは90ないし95%の患者において，反応を抑制可能なアイソボログラム上で，鎮痛薬と麻酔薬濃度の任意の組み合わせを「至適濃度」として選ぶことができる．しかし，アイソボログラム上のどの点でも麻酔覚醒に要する時間が同じわけではない[1]．

A-3 context-sensitive half-time（CSHT：薬物濃度を一定に維持する持続投与の終了後，濃度が半減するまでの時間）

　残念ながらアイソボログラムを利用した理論的投与方法にも弱点がある．術中の侵害刺激は常に一定ではなく，しかもあらゆる侵襲に関するアイソボログラムが知られているわけではない．よって，特定の濃度組み合わせを選んで，術中全経過を通して一定に維持するのは現実的ではない．では，どのようにレミフェンタニル濃度，ひいては投与量（速度）を決めればよいのか？　そのカギはCSHTである．現行の麻酔薬はどれも投与中止後，速やかに濃度が低下するが，CSHTはレミフェンタニルが群を抜いて短く，しかも持続投与時間に影響されない，実質的にcontext-insensitiveである．併用する麻酔薬とレミフェンタニルのCSHTの長短がそれぞれの至適濃度を左右する．

A-4 全静脈麻酔（TIVA）

　プロポフォールとオピオイドを用いるTIVAにおける覚醒までの時間を検討した研究がある[2]．CSHTがプロポフォールよりも長いフェンタニル，アルフェンタニル，スフェンタニルは，力価が違うので維持濃度も当然異なるが，併用するプロポフォール濃度はいずれもおよそ3〜5 µg/mL（EC_{50}〜EC_{95}）である．一方，プロポフォールに比べてCSHTが有意に短いレミフェンタニルは，4.7〜8.0 ng/mL（EC_{50}〜EC_{95}），プロポフォール濃度を2.5〜2.8 µg/mL（EC_{50}〜EC_{95}）に維持すると最速の覚醒が得られる（図3）．この濃度を維持するのに必要な投与速度は約0.2〜0.4（µg/kg/min）である．

A-5 揮発性麻酔薬との併用

　レミフェンタニルTCI・セボフルランのバランス麻酔で，喉頭展開に対する循環系反応（心拍数・平均血圧が刺激前より10%以上の上昇）を半数の患者において抑制するセボフルラン濃度を調べた研究では，レミフェンタニル濃度0, 5, 10 ng/mLにおけるセボフルラン呼気終末濃度は

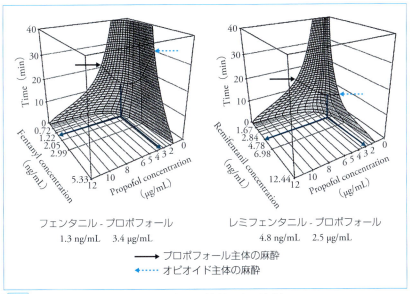

図3 最速の覚醒を得る濃度の組み合わせ（文献2より改変）

それぞれ2.6，0.58，0.38％であった[3]．しかしレミフェンタニルを極端な高値に維持して揮発性麻酔薬濃度を減らしすぎると，術中覚醒の危険が高まる．脳波モニタリング（BISなど）を行って，麻酔薬の過少投与を防ぐことが重要である．

文献

1) Minto CF, et al.：Clin Pharmacol Ther 2008；84：27-38
2) Vuyk J, et al.：Anesthesiology 1997；87：1549-1562
3) Bi SS, et al.：Br J Anaesth 2013；110：729-740

（木山秀哉）

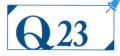 Target controlled infusion(TCI), open TCI とはどのような方法か？

　Target controlled infusion（TCI）とは，薬物動態モデルに基づいてシミュレーションを行い，ポンプに設定した目標濃度を維持するようにコンピュータ制御でシリンジポンプを駆動する薬物投与方法である．TCI 以前では，静脈麻酔薬の投与は体重あるいは時間で換算したボーラスや持続静注で行われてきた．これに対して，TCI は"濃度"を指標として静脈麻酔薬を投与する方法であり，気化器のダイヤルを回して揮発性吸入麻酔薬を投与するイメージに近い（表 1）．

　現在，プロポフォール用の TCI として，Marsh モデル[1]を組み込んだ商用システム（ディプリフューザー®）を搭載するポンプと専用の製剤（ディプリバン®注‒キット）が認可されている．

A-1 TCI を行う理由

　麻酔管理に限らず，薬物投与では薬物の効果，あるいは効果に直結する体内濃度を適正な範囲に管理することが目標である．しかし，体重あるいは時間換算の投与方法では薬物の血中濃度を適正に維持することが難しい．TCI は設定した目標濃度を維持するようにコンピュータが投与速度の調節を行い，濃度を安定に維持することができる．また，効果を増強あるいは減少させる際にもポンプが最適動作をするため，従来の投与方法よりも短い時間で目標とする効果に到達できる．図 1 にディプリフューザー TCI の動作例を示す．

A-2 TCI を使用する麻酔管理

　TCI ポンプが提供する薬物の血中濃度や効果部位濃度は実測値ではなく予測値である．予測の精度は患者間で異なり，また，同じ薬物濃度であっても効果には個人差がある．TCI を含めて，静脈麻酔ではこのような効果の個人差を意識しながら，患者ごとに目標濃度を最適化して投与を行うことがポイントである．

　特に，BIS に代表される脳波モニタリングと麻酔導入時の就眠時効果部位濃度の確認は，TCI における車の両輪である．就眠時効果部位濃度は麻酔維持中の目標濃度の設定に必要な情報であり，また，覚醒のタイミングを図るための参考になる．

A-3 TCI の濃度予測の誤差

　ディプリフューザーの予測精度は中央値で 30% 以下であるが[2]，この数字は臨床使用において許容範囲とされている．誤差に関してもう 1 つ注意すべき点は患者内変動である．心拍出量や肝血流の変動，低体温，人工心肺などにより麻酔中にプロポフォールの薬物動態が変化すると，TCI の予測精度が変動することを理解しておく必要がある．

表1 吸入麻酔と TCI の比較

	吸入麻酔	TCI
投与に使用するデバイス	気化器	シリンジポンプ
鎮静度（濃度）の調節	ダイヤルを回す	ダイヤルを回す
血中濃度のモニター	呼気ガス濃度（実測値）	パネル面の表示（推測値）
効果部位濃度のモニター	－	パネル面の表示（推測値）
体重による投与量の補正	不要	必要

（内田　整編，静脈麻酔 Q&A 99［p17］，羊土社，東京，2015 より一部改変）

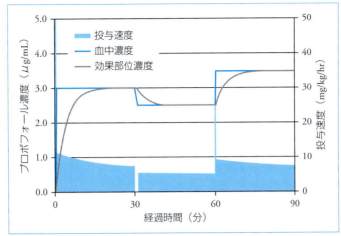

図1 ディプリフューザーによるプロポフォール TCI において，濃度とポンプの動作を示すシミュレーション

この例では，目標血中濃度を30分ごとに，3 μg/mL → 2.5 μg/mL → 3.5 μg/mL に設定した．投与開始時および目標濃度を上げる際にはボーラス投与が行われる．また，目標濃度を下げると一時的に投与速度が0になり，最短時間で目標濃度に到達する．

A-4 Open TCI とは

Open TCI とは，ディプリフューザーのような商用システムを使用しない TCI，すなわち，TCI機能が組み込まれたシリンジポンプとユーザーが調製した薬剤を使用して行う TCI である．Open TCI では商用システムに組み込まれていない薬物（レミフェンタニルなど）や薬物動態モデル，小児を対象とした TCI，さらには効果部位濃度をターゲットとする TCI が可能になるなど，商用 TCI と比較して自由度が高いことが特徴である．

ディプリフューザーでは，シリンジのタグによる製剤認識機構により薬物動態モデルと製剤の整合性を保証している．しかし，open TCI ではモデルの選択と製剤の調整は麻酔科医の責任である．また，プロポフォールの open TCI では複数の薬物動態モデルが選択肢になるため，モデルによるポンプ動作の違いを理解して TCI を行うことが要求される．

文献

1) Marsh B, et al.：Br J Anaesth 1991；67：41-48
2) Schüttler J, et al.：Anaesthesia 1988；43 Suppl：2-7

（内田　整）

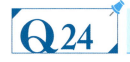

Q24 麻酔薬の幼若脳への有害作用はどのようなものか？

これまで麻酔薬は臨床で使用している濃度や時間の範囲であれば，脳への作用は可逆的であり，安全であると考えられてきた．ところが近年の動物研究の成果が正しいとすると，発達期の脳では必ずしも安全とはいえないかもしれない．幼若期の動物に麻酔薬を用いると，脳に広範なアポトーシスを引き起こし，その後成熟した後に学習能の低下や社会行動の異常を惹起するといわれている．手術を行うために麻酔薬は必要不可欠な薬剤であるが，これを用いることで脳への有害作用があるとすると重大な懸念事項である．動物，ヒトでの研究成果，最後にわれわれがどのような対応をすればよいのかを提案する．

A-1 麻酔薬の神経毒性の研究

麻酔薬の神経毒性に関しては1990年代以降，Olneyらがラットを用いて精力的に研究を行ってきた．1991年にN-メチル-D-アスパラギン酸（NMDA）拮抗薬が神経毒性をもつという論文を発表したのを皮切りに，その後NMDA拮抗薬のケタミンによる神経変性を報告した．さらに，2003年に7日齢ラットにミダゾラム，亜酸化窒素，イソフルランで麻酔を行うと，脳にアポトーシスが起き，成熟後に学習障害が起こることが示された[1]．この論文以降臨床での関心が高まってきたといえる．

マウスでもラットと同様の報告がある．6日齢マウスにセボフルランで麻酔を行うと，アポトーシスが増加し，成熟後に行動異常が認められた．一方，アポトーシスがあっても成熟後に記憶や学習に影響はないという報告もある．

ヒトに近い霊長類のサルに対する研究も行われてきた．ヒトの6月齢に相当する6日齢のサルにイソフルランやケタミン長時間麻酔を行った結果，脳のアポトーシスが増加した．

これらの結果からいえるのは，臨床で用いられている麻酔薬が幼若動物の脳にアポトーシスを増加させ，成熟後の学習障害，行動異常を引き起こすということである．

A-2 麻酔薬の神経毒性のメカニズム

では，どういったメカニズムで起こっているのであろうか．以下の3つの可能性が考えられる．

1）アポトーシス

アポトーシスは積極的に引き起こされるプログラム細胞死で，シナプス形成には必須の過程である．麻酔薬によるアポトーシスの増加は，正常な発達過程であるアポトーシスの時期が早まっただけかもしれない．

2）GABAニューロンへの影響

本来，γ-アミノ酪酸（GABA）は抑制性の神経伝達物質であり，細胞の興奮を抑える働きをしている．しかし，幼若期では細胞内外のCl$^-$濃度が成熟期と異なり，GABAが興奮性に作用するため，幼若期にGABAを増強させる麻酔薬を用いると神経毒性を引き起こす．

3）大脳皮質の臨界期（critical period）

臨界期とは脳の発達期に外部からの刺激により神経回路シナプスの構築が盛んになる時期である．マウスの脳では体性感覚野が生後7日，視覚野が30日，ヒトの場合は体性感覚野が6か月，視覚野が2～3歳，言語野は12歳くらいまでと考えられている．臨界期前にGABAを増強させる麻酔薬を用いると臨界期が早まり，神経回路が未熟な段階で臨界期を迎える．

ただ，ヒトでは発達期に麻酔をされた後に，このようなことが起こるのかは現在のところ明らかになっていない．

A-3 ヒトでの臨床研究

動物実験において幼若脳への麻酔薬の有害作用が示唆されているが，ヒトにおいては観察研究が多い．発達期に麻酔を受けた子供は，その後に学習障害，行動異常が多くなるという報告がある一方，それに否定的な報告もある．ただ，複数回・長時間の麻酔はそのリスクを高めるのではないかと思われる．しかし，原疾患の影響は否定できず，無作為化比較試験が必要である．米国食品医薬品局（FDA）は2009年「乳幼児への麻酔・鎮静薬の長期的影響に関する多施設共同研究プロジェクト」（The Safety of Key Inhaled and Intravenous Drugs in Pediatrics：SAFEKIDS）を発表し，ヒトの前向き無作為化比較試験を行っている[2]．

A-4 どのような麻酔を行えばよいのか？

現在のところ，発達期の麻酔薬曝露と成長後の学習障害，行動異常との関連性は不明である．しかし，いくつかの提案がなされている．①3歳以下の全身麻酔，長時間麻酔をできるだけ避ける，②必要最小限の麻酔薬を使う，③十分な鎮痛のため，レミフェンタニルなどの蓄積性の少ない麻酔薬を使う，④デクスメデトミジンの使用を考慮するなどである．

今現在，ヒトでの幼若脳に対する麻酔薬の影響は不明であるが，その可能性があるということだけは頭に入れて麻酔を行っていく必要がある．

文献

1) Jevtovic-Todorovic V, et al. J Neurosci 2003；23：876-882
2) Durieux M, et al. Anesth Analg 2010；110：1265-1267

（河野達郎）

One Point Advice 「うちの子は麻酔を受けても脳は大丈夫でしょうか？」と聞かれたら

「うちの子は麻酔を受けても脳は大丈夫でしょうか？」と患者の親から質問されたらどう答えればよいか．1つの例を示してみる．

動物を使った研究では幼若の動物に麻酔薬を使うと，成長した後の学習障害などに影響があると言われている．しかし，ヒトの場合は現在のところ証明されていない．だからといって，100％大丈夫だとも言えない．したがって，影響が少ないと考えられている麻酔薬をできるだけ少なく使うようにする．緊急性がない手術であれば，子どもが成長してから手術を行うほうがよいのかもしれないが，それは外科医との相談が必要である．

（河野達郎）

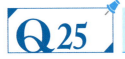

Q25 揮発性吸入麻酔薬の心筋保護作用（プレ，ポストコンディショニング）とはどのようなものか？

　プレコンディショニングとは，心筋虚血再灌流障害が生じる前に揮発性吸入麻酔薬を投与しておくと心筋保護効果を誘発する現象である[1]．ポストコンディショニングとは，心筋虚血後の再灌流直後に揮発性吸入麻酔薬を投与すると心筋保護効果が誘発される現象である[2]．いずれも動物実験で見出された現象であるが，臨床では，心筋虚血虚血再灌流の前だけ，あるいは再灌流の直後のみ揮発性吸入麻酔薬を投与することは現実的でなく，おもに冠動脈バイパス術（CABG）において揮発性吸入麻酔薬で麻酔管理を行うと静脈麻酔薬と比べてアウトカムが向上したとする報告が多い．

A-1 揮発性吸入麻酔薬によるプレコンディショニングの作用機序

　動物の冠動脈を閉塞・再灌流する心筋虚血再灌流モデルを用いて，初めは短時間（5分間）の虚血再灌流を3回繰り返す虚血プレコンディショニングが報告された．また1997年には，イソフルラン1MACを30分間前投与しておくと心筋虚血再灌流後の心筋梗塞サイズが有意に減少することが報告された[1]．虚血プレコンディショニングを臨床で行うことは困難であるが，揮発性吸入麻酔薬によるプレコンディショニングは麻酔科医にとって容易であることから，その作用機序解明の研究が行われた．動物実験では in vivo 個体，摘出心，心筋細胞，心房筋の張力など様々な実験方法や動物種において，揮発性吸入麻酔薬による心筋梗塞サイズ減少，局所心筋短縮率の改善促進，アポトーシス減少，トロポニン逸脱減少など心筋保護効果が報告されている．

　その作用機序は図1に示すように複雑なシグナル伝達を介することが研究されている．揮発性吸入麻酔薬は，Gタンパク結合受容体，PI3K/Akt 経路，eNOS/NO の活性化などの経路を介する．また，ミトコンドリア permeability transition pore（mPTP）の開口抑制など，ミトコンドリアに作用する．揮発性吸入麻酔薬の投与でミトコンドリアから少量の reactive oxygen species（ROS）が産生され，細胞内シグナル伝達経路を活性化し，虚血再灌流障害時に mPTP の開口を抑制する．mPTP 開口はミトコンドリアの破壊，Ca 過負荷，アポトーシスを誘発するチトクローム C の流出で細胞を傷害する．

A-2 揮発性吸入麻酔薬によるポストコンディショニングの作用機序

　2005年に動物実験で揮発性吸入麻酔薬によるポストコンディショニング現象が報告された[2]．ポストコンディショニングの意義は，心筋が虚血にさらされてからも対応可能である点がプレコンディショニングと異なる点である．作用機序は図1に示したプレコンディショニングとおおむね同じであることが知られている．

A-3 臨床における揮発性麻酔薬の心筋保護効果

　臨床試験で揮発性吸入麻酔薬の心筋保護効果の有用性が最も研究されているのは，CABG である．人工心肺を用いた CABG あるいは off-pump CABG で，揮発性吸入麻酔薬を用いた群とプロポフォールなどの静脈麻酔薬を用いた群で，術後のトロポニン値，心イベント発生率，ICU 滞在時間，死亡率などを検討した試験が多い．揮発性吸入麻酔薬は，現在日本で使用可能なデスフルラン，セボフルラン，イソフルランすべてで心筋保護効果を認めている．投与のタイミングは，試験により様々であるが，心筋虚血再灌流の前後で投与しているものが多い．投与濃度は

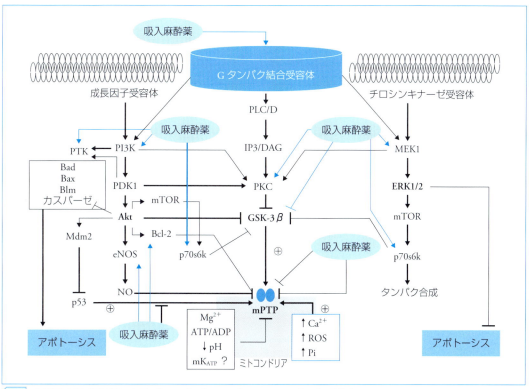

図1 揮発性吸入麻酔薬によるプレ，ポストコンディショニングの作用機序

PI3K：ホスファチジルイノシトール 3 キナーゼ，PDK1：ホスホイノシチド依存性プロテインキナーゼ，Akt：プロテインキナーゼ B，eNOS：内皮型一酸化窒素合成酵素，NO：一酸化窒素，mPTP：ミトコンドリア膜透過性遷移孔，mK_{ATP}：ミトコンドリア ATP 感受性 K^+ チャネル，ROS：活性酸素，PKC：プロテインキナーゼ C，GSK-3β：グリコーゲン合成酵素キナーゼ 3β，MEK1：分裂促進因子活性化タンパク質キナーゼキナーゼ，ERK1/2：細胞外シグナル制御キナーゼ 1/2，mTOR：哺乳類ラパマイシン標的タンパク質

1MAC 前後が多い．動物実験と比較して，臨床では揮発性吸入麻酔薬による心筋保護効果は発揮されにくい．理由として糖尿病，高血糖，高齢では心筋保護効果は発揮されにくいこと，オピオイドにも保護効果があることなどがあげられる．最新のメタ解析では，CABG において揮発性吸入麻酔薬による麻酔は TIVA に比べて有意に死亡率を低下させることを示している[3]．

Mini Lecture　リモートプレコンディショニング

近年，リモートプレコンディショニングという現象が注目されている．虚血プレコンは心筋虚血再灌流の前に冠動脈を短時間に虚血再灌流するもので，強力な心筋保護効果が得られるが，臨床で応用することは極めて困難である．リモートプレコンとは心筋虚血再灌流障害の前に短時間(5 分間)の四肢の駆血と再灌流を数回(3〜5 回)行うと虚血プレコンと同様の心筋保護効果を発揮するという現象である．具体的には人工心肺開始前に整形外科で使用するターニケットや血圧計のマンシェットを用いて 5 分程度，収縮期血圧以上の圧で四肢を駆血して解除(5 分間)を数回行うというものである．リモートプレコンの特徴は，低コストで合併症がほぼないことがあげられる．CABG において小規模の臨床試験の結果がいくつか報告されている．メタ解析も報告されているが，有意な心筋保護効果は得られていない．現在，大規模多施設研究がいくつか登録されているので，数年後にはリモートプレコンの有用性がはっきりするであろう． (田中克哉)

文 献

1) Kersten JR, et al.：Anesthesiology 1997；87：361-370
2) Chiari PC, et al.：Anesthesiology 2005；102：102-109
3) Landoni G, et al.：Br J Anaesth 2013；111：886-896

〔田中克哉〕

Chapter 4
気道確保

Q26 声門上器具の適応と禁忌は何か？

　気道管理で最も大切なことは，いかに酸素化を維持しながら，より安全な気道確保が行えるかである．声門上器具の適応・禁忌を考える際にも，常にこの原則を念頭において欲しい．

　声門上器具は，気管挿管よりも低侵襲であること，声門上器具自体の性能向上，そして困難気道症例での有用性の報告が追い風となって，その適応を拡大してきた．しかし，気道確保の確実性では，声門以下の気道まで確保される気管挿管には及ばない，という事実に変わりはない．

　より安全な気道確保という観点から，気管挿管が絶対適応の場合が声門上器具の禁忌ということになる．換言すれば，気管挿管が絶対適応でない場合はすべて声門上器具の適応になりうる．また，予期しない困難気道など，生命維持のための酸素化が優先される場面においては，いかなる症例も声門上器具の適応となりうる．

A-1 声門上器具の禁忌（気管挿管の絶対適応）

①胃内容逆流・誤嚥のリスクが高い症例[1]
　・声門上器具使用中の誤嚥による死亡例が報告され，問題となっている．
　・胃管が挿入できる第2世代の声門上器具でも誤嚥は起こる．

②高い気道内圧による換気が必要な低肺コンプライアンス症例
　・声門上器具のシール性能は向上しているといわれているが，有効な換気に必要な気道内圧がシール圧を上回る場合には，低換気に陥る．

③声門以下に気道閉塞機序が存在する症例
　・縦隔腫瘍，高度気管軟化症など．
　・分泌物や血液による下気道閉塞で，頻回に気管内吸引が必要な症例．
　・ただし，固定した気管狭窄症例は声門上器具の適応となりうる[2]．

A-2 声門上器具の適応

　気管挿管が絶対適応でない症例はすべて，声門上器具の適応となりうるが，声門上器具が最適な気道確保法といえるかどうかは，施行者の管理能力と個々の症例についてのメリット・デメリットをよく考える必要がある．以下に，声門上器具が特に有効と考えられる適応例をあげる．

1） フェイスマスクの代替デバイスとして

　気管挿管が必要のない，いわゆるフェイスマスク麻酔の適応症例は，声門上器具のよい適応である．麻酔科医の手がフリーになるばかりでなく，麻酔ガスによる手術室環境汚染を減らせるというメリットもある．例：小児鼠径ヘルニア手術

　通常の全身麻酔導入時，酸素化を維持する手段の第一選択はフェイスマスクを用いた換気である．マスクフィット不良（顔面熱傷，顔面奇形）やマスク換気困難（高度肥満，重症睡眠時無呼吸症）症例では，フェイスマスクの代替として声門上器具はよい適応となる．気管挿管までの酸素化維持にのみ使って気管挿管操作時には抜去してもよいし，声門上器具によっては，そのまま気管挿管のための導管としても使用できる（Q27 参照）．

2）気管挿管の代替デバイスとして

　下肢および会陰部などの手術は，術中の呼吸管理への影響が小さいため，声門上器具でも比較的安全に管理できると考えられる．

　気道過敏性の高い症例では，声門上器具の適応が検討されるべきである．

3）鎮静時の上気道確保

　鎮静時の気道管理では，上気道の開通維持が最大のポイントとなるため，声門上器具は適応となる．ただし，鎮静レベルでの声門上器具使用では，特に器具のズレや喉頭痙攣といったトラブルに注意する必要がある．カプノグラムによる換気モニタリングと気管挿管の準備は必須である．金属部品を一切使用していない MRI 検査対応の声門上器具もある．

4）困難気道症例

　声門上器具によって酸素化が維持できれば，以下に示すように多くの気道管理上の選択肢が生まれるため，各国の気道確保／困難気道ガイドラインでも重要な気道確保器具として位置づけられている[3]．

・声門上器具で酸素化を維持しながら麻酔から覚醒させる．
・声門上器具で手術を完遂する．
・声門上器具を導管として気管挿管する（Q27 参照）．
・声門上器具で酸素化を維持しながら外科的気道確保を行う．

5）緊急時の気道確保

　迅速に上気道を確保して酸素化できる可能性の高い声門上器具は，手術室内外，病院内外を問わず，緊急時の気道確保器具として有用である．

6）軟性気管支鏡による気道検査，処置

　特に小児では，声門上器具を用いることで，気管挿管下よりも太い気管支鏡が使えるようになるため，気道異物の摘出などの際には有利である．ただし，気道の炎症が強くて気管支痙攣を起こしやすい症例では，声門上器具での術中の換気は難しく，気管挿管の適応となる．

　ここにあげた適応例以外にも，腹臥位手術や腹腔鏡下手術，（誤嚥のリスクから禁忌とも考えられる）帝王切開手術など，様々な手術麻酔を声門上器具で管理できたという報告が存在するし，わが国でも実際に行われている．しかし，われわれ麻酔科医が忘れてはならないのは，より安全な気道管理を個々の症例で提供し続けるということである．声門上器具による気道確保は，挿入留置のみならず，その後の維持において施行者の管理能力が要求される．少なくとも本稿であげた適応例では使えるように，その正しい使用法を学び，トレーニングしておく必要がある．

文献

1) Cook TM, et al.：Br J Anaesth 2011；106：632-642
2) Isono S, et al.：Anesthesiology 2010；112：970-978
3) 日本麻酔科学会気道管理ガイドライン 2014

（北村祐司，磯野史朗）

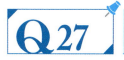

Q27 声門上器具を用いた気管挿管法にはどのようなものがあるか？

　声門上器具は，それ自体で上気道の確保ができるばかりでなく，気管挿管のための導管としても利用することができる．酸素化維持に有利なこの利用法は，各国の困難気道ガイドラインでもオプション手段として採用されている[1]（図 1a, c）．

A-1 すべての声門上器具が気管挿管の導管として利用できるわけではない

　声門上器具で歴史の古い LMA-Classic™ では，開口部柵（喉頭蓋による閉塞を防ぐ構造物）を取り除かないと気管チューブを通すことができなかった．気管挿管を目的とした最初の声門上器具として LMA-Fastrach™ が発売されて以降，複数の声門上器具が気管挿管の導管としての使用を想定したデザインになっているが，対応していないものもあるので注意が必要である．

A-2 気管支鏡併用法が強く推奨される

　声門上器具は喉頭を覆うように位置し，理想的には開口部が声門に向く．このため，盲目的に声門上器具の中に気管チューブを進めても気管挿管できる場合はあるが，その初回成功率はよくても 70% 程度と高くない．気管チューブ通過時に喉頭蓋を持ち上げる機能を備えた LMA-Fastrach™ では盲目法での成功率が高いことからも，喉頭蓋が気管チューブの通過を邪魔することが成功率と関係していることが多い．特に困難気道症例では，盲目法による失敗が粘膜浮腫や出血を招き，いったん声門上器具で確保された上気道さえも失って CICV（cannot intubate, cannot ventilate）に陥りかねない．気管支鏡併用法では気管挿管成功率が 100% に近くなることから，声門上器具を用いた気管挿管は，気管支鏡ガイド下に施行することが強く推奨される[2]．

A-3 声門通過時のポイント

1）喉頭痙攣を避ける

　気管支鏡および気管チューブが声門を通過する際，気道反射が起こると操作が難しくなるし，喉頭痙攣が引き起こされると声門上器具での換気も困難となり低酸素に陥る．気管挿管前の局所麻酔薬噴霧は有効であるが，それ自体が反射を誘発する可能性がある．確実に予防できるのは筋弛緩薬投与である．声門上器具で気道が確保されているのであれば慌てずに，気管挿管前の筋弛緩状態を再確認して欲しい．

2）気管チューブが引っ掛かる

　気管支鏡は声門を通過したが，気管チューブが声門周囲で引っ掛かって進められないことがある．このような場合は，気管チューブを回転させる，気管支鏡で気管チューブ先端を確認しながら一緒に進める，といった対処が有効である．

A-4 気管チューブサイズの問題

　声門上器具を通過できる気管チューブのサイズには制限がある．このため症例によっては，声門上器具を用いた気管挿管の後に声門上器具のみを抜去し，さらに適切なサイズや種類の気管チューブへの入れ替えが必要となる．しかし，気管チューブを残した状態での声門上器具抜去には，気管チューブ逸脱のリスクを伴うため，細心の注意が必要である．以下にいくつかの方法・対処法を紹介する．

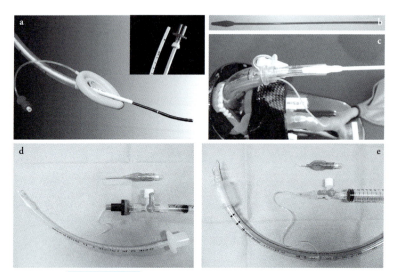

図1 声門上器具の使用例　口絵カラー1参照

a：Aintree™気管挿管用カテーテル．b，c：声門上器具を用いた気管挿管後のイメージ．air-Q抜去用スタイレット(b)と使用例(c)．d，e：カフ空気注入部の自作例．硬膜外カテーテル用コネクタの利用(d)，留置針外筒の利用(e)

①抜去用スタイレットを利用する（air-Q™で別売りされている）（図1b）．
②チューブエクスチェンジャーの利用
・声門上器具と一緒に気管チューブが抜けてしまった場合でも，エクスチェンジャーをガイドに再挿管できる．
・Aintree™は内腔に気管支鏡を通すことのできるチューブエクスチェンジャーであり，確実に気管内にAintree™が留置されていることを確認したうえで気管チューブの挿入操作が行える（図1a）．LMA-Supreme™のように気管チューブを通すことのできない声門上器具であっても，気管支鏡/Aintree™を組み合わせることによって気管挿管が可能になる場合もある[3,4]．
③気管チューブをつなぎ合わせて延長する
④気管チューブのパイロットバルーンが声門上器具を通過できない場合
・まずはカフなしチューブを挿管し，声門上器具抜去後にカフ付きチューブに入れ替える．
・気管チューブの入れ替えをしたくない場合，パイロットバルーンを切断し，声門上器具抜去後にカフ空気注入部を作成する（図1d，e）．

A-5 気管挿管後の声門上器具抜去は必ずしも必要ない

　気管チューブのサイズ，体位，手術部位といった条件が許せば，気管挿管後に声門上器具を抜去する必要はない．この場合，気管チューブは声門上器具にテープ固定することになる．また，気管チューブでの換気中は声門上器具のカフは虚脱させるかカフ圧を適正内にコントロールすることを忘れない．

文献

1) 日本麻酔科学会気道管理ガイドライン 2014
2) Timmermann A：Anaesthesia 2011；66 Suppl 2：45-56
3) Wong DT, et al.：Can J Anaesth 2012；59：704-715
4) van Zundert TC, et al.：Acta Anaesthesiol Scand 2013；57：77-81

（北村祐司，磯野史朗）

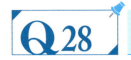 困難気道への対応アルゴリズムはどのようなものか？

A-1 日本麻酔科学会気道管理ガイドライン2014について

　困難気道とは，気道管理が困難な状況であり，全身麻酔導入時だけでなく，全身麻酔維持，覚醒・抜管時にも生じうる危機的状況であるが，一般的には全身麻酔導入時のことを指す場合が多い．全身麻酔導入時の困難気道には，喉頭鏡を用いての気管挿管困難(5%)，マスク換気困難(5.8%)，などがあるが，特に気管挿管困難とマスク換気困難が同時に発生する場合(0.4%)やマスク換気不能の場合(0.14%)には，重篤な低酸素血症など危機的状況になりうる．気道管理困難な症例に遭遇しても，あらかじめ決められたとおりのアルゴリズムに従って対応することで，危機的状況を回避できる可能性が増すことになる．2014年，日本麻酔科学会は，麻酔を受けるすべての患者において，酸素化を維持しつつ安全に導入時気道確保を行うことを目指し，図1に

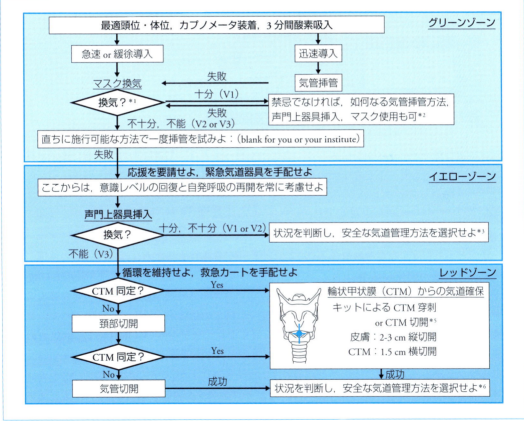

図1 麻酔導入時の日本麻酔科学会(JSA)気道管理アルゴリズム(JSA-AMA)（日本語版）　口絵カラー2参照

CTM（cricothyroid membrane）：輪状甲状膜

*1：図5に列挙された方法を使ってマスク換気を改善するよう試みる（本書では本文参照）．　*2：同一施行者による操作あるいは同一器具を用いた操作を，特に直視型喉頭鏡またはビデオ喉頭鏡で3回以上繰り返すことは避けるべきである．迅速導入においては誤嚥リスクを考慮する．　*3：(1)意識と自発呼吸を回復させる，(2)ファイバースコープの援助あるいはなしで声門上器具を通しての挿管，(3)声門上器具のサイズやタイプの変更，(4)外科的気道確保，(5)その他の適切な方法　などの戦略が考えられる．　*4：大口径の静脈留置針による穿刺や緊急ジェット換気は避けるべきである．　*5：より小口径の気管チューブを挿入する．　*6：(1)意識と自発呼吸を回復させる，(2)気管切開，及び(3)気管挿管を試みる　などの戦略が考えられる．

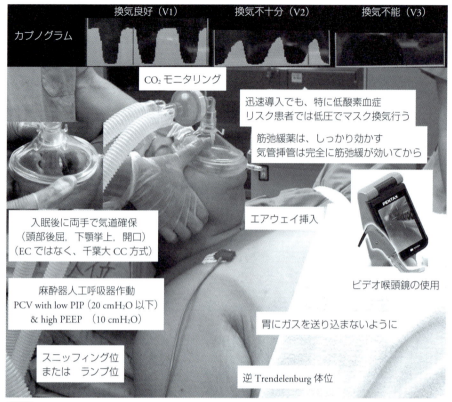

図2 グリーンゾーンに留まるための戦略　口絵カラー3参照

示す気道管理ガイドラインを公表した．このアルゴリズムは，気道管理の危険度によって信号機のように色分けされ，上から下への単純な一方通行の流れとなっている．

A-2 グリーンゾーン：予定どおりに安全な気道管理（図2）

1）導入前の準備

予定どおりの安全な全身麻酔導入（グリーンゾーン）を遂行するためには，導入前の準備が重要である．通常，頭位はスニッフィング位（肥満患者はランプ位），体位は逆Trendelenburg体位が，気道確保や酸素化維持には有用である．マスクを密着させて100％酸素を3分間吸入すると肺内のガスを純酸素に置換することができ，完全に酸素の供給が途絶えても，肥満のない健康な成人であれば約8分間は，SpO_2 90％以下の低酸素血症には至らない．BMI 35 kg/m^2 以上の肥満患者であっても，この時間は約2.5分まで確保可能である．

カプノグラムにより導入中の換気状態をモニターすることで，マスク換気良好（V1：カプノグラム波形第3相あり），マスク換気不十分（V2：カプノグラム波形第2相のみ），マスク換気不能（V3：カプノグラム波形なし）など換気状態を直ちに客観的に判断可能となる．

2）全身麻酔導入方法と筋弛緩薬の使用方法

通常，全身麻酔導入による意識消失に伴い，咽頭気道は閉塞し，声門は拡大する．麻酔科医は閉塞した咽頭気道を気道確保で開通させ，マスクによる陽圧人工呼吸で換気と酸素化を維持する．導入時の最大の目標は，肺胞内に酸素ガスを充満させ酸素化（PaO_2）を維持することであり，換気（$PaCO_2$）の正常化ではない．筋弛緩薬投与により，導入時の自発呼吸停止は一時的に不可逆

的となるが，短時間作用性のスキサメトニウムの使用やロクロニウムに対するスガマデクス16 mg/kg投与などにより，一定時間内での回復は可能である．筋弛緩薬は，気道閉塞やマスク換気を悪化させるわけではなく，むしろ気管挿管などの気道確保手技を容易にするので，JSA気道管理ガイドラインでは，導入時の筋弛緩薬使用を推奨している．

高用量レミフェンタニルを導入時に使用した場合は，体幹筋の筋硬直や声門閉鎖などによりマスク換気不能となる場合もあり，この場合は直ちに筋弛緩薬投与が推奨される．

3）両手マスク換気による酸素化維持とビデオ喉頭鏡の使用

如何なる全身麻酔導入方法であっても，導入中の酸素化維持はマスク換気によって達成される．気管挿管が困難であってもマスク換気が良好(V1)であれば患者の安全性は確保できるので，麻酔科医は，安全が保障される範囲内で様々な気管挿管方法，あるいは他の気道確保の方法を試みることができる．

アルゴリズムでは，気管挿管が困難な場合（予想される場合），ビデオ喉頭鏡の使用を推奨している．喉頭展開を繰り返すことで，当初容易であったマスク換気が次第に困難となり，危機的状況になるシナリオは繰り返し報告されている．本アルゴリズムでは，同一手技者の同一気管挿管行為は2回までと制限している．気管挿管に失敗した場合は，速やかにマスク換気に戻り，カプノグラムでマスク換気難易度を判断しなければならない．マスク換気は，様々なテクニックあるいは補助器具によって改善させることが可能である．特に，麻酔器の人工呼吸器を用いて両手気道確保することが推奨されている．従圧式人工呼吸モードであれば，上限圧制限による胃内へのガス送気予防，PEEPによる気道維持も可能である．

A-3 グリーンゾーンからイエローゾーン，レッドゾーンへ

気管挿管が不能で，如何なる改善策を講じてもマスク換気が不良(V2またはV3)となった場合，アルゴリズムでは，たとえSpO_2が高値を維持できていてもイエローゾーンへの移動が指示される．他の麻酔科医の援助を求めると同時に，成功率の高い声門上器具挿入によって酸素化を維持する．麻酔覚醒，筋弛緩の回復（スガマデクス16 mg/kg）は，これ以降のあらゆる段階で有効となる可能性が高い．声門上器具を挿入してもカプノグラム波形を認めない(V3)場合には，酸素化が維持されていてもレッドゾーンへの移動が指示される．レッドゾーンでの外科的気道確保の方法は，Q32で詳述されている．

文献

1) Japanese Society of Anesthesiologists：J Anesth 2014；28：482-493（日本語訳は，日本麻酔科学会ホームページ上に公表）
2) Sato Y, et al.：J Anesth 2013；27：152-156

（磯野史朗）

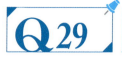 小児でカフ付き気管チューブを用いることの有用性と問題点は何か？

A-1 小児（8歳以下）においてカフなし気管チューブの使用が推奨されてきたのはなぜか？

1951年のEckenhoffらの報告[1]以降，円筒形で最狭部が声門部であるという成人の喉頭に対して，小児（特に8歳以下）の喉頭は声門部を最広部とする漏斗状で，最狭部が輪状軟骨部であるという概念が普及した．成人の喉頭の形状への移行前の8〜10歳以下の小児では，気管壁の血流障害による声門下輪状軟骨部狭窄などの合併症を避けるため，カフなし気管チューブを選択し，20 cmH$_2$O程度の気道内圧でリークの有無を確認すべきであるといわれてきた．

A-2 小児の喉頭の解剖学的特徴に関する最近の知見は？

2003年，自然気道・自発呼吸が温存された2か月〜13歳の小児の喉頭MRI検査の結果，成人同様，小児の喉頭は円筒形であり，最狭部は声門部であることが示された[2]．また，2009年には，筋弛緩下に6か月〜13歳の小児に対して，内視鏡による気道の観察・計測の結果，同様の結果が示された[3]．また，この研究において，喉頭の横断面は前後に長い楕円形をしていることも観察された．この前後に長い楕円形の気道に対して，カフなし気管チューブを挿入すると前後の部分には余裕があるものの，横の部分で輪状軟骨部を圧迫している可能性がある（図1a）．ワンサイズ細いカフ付き気管チューブを挿入した場合，カフ圧を調整することにより，必要以上の気道壁の圧迫を回避することが可能であろう，と考えられるようになった[4]（図1b）．

A-3 カフなし気管チューブに対するカフ付き気管チューブの利点と欠点（表1）

カフ付きチューブの利点として，①気管チューブ交換の必要性の低下，②吸入麻酔薬による手術室汚染の減少，③新鮮ガス流量の減少による吸入麻酔薬の使用量低減とコスト削減，④カプノグラフ，呼気吸入麻酔薬濃度の測定の精度の向上，⑤人工呼吸器上の換気量や吸気圧などのモニタリングの精度の向上，⑥人工呼吸器での補助換気の有効性の向上，⑦不顕性誤嚥（microaspiration）

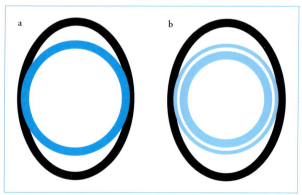

図1 楕円形の輪状軟骨の横断面とカフなし気管チューブ(a)，カフ付き気管チューブ(b)との関係
a：カフなし気管チューブの場合，リークがある場合でも，横の部分で輪状軟骨を圧迫している可能性がある．b：細いカフ付き気管チューブの場合，カフ圧を調整することにより圧迫を回避できうる可能性がある．

表1 カフなし気管チューブに対するカフ付き気管チューブの臨床アウトカムの比較

	カフ付き	カフなし
チューブ交換の必要性	<	
吸入麻酔薬による手術室の汚染	<	
新鮮ガスの消費量	<	
抜管後の喘鳴症状	有意差なし	
抜管後のアドレナリン吸入の必要性	有意差なし	
抜管後の再挿管率	有意差なし	
カプノグラフの信頼性	>	
肺コンプライアンス低下症例に対する換気効率	>	
人工呼吸管理におけるグラフィックモニタや補助換気様式の有効性	>	
カフの位置に対する注意	必要	不必要
カフ圧のモニタリング	必要	不必要

のリスクの低減の可能性，があげられる．

その一方，カフ付き気管チューブの欠点・使用時の注意点として，①内径の細いチューブの使用，②カフの上端が声門や輪状軟骨部に掛からないようなカフ位置の調整，③カフ圧のモニタリングが必要な点（後述），④製品間での規格の統一がなされておらずカフ位置や depth marking が不適切なものがある点[5]，があげられる．

A-4 カフなし気管チューブと比較して，カフ付き気管チューブのほうが合併症の発生率が高いか？

適切なサイズのチューブの選択（後述），カフが膨らんでいない状況での気道内圧 20 cmH$_2$O 以下でのリークの存在，適切なカフ圧（20 cmH$_2$O 以下）の管理の下では，カフなし気管チューブと比較して，小児でのカフ付き気管チューブの使用例のほうが合併症（抜管後の喘鳴，抜管後のアドレナリン吸入の必要性，再挿管率）が多いという研究結果はいまのところ認めていない[6-8]．

ただし，適切なサイズの選択と，適切なカフ圧の管理は重要である．日帰り手術症例の抜管後咽頭痛を臨床アウトカムとした前向き観察研究において，カフ付き気管チューブのカフ圧の高さと，カフなし気管チューブの使用が，それぞれ術後の咽頭痛の予測因子として関連が認められており[9]，カフ圧の定期的なモニタリングが重要である．

A-5 小児用カフ付き気管チューブ「マイクロカフ（Microcuff™）」とは何か？

1930 年に登場した初の気管チューブはゴム製のカフなし気管チューブに始まり，1950 年代にポリ塩化ビニル（PVC）製の気管チューブの登場，1970 年代の high volume, low pressure カフ付きチューブの開発と変遷し，2000 年代に入りポリウレタン素材の極薄カフが登場した．このマイクロカフ気管チューブの特徴は，①マーフィー孔がない，②その結果としてカフの位置がよりチューブ先端にある，③ポリウレタン素材の極薄カフ（厚さ 10 μm）は低圧で高容量に円柱状に膨らみ，気道のシール効果が高い，④カフの位置や depth marking が小児の解剖学的特徴に基づいて設計されている，ことがあげられる（図2）．

ただし，カフの位置については年齢による差異はあるものの，頸部屈曲位ではチューブが 10 mm 以上深くなり，一方で頸部進展位では浅くなるため，マイクロカフとはいえ，カフが声

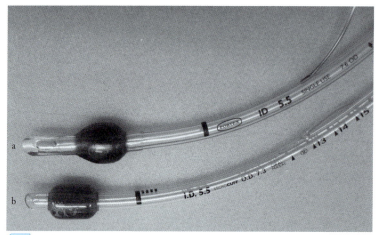

図2 従来型のPVC製カフ付き気管チューブ(a)とマイクロカフ気管チューブ(b) 口絵カラー4参照
マイクロカフ気管チューブにはマーフィー孔がなく，カフおよびdepth markingがより先端に位置し，カフも円柱状である（ともに内径5.0 mmの挿管チューブ．カフは，色調をつけた水で膨らませてある）．

門下に届く可能性はあり，注意が必要である[10]．また，カフ圧に影響する因子として頭部の位置，体温，麻酔深度，筋弛緩薬の有無があげられている．特に，児の頸部を動かした際には，その後カフ圧が上昇する可能性も指摘されており，カフ圧をチェックする必要がある[11]．

このマイクロカフ気管チューブは，2015年よりわが国でも認可されている．マイクロカフ気管チューブには従来型のPVC製のカフ付き気管チューブに比して小児の使用に際して理論的な利点が多い．しかし，従来型のPVC製のカフ付き気管チューブとカフなし気管チューブの比較検討した研究において，PVC製のカフ付き気管チューブでも合併症が多くはないことが示唆されている[6,7]．今後，マイクロカフ気管チューブの導入のコスト増加に見合うだけの臨床アウトカムが報告されることが期待される．

A-6 カフ付き気管チューブのサイズの選択は？

カフなし気管チューブのサイズの選択法の代表的なものとしては，

Coleの公式：内径 [mm] ＝（年齢 [歳] /4）＋4

があげられるが，カフ付き気管チューブに関しては，

Khineの公式：内径 [mm] ＝（年齢 [歳] /4）＋3

または，

Motoyamaの公式：内径 [mm] ＝（年齢 [歳] /4）＋3.5

が使用されている．

文献

1) Eckenhoff JE：Anesthesiology 1951；12：401-410
2) Litman RS, et al.：Anesthesiology 2003；98：41-45
3) Dalal PG, et al.：Anesth Analg 2009；108：1475-1479
4) Motoyama EK：Anesth Analg 2009；108：1379-1381
5) Weiss M, et al.：Br J Anaesth 2004；92：78-88
6) Khine HH, et al.：Anesthesiology 1997；86：627-631
7) Newth CJ, et al.：J Pediatr 2004；144：333-337
8) Weiss M, et al.：Br J Anaesth 2009；103：867-873
9) Calder A, et al.：Paediatr Anaesth 2012；22：239-243
10) Weiss M, et al.：Br J Anaesth 2006；97：695-700
11) Kako H, et al.：Paediatr Anaesth 2014；24：316-321

〈小原崇一郎〉

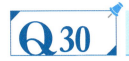
カフにはどれだけの空気を注入したらよいか？ 適切なカフ内圧はどのくらいか？

全身麻酔中あるいは心肺蘇生中など意識のない人で気道確保をする場合，フェイスマスク，気管挿管，あるいはラリンジアルマスクなどの声門上器具が用いられる．これらの多くの器具はカフ構造を有し，適切な空気量で膨らませる必要がある．

A-1 カフ圧調整の必要性

フェイスマスクはカフがすでに膨らまされていることが多いが，再使用時にカフ量が減少していることがある．その場合，マスクを顔に密着させることが困難となる．気管挿管の場合，カフ内の空気を完全に抜いた状態でチューブを気管に挿入し，挿入後には適切量の空気をカフ内に注入する必要がある．カフ量が少なすぎると陽圧換気中にチューブ周囲から換気ガスが漏れたり，誤嚥する率が上がったりする．一方，カフを膨らませすぎると，カフが気管の粘膜，血管，神経を圧迫し，術後の喉の痛みや嗄声，声帯麻痺，そして気管粘膜の壊死を誘発する危険性がある．

ラリンジアルマスクに代表される声門上器具の場合も，カフ内の空気を抜いて挿入し，挿入後には適切量の空気をカフ内に注入する必要がある．カフ量が増えるほど周辺組織に加わる圧は上昇し，術後咽頭痛などが増加することが確認されている．またラリンジアルマスクの場合，カフが過剰に膨らまされるとマスクが周囲組織を伸展させ，隙間ができてしまうため，マスク周囲からの換気ガス漏れが逆に増えてしまう[1]．さらにカフが過剰に膨らまされると，マスクが下咽頭から抜けやすくなり，食道開口部を伸展して胃内へのガスの流入を増やす危険性も増加する．

A-2 カフ内圧調節法

1) フェイスマスク

カフ量が減少している場合，注射器を用いて空気をカフに注入する．適切量の目安は，マスクが顔に隙間なくあてることができ，なおかつ"快適"な膨らみがよいとされている．

2) 気管チューブ

気管チューブの多くは高容量・低圧カフが付いている．これらのカフの場合，次のような法則がある．

・カフ内圧＝カフが組織に加える圧

そして陽圧換気時には，次の式が成立する．

・最高気道内圧＝カフ内圧＝カフが組織に加える圧

気管チューブのカフにより，気管内壁の毛細血管血流が低下するほどの圧（約 30 cmH$_2$O［22 mmHg］）が加わらないようにすべきである．具体的には，陽圧換気時に換気ガスが漏れない最小限の量でカフを膨らませるのがよい．この時点の組織に加わる圧は，最高気道内圧と一致するはずである．たとえば最高気道内圧が 20 cmH$_2$O で換気をした場合，組織に加わる圧も理論的には 20 cmH$_2$O になり，毛細血管血流に影響を及ぼす危険性は低いことになる．

3) 声門上器具

声門上器具の場合，カフ内圧と組織に加わる圧は同じにならない．またマスクが小さすぎたり，位置が正しくないと，カフを膨らませても組織との隙間が埋まらないため，組織圧と気道内圧も一致しない．

最高気道内圧 ≠ カフ内圧 ≠ カフが組織に加える圧

製造元の示す「最大」注入量（たとえばラリンジアルマスクの場合，サイズ 3 で 20 mL，サイズ 4 では 30 mL）をカフに注入し，ガス漏れがあればさらにカフを膨らませている場合がみられるが，これは適切ではない．最大注入量はほぼ常に過剰で，周辺組織に加わる圧が毛細血管圧を超え，術後咽頭痛が増加することが判明している．

ラリンジアルマスクの場合，器具周囲からの換気ガスの漏れを防止できるのは，最大カフ注入量の 1/2 〜 2/3 量である[1]．そのため，サイズ 3，4，5 を使用する場合，まずは 15 mL 程度の空気でカフを膨らませ，ガス漏れがない場合，最小限の空気量にまで脱気する．反対にマスク周囲からガス漏れがあれば，5 mL 程度の空気を追加注入し，ガスが漏れ続けるようであれば，1 サイズ大きなものに入れ替え，同じ操作を繰り返す．

カフ圧計がある場合，カフ内圧が約 60 cm H_2O になるまで空気を注入するとよいといわれている[1]．上式のとおり，カフ内圧が約 60 cm H_2O であっても，組織に加わる圧と一致せず，そのときの咽頭部の毛細血管圧を超えないことが確認されている[1]．

注意すべきこととして，60 cm H_2O はマスク周囲からのカフ漏れが発生しない最小量に調節したときの圧の平均値のため，すべての症例でこの内圧に調節すべきなのではない．各症例で，器具周囲からの換気ガス漏れがない最小量の空気でカフを膨らませるべきである．

A-3 麻酔中のカフ圧モニター

全身麻酔に亜酸化窒素を用いていると，気管チューブあるいは声門上器具のカフ内にガスが透過し，カフ内圧が上昇してくる．そのため，時々カフ内圧を確かめ，カフ内圧が過剰に上昇してきた場合，カフ内の空気を少し抜き取る必要がある．

文献

1) 浅井 隆．これでわかった！図説ラリンジアルマスク．克誠堂出版，2009 年

（浅井　隆）

Q31 ビデオ喉頭鏡はどのように使うのがよいか？

　マッキントッシュ喉頭鏡は1940年代から70年以上も気管挿管器具として使用頻度1位の座を保っており，その有用性に疑いはない．しかし，しばしば喉頭展開が十分にできず，気管挿管が困難となる．近年，ビデオ喉頭鏡の有用性が確認され，様々な機種が販売されている．本稿ではビデオ喉頭鏡の役割について述べる．

A-1 ビデオ喉頭鏡とは何か？

　「ビデオ喉頭鏡」という用語はある意味ニックネームで，じつは確かな定義はない．一般的にはマッキントッシュ喉頭鏡のように直視下に声門を確認するのではなく，モニター画面上で間接的に声門を確認しながら気管挿管をするための喉頭鏡のことを呼んでいる．狭義では液晶画面が組み込まれた器具およびビデオモニターに接続できる器具のことを呼ぶが，広義ではカメラを接続することにより，画像を得ることが可能な器具もこの範疇に入る．

A-2 ビデオ喉頭鏡の役割

　ビデオ喉頭鏡をどのように使うかは，マッキントッシュ喉頭鏡などの従来からの喉頭鏡に対する利点と，限界点を考慮したうえで決めるべきである．

1）ビデオ喉頭鏡の利点

　ビデオ喉頭鏡は従来の喉頭鏡に比べて，様々な利点がある．

■よりよい声門視野が得られる

　ビデオ喉頭鏡の「視点」はブレードの先端近くにあるため，声門の至近距離の口腔内から視野を得られる．そのため，口腔外から肉眼で見る従来のマッキントッシュ喉頭鏡に比し，声門をより高率に確認できる．

■声門を画像上で確認できる

　声門と気管チューブをビデオ画像として確認できるため，複数名で正しく気管挿管がされたことを確認できる．また，複数の研修医や学生などに，気管挿管の一連の様子を示すことが可能である．さらに，喉頭展開が困難なときの頸部圧迫や，誤嚥を防ぐための輪状軟骨圧迫を加えている人は圧の程度や方向を調節するのは困難であったが，ビデオ喉頭鏡の使用により，頸部に圧を加える人も声門をビデオ上で確認しながら，より適切な圧を加えることが可能である．

■侵襲がより小さい

　ビデオ喉頭鏡を用いた場合，マッキントッシュ喉頭鏡に比べ，循環系や頸髄への負担が小さいのが一般的である．

■気管挿管の様子を記録できる

　近年，手術の進行をビデオで記録する傾向にあるが，ビデオ喉頭鏡により気管挿管の様子を記録することが可能である．これにより，気管挿管が適切であったかの確認や，挿管困難であった場合の研究資料として保存することが可能になる．

2）ビデオ喉頭鏡の欠点

　ビデオ喉頭鏡にもいくつかの欠点，限界点がある．

■高額である

　ビデオ喉頭鏡本体はマッキントッシュ喉頭鏡に比べ高額で，ブレードもシングルユースのた

め，維持費も高額となる．

■視野が不明瞭になる

口腔内に吐物，分泌物，出血などがあれば，適切な吸引をしなければ明瞭な視野が得られない．また，口腔内の湿気だけでも内視鏡先端が曇って，声門の確認および気管挿管が困難となりうる．

■声門が見えても気管挿管が困難なことがある

ブレードに角度がついている器具では，声門が確認できても，気管チューブの先端位置を調節しにくいことがある．そのため，器具によっては，しばしばスタイレットの使用が必要となる．

■マッキントッシュ喉頭鏡の使用が不得手になる

従来のマッキントッシュ型ブレードを用いた気管挿管の機会が減るため，それによる喉頭展開が不得手になる危険性がある．

3）どの事象で使用すべきか

ビデオ喉頭鏡はマッキントッシュ喉頭鏡に比べて，様々な利点があるため，理論的にはおもにビデオ喉頭鏡を使用すべきことになる．しかし，ビデオ喉頭鏡は本体および消耗品部が比較的高いことと，十分に普及していないため，すべての症例で使用するには限界がある．そのため，次の事象でおもに使用するのがよいであろう．

■挿管困難時

マッキントッシュ喉頭鏡で喉頭展開が困難であると，喉頭鏡に無理な力を加えて歯を損傷させたり，血圧・脳圧・眼圧を過度に上昇させたりする危険性が高くなる．また，挿管操作を繰り返すと，フェイスマスク換気が不可能になる場合がある．マッキントッシュ喉頭鏡で気管挿管が不可能であった症例でビデオ喉頭鏡により円滑に挿管ができた，という報告が多くなされている[1]．そのため，ビデオ喉頭鏡は挿管困難が予測，あるいは発覚したときに有用となる．

■気管挿管の確認が困難な場合

病棟で緊急の気管挿管が必要な場合，不慣れな医師にとって，ビデオ喉頭鏡がマッキントッシュ喉頭鏡に比べより有用な可能性が高い．正しく気管チューブが挿入されたことは，呼気二酸化炭素濃度波形の出現が唯一の確実な確認法であるが，病棟や院外ではカプノメータが普及しておらず，また二酸化炭素産生の減少により，波形が出ないことがある．そのような事象では，ビデオ喉頭鏡のモニター上で，複数名によりチューブが声門を通過しているのを確認するのがよいであろう．

文献

1) Asai T, et al. Anesthesiology 2009；110：898-904

（浅井　隆）

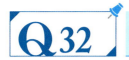

外科的気道確保の適応，方法はどのようなものか？

麻酔導入時の気道の管理の失敗は，麻酔管理が原因の心停止・死亡の主要な原因の1つである．そのなかでも，換気も気管挿管も不能な「cannot ventilate - cannot intubate；CVCI」は，多くの麻酔科医にとって悪夢であろう．麻酔導入時の「日本麻酔科学会気道確保アルゴリズム」では，この状況をレッドゾーンと位置づけ，輪状甲状膜からの早急な気道確保を想定している[1]．

A-1 外科的気道確保法の種類

輪状甲状膜を介した外科的気道確保法には外科的切開法と経皮的方法があり，緊急性や手技の習熟度，前頸部の状態などによって選択する．輪状甲状膜を経皮的に穿刺する方法は，迅速かつ手技が比較的容易であり，すべての麻酔科医が習得しておくべき手技である．

1）外科的気道確保法に必要な条件

緊急時の外科的気道確保に必要な条件として，①換気が十分に行えること，②手技の合併症が少ないこと，③術後の気道に後遺障害がないこと，④手技が単純で容易であることなどがある．換気を十分に行うためには，より太い内径を有するカニューレが有利である．麻酔薬や筋弛緩薬の影響により自発呼吸が期待できない状況では，陽圧換気を行うためにカフ付きのカニューレが必要である．挿入時にガイドワイヤーを利用するSeldinger法は，カニューレ留置時の合併症が少ないが，ガイドワイヤーを用いない直接穿刺法のほうが迅速に留置できる．術後の喉頭機能などに後遺障害を避けるためには，より小さい皮膚切開やより細いカニューレが有利である[2]．

2）輪状甲状膜穿刺の実際

表1に，現在国内で利用できる経皮的輪状甲状膜穿刺キットをまとめた．大きく，ガイドワイヤー使用の有無，カフの有無により分類できる．

緊急時の迅速性を求めるキットには，トラヘルパー®およびQuickTrach®がある．このうち，トラヘルパー®は人工呼吸器に接続可能な15 mmのスリップジョイントおよびカフをもたず，挿入後の陽圧換気は想定していない．QuickTrach®ⅠおよびⅡは，いずれも直接穿刺により迅速な留置が可能である．このうちQuickTrach®Ⅱはカフを有しているので，挿入後の陽圧換気が容易であること，穿刺部位からの出血が気道下部に流入することを阻止できるなどの利点を有する（2016年3月現在，本邦未発売）．

表1 緊急用外科的気道確保キット（輪状甲状間膜穿刺キット）

商品名	トラヘルパー	Melker緊急用輪状甲状膜切開カテーテルセット	Mini-Trach II Standard kit	Mini-Trach II Seldinger kit	QuickTrach I	QuickTrach II
メーカー	トップ	Cook Medical	Smith Medical	Smith Medical	Smith Medical VBM Medizintechnik	Smith Medical VBM Medizintechnik
内径(mm)	8Fr，10Fr	3.5，4，6	4	4	4，2，1.5(注)	4
留置法	直接穿刺	Seldinger法	皮膚切開イントロデューサ	Seldinger法	直接穿刺	直接穿刺
カフ	なし	なし	なし	なし	なし	あり
スリップジョイント対応	不可	可	可	可	可	可

注）国内未発売のキット，サイズをふくむ．

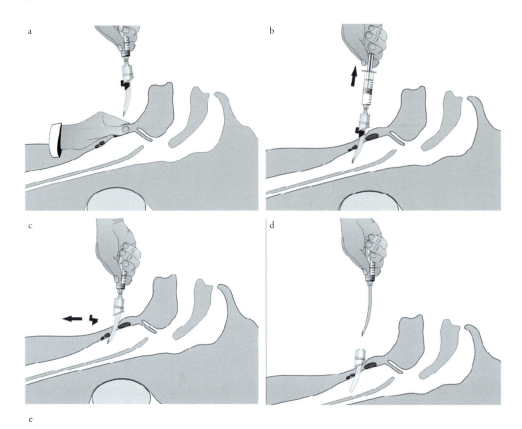

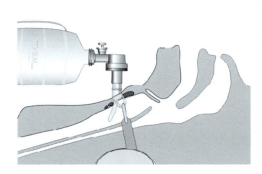

図1 QuickTrach® の使い方
a：甲状軟骨と輪状軟骨を正しく同定し，頸部正面から気管の正中を把持する．皮下組織と輪状甲状間膜をずらさぬよう，QuickTrach®は皮膚にほぼ垂直に刺入する．後頸部に枕を入れて頸部を伸展させると，解剖学的位置関係がわかりやすい．b：シリンジに陰圧をかけ，空気の逆流から針先が気管内にあることを確認する．c：深穿刺防止用のストッパをはずし，キットをやや寝かせながら気管内にカニューレを進める．d：穿刺用金属針（内筒）を抜去し，カニューレをさらに進める．e：呼吸回路に接続し，換気を試みる．
（スミスメディカル・ジャパンより許可を得て改変・掲載）

　輪状甲状膜穿刺は，頸部表皮から気管までの距離が最短であることや神経や血管が比較的少なく[3]，手技が容易である．QuickTrach®の直接穿刺には皮膚の切開が不要であるが，頸部の皮膚を気管とともにしっかりと把持して穿刺する（図1）．

文献

1) Japanese Society of Anesthesiologists：J Anesth 2014；28：482-493
   日本麻酔科学会のサイト（日本語版）（http://www.anesth.or.jp/guide/index.html）（2016年1月閲覧）
2) 森　正和：麻酔科医に必要な外科的気道確保法．日臨麻会誌 2008；28：85-92
3) 堀口正治，他：気管切開の際に留意すべき腕頭動脈と総頸動脈の走行．臨床解剖研究会記録 2001；2：14-15

（石川岳彦）

Chapter 5
区域麻酔

Q33 脊髄くも膜下麻酔(脊麻)や硬膜外麻酔の禁忌にはどのようなものがあるか？

絶対的禁忌と相対的禁忌に分けられるが，相対的禁忌においては特に各症例においてリスクと利益を十分に検討することが大切である．

A-1 絶対的禁忌 [1, 2)

1) 薬剤アレルギー

使用する薬剤にアレルギーの既往がある場合は行わない．アナフィラキシーショックを起こす1型アレルギーは頻度が低く，アミド型よりエステル型に多い．局所麻酔薬そのものに対するアレルギーではなく含まれる防腐剤によることもある．アレルギーの既往のなかには，歯科治療で使用される局所麻酔薬に含まれるアドレナリンによる頻脈などがふくまれていることがあり，局所麻酔薬のアレルギーではないことがあるので注意深く病歴を聞く．

2) 感　染

穿刺部位に感染が認められる場合は行わない．褥瘡がある場合は見た目の皮膚だけでなく皮下にも広がっていることがあるので注意が必要である．敗血症や菌血症などの全身性の感染においては相対的禁忌であり，行わないほうがよい．しかし菌血症では，多くの場合抗菌薬が投与されていることとフルストマックなどで脊麻施行に利点がある場合は実施されている．また，そのことが髄膜炎や膿瘍の原因になるということを言及しているものはない．

3) 頭蓋内圧亢進

脳腫瘍など頭蓋内占拠性病変で脳圧が高い場合は，くも膜下穿刺は脳幹ヘルニアを生じるため行うことは危険である．また硬膜外麻酔施行時も偶発的くも膜穿刺を起こす可能性があることや，硬膜外腔への薬液の投与がさらなる頭蓋内圧上昇に関与することがあるので禁忌である．

4) 脊麻や硬膜外麻酔を希望しない患者

協力が得られない場合も禁忌となる．脊麻や硬膜外麻酔に利点がある場合は十分な説明を行い，それでも協力を得られない場合はリスクについて説明し経緯をカルテに記載する．

A-2 相対的禁忌

1) 神経系

①脊髄における変性疾患や脱髄疾患は相対的禁忌となる．もともと神経に障害があるところに，本来なら障害を起こさない程度の障害(局所麻酔薬の曝露など)にさらされることにより，不顕性であった神経障害が顕正化する(ダブルクラッシュシンドローム)という考えがある．しかし，脊麻や硬膜外麻酔においてその証拠はない．多発性硬化症は局所麻酔薬に対し感受性が高いといわれ禁忌と考えられることが多いが，若い女性に多くみられるため妊娠との関係についての報告がある．その報告では，分娩時に脊麻や硬膜外麻酔は安全に施行できると述べられている[3)．

②潜在性二分脊椎では低位脊髄円錐と脊柱管の変形が問題となる．正常では脊髄円錐の98%はL2で終わるが，低位脊髄円錐はそれより下位となるため脊麻により脊髄損傷となる可能性が

ある．したがって脳脊髄液の流出がない場合は局所麻酔薬を注入してはならない．また脊柱管が背部に嚢状に突出していることがあるため，脊麻で高比重の局所麻酔薬を使用した場合は，薬がたまり神経障害を起こす可能性があるので等比重を使用する．さらに，嚢に局所麻酔薬がたまり広がりが十分とならないことがある．腰部における潜在性二分脊椎は仙骨の奇形と同様にまれではなく，腹部X線写真などで確認しておく必要がある．したがって二分脊椎の特徴である仙骨の軟部腫瘤，皮膚陥凹と多毛を見たときには低位脊髄円錐を疑う必要がある．

③脊椎の術後においては，特に神経学的合併症が増加するわけではないが，硬膜外腔の薬剤の広がりが予想できないことやくも膜穿刺が難しいことがある．また，脊椎手術が行なわれていない場合と比べて術後の神経障害や体位による背部痛などの発生度には差はないが，脊麻や硬膜外麻酔による脊椎疾患の悪化と患者が思うこともあるので十分説明する．

④脊椎管狭窄症では，脊麻も硬膜外麻酔も脊髄圧を上昇させるため症状が悪化することがある．硬膜外麻酔では脊髄横断症状を起こすこともある．したがって，硬膜外麻酔でテスト量を投与する際に異常な痛みを訴えた場合は直ちに投与を中止する．脳脊髄液はくも膜下腔において絶えず対流しているが，脊柱管狭窄があると対流が滞り脳脊髄液が変化し，くも膜穿刺時に逆流してくる脳脊髄液の色や性状が異なることがある．

2）大循環器系

■大循環血液量の減少

出血性ショックなどの循環血液量の減少は相対的禁忌としてあげられることが多いが，十分に循環血液量を補えるのであれば禁忌ではない．しかし，交感神経系の緊張により循環状態が代償性に保たれていることがあるので，脊麻や硬膜外施行で安易な交感神経系ブロックを行うと，直ちに急激なショックとなるので十分注意が必要である．

■大動脈弁狭窄

大動脈弁狭窄症においては，体循環の血管抵抗が低下することで冠動脈の血流量が減少する．それによって起こる心停止は，回復が非常に困難なことが知られている．動脈硬化による石灰化した大動脈弁狭窄は高齢者にみられることが多い．手術や合併症のため，全身麻酔より脊麻や硬膜外麻酔が適応となる場合には，急激な末梢血管抵抗の低下を避ける必要がある．そのためには，α刺激作用の昇圧薬を準備し，持続硬膜外麻酔や場合によっては持続脊麻を考慮し少量ずつ局所麻酔薬を投与する．

3）呼吸器系

高位脊麻や胸部の硬膜外麻酔では肋間筋のブロックにより換気が抑制されることがある．しかし，横隔神経が完全にブロックされることはなく，多くの場合は問題とならず禁忌とはならない．気管支平滑筋にはβ受容体はあるが交感神経系支配は受けておらず，喘息患者に対して硬膜外麻酔は禁忌とならない．しかし，副腎髄質への交感神経系ブロックによる血中カテコラミン低下は，気管支平滑筋の収縮に影響がある．したがって，喘息患者においては全身麻酔を避けて脊麻や硬膜外麻酔を行うことがあるが，高位脊麻や硬膜外麻酔により喘息発作が誘発されることがある．

4）血液系

出血傾向がある場合は治療を行ってから脊麻や硬膜外麻酔を行う．区域麻酔を行うための血小板数や凝固検査値の基準は様々であるが，国際的に有名なのは米国局所麻酔科学会のものである．日本人にそのままあてはめることは必ずしも適当ではなく，日本独自の基準が望まれている．血小板数は10万/μL以上，PT-INR 1.5以下が一般的である．しかし，筆者はPT-INRは1.3

以下を基準としている．ただし，1.5以下で血小板数が5万/μL以上あれば，リスクと利益を考慮して施行することがある．また，一般に脊麻針は硬膜外麻酔針より細いのでリスクはより少ないと考えている．歯磨き時の出血や皮下出血などの臨床的出血傾向を詳しく聴取することは大切である．

　抗血小板薬や抗凝固薬の休薬は，休薬リスクを確認して必要十分な休薬を行う．米国局所麻酔学会の基準では，抗血小板薬1剤または未分化ヘパリンは休薬なしで区域麻酔を行ってもよいことになっている．日本において基準はないが原則休薬している．

文献

1) Brull R, et al. Spinal, Epidural, and Caudal Anesthesia. In：Miller RD, et al(eds), Miller's Anesthesia. 8th ed, Elsevier, Philadelphia, 2014；1691-1693
2) 横山和子．脊椎麻酔の禁忌．横山和子(編)，脊椎麻酔．第2版，診断と治療社，2000；13-14
3) Ferrero S, et al.：Eur J Obstet Gynecol Reprod Biol 2004；115：3-9

（近江禎子）

One Point Advice　脊髄幹麻酔の禁忌について

　日常診療では脊髄幹麻酔を施行するか否かを考慮しなければならない場合については以下のように考えている．いずれにしても，施行する場合は利点と欠点の十分な考慮と術前の神経学的検索，インフォームドコンセントが必要と考える．

抗凝固薬：小手術では抗凝固薬服用を中止しないで手術となった場合や，急な手術で休薬時間が不足している手術では，原則として全身麻酔で問題ない場合脊髄幹麻酔は行わない．しかし，脊髄幹麻酔を行うほうが利点のある場合は抗血小板薬一剤や未分化ヘパリン投与の場合は施行する．脊麻でできる場合では硬膜外麻酔は施行しない．

敗血症：敗血症が進行してDICとなりそうな急性腹症，たとえば下部消化管穿孔などでは硬膜外麻酔は行わない．

脳の疾患：治療済みの脳動脈瘤や脳動静脈奇形，V-Pシャント，陳急性脳梗塞では施行してもよいと考えている．安定したてんかんは問題ないが局所麻酔薬中毒との鑑別に気をつける．

進行性の神経疾患：術後に症状が増悪した場合に原因の鑑別が難しくなるので行わないほうがよいと考えるが，利点がある場合はリスクをお話しして施行することも考える．多発性硬化症では局所麻酔薬により増悪すると考えられているので，行う場合は濃度の薄い局所麻酔薬を使用する．

脊椎の術後：施行しても問題ないと考えるが，術後の増悪の鑑別診断が難しく，穿刺そのものが難しい．さらに，局所麻酔薬の広がりの推測が難しい．

脊椎の疾患：椎間板ヘルニアや脊椎管狭窄症においては禁忌と考えないが，術中体位によって悪化することもあるなど十分説明を行う．また脊椎管狭窄症では脊髄幹麻酔時の局所麻酔の投与による圧の上昇が脊髄の虚血を惹起することがあるので，少量をゆっくり投与する．

糖尿病：糖尿病による神経障害は末梢神経障害なので行ってもよいが，鑑別が難しくなることがある．

（近江禎子）

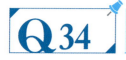 硬膜外麻酔は術後肺合併症を減少させるか？

　術後肺合併症は患者の生命を脅かす危険があるほか，入院期間や人工呼吸期間を延長させることがあるため，予防に努めることが重要である．ただし，術後肺合併症には明確な定義がなく，肺炎だけを取り上げている報告もあれば，無気肺や呼吸不全を含むものもあることと，肺炎や無気肺の診断基準も報告によって異なることには注意が必要である．

A-1 術後肺合併症の要因

　肺合併症が発生する要因には，①麻酔や手術によって横隔膜の機能が抑制されること，②呼吸に関連する筋肉と神経が障害を受けて呼吸運動や反射が低下すること，③手術侵襲や輸液によって手術直後は肺内水分量が増加すること，④創部の痛みによって呼吸運動が不十分になることなどがあり，これらが複合的に影響して無気肺，低酸素血症，肺炎が生じる．特に，安静時の呼吸運動でも創部の安静が保てず，痛みが生じる胸部や上腹部に切開創のある手術（以下，上腹部手術）では術後の鎮痛が不十分であると，安静時の呼吸は小さく浅くなる．これは，無気肺の予防や機能的残気量を増加させるために重要な深呼吸や術後早期の離床や喀痰を排出するための咳，上気道の分泌物をクリアするための咳を困難とし，術後に無気肺，低酸素血症，肺感染症が起こりやすい状態を招くことがある．

A-2 術後肺合併症予防における硬膜外鎮痛

　周術期を通じた術後肺合併症の予防策のポイントには，術前から呼吸訓練や口腔内衛生の改善を促し，喫煙者には禁煙を強く勧め，術後は肺のリクルートメントを促す呼吸を行い，早期に離床し，必要な患者には呼吸リハビリテーションを施すことなどがある．そして，胸部や上腹部手術後にこの一連の予防を可能にするには，創部の鎮痛が肝要となる．

　胸部や上腹部手術後の痛みに，硬膜外鎮痛が有効なことは日常の診療で実感できることである．メタ解析や大規模な臨床研究でも，局所麻酔±オピオイドによる硬膜外鎮痛が，オピオイドの全身投与より鎮痛効果が高いこと，特に体動時の効果が高いことが明らかにされている[1]．これは，体動時に創部に新たに加わる侵害刺激が，末梢神経から脊髄レベルに伝導・伝達されるのを局所麻酔薬が遮断しているために得られるものである．体動時の高い鎮痛効果は，上述した痛みによって十分な呼吸や呼吸リハビリテーションができないことへの解決策となる．そして，硬膜外鎮痛が術後肺合併症を低下させることは，これまでにメタ解析や大規模な臨床研究で繰り返し示されている．最近報告された，全身麻酔下に行われた胸部，腹部手術をおもに対象としたメタ解析（125試験，n＝9,044，硬膜外群 4,525例）では，硬膜外鎮痛が呼吸関連合併症のなかで肺炎（10.0% vs. 5.9%），呼吸抑制（3.3% vs. 1.8%），無気肺（16.0% vs. 11.4%）の頻度を有意に低下させることが示されている[2]．また，開腹手術を対象とした大規模ランダム化試験では，硬膜外鎮痛が呼吸不全（術後人工呼吸管理，再挿管，大気下で $PaO_2 \leq 50$ mmHg または $PaCO_2 \geq 50$ mmHg）の頻度を有意に低下せせること（30.2% vs. 23.3%）が示されている[1]．

A-3 硬膜外鎮痛の効果

　一方，最近の周術期医療における変化が，この結論に影響を及ぼす可能性があることにも注意を払う必要がある．術後体力回復増強プログラムを適用した開腹手術において，硬膜外鎮痛とモ

ルヒネによる IV-PCA±持続創部浸潤麻酔を比較した7つのランダム化試験(n=378)のメタ解析では, 硬膜外鎮痛の有無は術後肺合併症の頻度に影響を及ぼさないことが報告されている[3].

このような, 術後早期の体力回復プログラムの導入や持続創部浸潤麻酔, 末梢神経ブロックの応用など, 近年周術期ケアの進歩が目覚ましい. これらによる手術の低侵襲化, 短時間作用性の麻酔薬の登場などが, 術後肺合併症の頻度自体を低下させていると考えられ, このことが, 硬膜外鎮痛の有無が術後肺合併症の頻度に及ぼす影響を小さくしていると考えられる.

結論として,「硬膜外鎮痛が術後肺合併症の頻度を低下させる」ことは事実であり, 胸部手術や上腹部手術を受ける患者, 特に呼吸器合併症のリスクを有する患者や術後肺合併症のリスクが高いと判断される患者に硬膜外鎮痛を第一選択とすることは, 現状では正しい選択といえる. しかし, 手術の低侵襲化, 術後体力回復強化プログラムの適用, 末梢神経ブロックや持続創部浸潤麻酔の普及により, この現時点での結論が今後変化しうることは念頭におく必要がある.

文献

1) Rigg JRA, et al.：Lancet 2002；359：1276-1282
2) Pöpping DM, et al.：Ann Surg 2014；259：1056-1067
3) Hughes MJ, et al.：JAMA Surg 2014；149：1224-1230

（井上荘一郎）

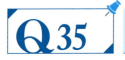超音波ガイド下神経ブロックを成功させるコツは何か？

A-1 解剖が役立つ

1）局所解剖の理解
　針を穿刺する部位における神経，筋，血管，臓器の位置関係（局所解剖）を把握することは，神経ブロックを成功させるだけではなく，合併症を予防するためにも重要である．解剖学図譜と見比べながら，自分の体にプローブを当てて超音波局所解剖を理解するとよい．局所解剖が理解できたら，熟練者の指導を受けながら神経ブロックを開始してよい．

2）神経解剖の理解．
　上下肢の神経ブロックでは超音波画像だけでなく，神経刺激も併用する．筋がどの末梢神経支配で，どの神経根由来か，その筋が刺激されたらどのような筋収縮が観られるかを理解するとよい．神経刺激による筋収縮を観察することで，目的とする神経に針を当てているかがわかる．また，神経解剖の知識は，神経ブロック後の神経合併症が生じた場合の神経学的診断にも役立つ．

3）解剖死体による臨床医学実習に参加する
　海外では解剖死体を用いた臨床医学実習が行われていたが，日本ではこれまで実施できなかった．近年，医療安全への社会的関心が高まり，解剖死体による手術手技研修に必要性が認識され，日本各地の大学で解剖死体を用いた臨床医学実習が始まっている．Thiel法という新しい解剖死体固定法で固定された解剖死体は，生体とほぼ同じ質感を維持するため，こうした手術手技実習に使われている．染料による超音波ガイド下神経ブロックを実施し，その広がりを解剖で確認する．こうした実習に参加することで，技術や知識を向上させることができる．

A-2 針の描出方法を知る

　超音波ガイド下神経ブロックでは針を描出できなければ，安全性は担保されない．平行法と交差法という穿刺法がある．平行法は針全体を描出し，交差法は点として針を描出する．交差法は針先を見失いやすいので，平行法のほうがより安全な穿刺法といえる．

1）平行法
①超音波ビーム上に刺入点がなければならない．
　平行法で針全体が描出されるということは，針全体が超音波ビーム面上に乗っていることを意味する．このときの針と超音波ビームの位置関係は，数学でいえば「平面上にある直線」となる．つまり，刺入点が超音波ビーム上になければ，針が超音波ビームに交差することがあっても，絶対に針全体が超音波ビームに乗ることはない．超音波ビーム上にある刺入点を見極めることが大切である．プローブには製作過程でできた接合ラインがその反射波の情報で超音波ビームの位置を知る指標として使用できる（図1）．

②針にできるだけ垂直になるように超音波を当てる
　超音波診断装置は超音波を目標物に当て，その反射波で画像を構築する．反射波の量が多ければ多いほど，鮮明な画像を得ることができる．針に超音波ができるだけ垂直に近い角度で当たるように工夫すると，鮮明に針が描出される．

1）目標物は刺入点から遠ざける
　リニアプローブを使用する場合，目標物を刺入点から遠ざけた位置に置くと，皮膚に対する針

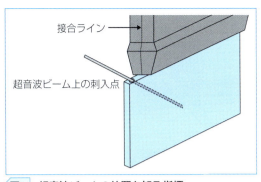

図1 超音波ビームの位置を知る指標

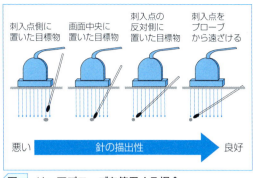

図2 リニアプローブを使用する場合

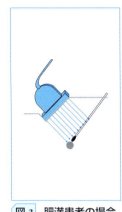

図3 肥満患者の場合

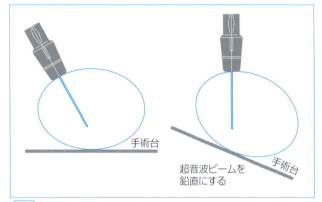

図4 超音波ビームが自分の鉛直ラインと重なるようにする

の刺入角度が小さくなるため，反射波が増える．さらには，刺入点をプローブから遠ざけると，さらに刺入角度が小さくなり反射波が増え，針が鮮明に描出される（図2）．

2）超音波ビームの角度を変える

肥満患者の場合，プローブの片方の端にだけ力を加えることで針に垂直に超音波が当たるようにビームの角度を変えることができる（図3）．この動作を"Rock"という．

3）超音波ビームはできるだけ鉛直にする

Pecs II block，Serratus plane block では，患者が仰臥位のままだと，プローブが傾いた状況になる．超音波ビームが斜めになり，針全体を超音波ビームに乗せることが難しくなる．こうした場合は，手術台を回転させ，超音波ビームが自分の鉛直ラインと重なるようにするとよい（図4）．腕神経叢ブロック鎖骨上アプローチも仰臥位のまま実施すると，超音波ビームは斜めになる．この場合，仰臥位から半側臥位にすると，針の描出性が向上する．

4）ニードルガイドを使用する

平行法の技術がまだ十分に身についていない場合には，ニードルガイドを使用するとよい．

2) 交差法

交差法は以下に述べる2つの方法がある．交差法では画面の中央で針先を描出していかないと，針先を見失うことがあるので注意する．

①二等辺三角形をつくる方法

皮膚から目標物までの距離を計り，その距離だけプローブから離れた位置を刺入点とする．初

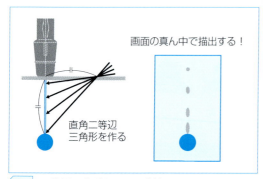

図5 二等辺三角形をつくる方法

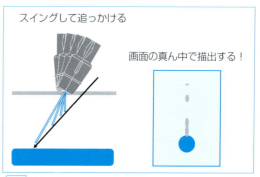

図6 針の刺入角度を変えずに，プローブで針先を追う方法

めは皮膚に平行に穿刺し，針先が超音波ビームに乗ると，白い点として針先が描出される．針先が描出されたら，針を引き抜き，針の角度をやや大きくして再度刺入する．針先が再度，先ほどより深い位置で白い点で描出される．これを繰り返して，針の角度がちょうど45度になったときに，針先が目標物に達する（図5）．

②針の刺入角度を変えずに，プローブで針先を追う方法

針の刺入角度はそのままにして，プローブを傾けながら，針先を追っていく方法（図6）．

交差法では上記2つの方法を組み合わせる．初めは直角二等辺三角形をつくる方法で目標物まで針先を近づけ，いよいよ目標物の近くまできたら，針の刺入角度を変えずにプローブを傾けることで針先を追っていきながら，針先を目標物に当てる．

文　献

1) Chin KJ, et al.：Reg Anesth Pain Med 2008；33：532-544
2) Halaszynski TM, et al.：Reg Anesth Pain Med 2009；34：527-528
3) Marhofer P, et al.：Br J Anaesth 2005；94：7-17

（柴田康之）

Q36 局所麻酔薬中毒の治療はどうすべきか，lipid emulsion therapy とは何か？

A-1 局所麻酔薬中毒とは

　局所麻酔薬は，血中濃度が上がってくると神経伝導や伝達を遮断することにより中枢神経，心臓，神経筋接合部など全身臓器の機能を障害する．特に，中枢神経毒性と心毒性を局所麻酔薬中毒といい，局所麻酔薬の最も重篤な副作用である（図1）．局所麻酔薬の血中濃度は，投与量，投与速度，注入部位，局所麻酔薬の血管作動性，血管収縮薬の添加の有無，局所麻酔薬の生体内変化および排泄などの要素で決まる．臨床的には，局所麻酔薬を血管内に直接注入することで急速に血中濃度が上昇し発症するパターンと，局所麻酔薬の過量投与により血管内吸収が代謝排泄を上まわり，ゆっくりと血中濃度が上昇し遅発性に発症するパターンがある．

A-2 局所麻酔薬中毒の治療

　血中濃度に応じて，一般的には中枢神経毒性が先に出現する．ただし，いきなり心毒性が出現する場合もある．ここで一番，知っておいて欲しいことは「全身痙攣（中枢毒性）の治療が心停止（心毒性）を防止する．」ということである．全身痙攣による低酸素血症，高二酸化炭素症，アシドーシスは急速に心毒性を進行させるからである．

1）初期症状がみられたら

　局所麻酔薬の注入途中で，見当識障害，耳鳴り，金属味などの初期症状が認められたら，直ちに注入を止め，局所麻酔薬中毒が発症したことを宣言し，応援を呼ぶ．マスクによる酸素投与を開始し，話しかけて中枢神経症状の進行を把握する．自発呼吸が不十分な場合は，適度な換気を促して全身痙攣の閾値が低下するのを防ぐ．

2）全身痙攣が発生したら

　ジアゼパム，ミダゾラムなどのベンゾジアゼピン系を投与して，全身痙攣を止める．この際，プロポフォールは心抑制が強いので使用してはならない．ただし，すぐにベンゾジアゼピン系が手に入らない状況であれば，少量のプロポフォールやチオペンタールの投与は許容される．全身痙攣の治療と同時に，気道確保を行い，100%酸素による過換気を行う．

3）致死的不整脈，心停止になったら

　心停止には，二次救命措置（ACLS）を実施する．それと同時に20%脂肪製剤の投与（lipid emulsion therapy）を行っていく．アドレナリンは lipid emulsion therapy の効果を弱めてしまうので，成人には 0.01〜0.1 mg の少量投与とする．バゾプレシン，カルシウム拮抗薬，β遮断薬の使用は避ける．心室性期外収縮にはアミオダロンを使用し，リドカインやプロカインアミドの使用は避ける．

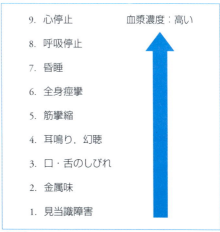

図1　局所麻酔薬の最も重篤な副作用

A-3 lipid emulsion therapy

　Weinbergらが1998〜2008年にラットやイヌを使った動物実験で，20%脂肪製剤のブピバカインによる心毒性に対する有効性を報告した．それ以降，20%脂肪製剤の心毒性に対する有効性を報告する症例報告が相次いだ．2010年には米国局所麻酔疼痛学会(ASRA)による局所麻酔薬中毒の治療ガイドラインにlipid emulsion therapyが取り入れられている．

1) 作用機序

　lipid emulsion therapyの作用機序としては，Weinbergらが *in vivo* 実験で立証したlipid sink理論が有力とされている．静注された脂肪製剤が血液中の局所麻酔薬を取り込み，それにより血中の局所麻酔薬濃度が低下する．血中濃度が低下することで心筋中の局所麻酔薬が血中に移動し，結果として心筋内の局所麻酔薬濃度が低下するというものである．この理論以外に，ミトコンドリアの脂肪酸輸送の抑制を元に戻すことによる作用機序が考えられている．ミトコンドリアの脂肪酸は心筋の酸化的リン酸化反応のエネルギーであり，80〜90%のATP合成に関与している．脂肪酸の輸送が局所麻酔薬で突然遮断されることで，急速にATPを失って心停止が起きると考えられている．

2) 投与方法

- 20%脂肪製剤を1.5 mL/kgボーラス投与(最大量100 mLまで)を1分かけて行う．
- 持続を0.25 mL/kg/min(最速18 mL/minまで)を開始する．
- 循環虚脱が持続する場合，ボーラス投与は2回まで実施する．
- 血圧低下が持続する場合，持続投与量を2倍，0.5 mL/kg/minまで増加させる．
- 血行動態が安定しても，少なくとも10分は持続投与を行う．
- 最初の30分で10 mL/kgは超えないようにする．

3) 早期投与の有用性

　lipid emulsion therapyは心毒性が起きてから使用すると思ってはいけない．中枢神経毒性の段階で投与することで，全身痙攣が消失し，意識が回復したという報告がなされている．よって，局所麻酔薬中毒の初期症状を認めた段階で投与するのがよいであろう．

4) lipid emulsion therapyの副作用

　ASRAのガイドライン発表後にlipid emulsion therapyの症例報告を読むと，ガイドラインに従った投与方法がなされていないケースもある．緊急時にガイドラインに従っていられないというのも理解できるが，脂肪製剤の急速投与の副作用に注意が必要である．急性腎障害，心停止，換気/血流比ミスマッチ，急性肺障害，静脈血栓塞栓症，感覚過敏，脂肪塞栓，脂肪過負荷症候群，膵炎，体外式膜型人工肺(ECMO)塞栓，アレルギー反応，易感染性などの副作用が指摘されている．これらの副作用の発症頻度は脂肪製剤の投与速度および総投与量と相関する．

文献

1) Neal JM, et al.：Reg Anesth Pain Med 2010；35：152-161
2) Hayes BD, et al.：Clin Toxicol(Phila) 2016；1：1-40
3) Wolfe JW, et al.：Curr Opin Anaesthesiol 2011；24：561-566

〈柴田康之〉

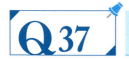
硬膜外麻酔と硬膜外鎮痛における局所麻酔薬の種類や濃度の使い分けはどのようにするか？

硬膜外腔に投与された局所麻酔薬（以下，局麻薬）はおもに神経根，一部は脊髄に作用するが，局麻薬の濃度や量が効果にどのように影響しているかを明確に説明できる研究結果は少ない．そのなかで参考になる研究から基本的な考えを述べると，効果は局麻薬の総量（mg）の影響を最も受けると考えられる[1]．そして，どの局麻薬を，どの濃度で，どれだけの量を投与するかは，硬膜外麻酔単独で麻酔を行うのか，バランス麻酔の一部として活用するのか，鎮痛効果のみを得るのか，という目的によって異なる．以下に目的別の代表的な投与法を示す．

A-1 硬膜外麻酔（表1a）

現在，局麻薬の硬膜外投与だけで麻酔（術野の鎮痛，不動，筋弛緩により手術可能な状態）を行う機会は少ないが，方法を理解することは重要である．注意点は，効果持続時間を考慮して局麻薬を選択し，十分な量を投与すること，脊髄くも膜下麻酔と比較すると効果発現までに時間を要する（15分程度）ことである．局麻薬の選択の簡単な基準は，短い効果持続時間でよければリドカインやメピバカインを，長い効果持続時間を得るにはロピバカインやレボブピバカインを用いることである．硬膜外カテーテルを留置して，リドカインやメピバカインを反復投与して効果を延長させてもよい．ブピバカインは作用発現が遅く，局麻薬中毒の発生閾値が低く，中毒時の循環虚脱が難治性なことが欠点である．効果発現の短縮や鎮痛効果増強の目的でフェンタニル25〜50 μgや，術後鎮痛を考えてモルヒネ1〜3 mgを混合投与することも一案である．

A-2 硬膜外麻酔併用全身麻酔における硬膜外麻酔・鎮痛

硬膜外麻酔併用全身麻酔では，以下のように目的を考えて局麻薬を投与する．

1）硬膜外麻酔で侵害刺激のほとんどを遮断し，筋弛緩を得ようとする場合

A-1の硬膜外麻酔と同程度から少量を用いる．全身麻酔中は，硬膜外麻酔単独よりも血圧が低下しやすいので注意が必要である．短時間作用性のメピバカイン，リドカインは，副作用の持続も短いことが利点である．反復投与の目安は40〜90分である．ロピバカインやレボブピバカインは，長時間の効果が利点ではあるが，低血圧が持続することがある．どれを選択しても，下部胸椎レベル以下からの投与では麻酔覚醒時に下肢の運動機能が低下していることがあるので，術後は下肢の運動機能の回復に注意が必要である．

2）バランス麻酔の1つとして硬膜外鎮痛を行う場合

侵害刺激に対する反応を，全身麻酔薬やオピオイドとともに抑え，筋弛緩は非脱分極性筋弛緩薬で得るバランス麻酔では，比較的低濃度で少量の局麻薬を用いる．リドカインやメピバカインは1％溶液を3〜6 mL，ロピバカインやレボブピバカインは0.25〜0.375％溶液を3〜6 mL用いることが多い．血圧は投与量依存性に低下し，間欠投与するたびに低下することがある．これを防ぐ目的で4〜6 mL/時で持続投与し，侵害刺激に対する反応が強い場合に少量（2〜4 mL）をボーラス投与する方法もある．手術直後の痛みを緩和し，術後鎮痛に円滑に移行させる目的で，手術終了直前に0.25％前後のロピバカインやレボブピバカイン4〜8 mLをボーラス投与するとよい．さらにオピオイド（フェンタニル25〜50 μg，モルヒネ1〜3 mg）を併用してもよい．ここに述べた濃度の局麻薬でも，下部胸椎レベル以下からの投与では下肢の運動機能低下には注意が必要である．

表1 硬膜外麻酔・鎮痛に用いる局所麻酔薬（文献2，3より）
注意点：これらはおおよその例であり，患者の病態，病状に合わせて薬液濃度，投与方法の設定を調節することが望ましい

a：硬膜外麻酔に用いる局所麻酔薬*

局所麻酔薬	濃度(%)	作用発現時間(分)	効果持続時間(分)
リドカイン	1.5〜2	10〜15	60〜120
メピバカイン	1.5〜2	10〜15	60〜120
レボブピバカイン	0.5〜0.75	15〜20	150〜225**
ロピバカイン	0.75〜1.0	10〜20	120〜180**

＊：硬膜外麻酔では10〜20 mL投与する．バランス麻酔で鎮痛目的に用いる際にはこれよりも半分程度の濃度を用いる
＊＊：効果持続時間が大幅に延長する(600分以上)ことがある

b：術後硬膜外鎮痛に用いる局所麻酔薬と併用するオピオイド

局所麻酔薬	併用するオピオイド (μg/mL)	持続投与 (mL/時)	PCAボーラス投与量(mL)	ロックアウト時間(分)
ロピバカイン(0.05〜0.2%) レボブピバカイン(0.06〜0.15%)	モルヒネ 12.5〜25 フェンタニル 2〜5	2〜6	2〜3	15〜30

A-3 術後鎮痛（表1b）

　術後硬膜外鎮痛のポイントは，鎮痛を得る一方で，下肢の知覚・運動低下や低血圧を起こさないことである．短時間作用性局麻薬は運動神経遮断作用が比較的強く，反復投与時に耐性を生じることがある．そのためほとんどの場合，運動神経遮断の少ない，毒性が比較的低いロピバカイン，レボブピバカインを用いる．運動遮断が弱いとはいえ，これらだけで鎮痛を得ようとすると投与量が多くなり，下部胸椎レベル以下からの投与では下肢の運動機能が低下しやすくなる．そこで，局麻薬の必要量を減らして鎮痛効果を高める目的で，フェンタニルやモルヒネを併用することが多い．硬膜外持続投与だけでは時間経過とともに痛覚遮断分節が狭くなることや，患者の痛みの感覚には個人差があるので，PCAを付加するほうがよい．

文献

1) Liu SS, et al. Anesthesiology 1997；86：1288-1293.
2) Drasner K, et al. Spinal and epidural anesthesia. In：Miller RD, et al（eds），Basics of Anesthesia. 6th ed. Elsevier Saunders, Philadelphia, 2011；252-283.
3) 井上莊一郎．術後鎮痛．In：竹内護ほか編，実践臨床麻酔マニュアル．中外医学社，東京，2013；405-414.

（井上莊一郎）

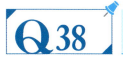

脊髄幹麻酔におけるオピオイドの使用で注意することは何か？

オピオイド投与では呼吸抑制が問題となる．脊髄にはオピオイド受容体があるが呼吸中枢はないので，脊髄幹麻酔（neuraxial anesthesia）におけるオピオイド投与の目的は呼吸抑制なく鎮痛を図ることである．しかし，実際には血中濃度の上昇と脳脊髄液中のオピオイドが，呼吸中枢まで届く遅発性の呼吸抑制が問題となる．また，神経軸へのオピオイドの投与は全身投与より必要量が少なく，くも膜下投与は硬膜外投与よりさらに少ない．全身投与：硬膜外投与：くも膜下投与の必要量比率は，薬剤により異なるので注意が必要である（モルヒネ 25：10：1, ペチジン 3：2：1, フェンタニル 5：2～5：1～2）．

脊髄幹麻酔において投与されたオピオイドは脊髄に到達するが，これらは脂溶性，分子量，イオン化傾向 pKa やタンパク結合性などの薬剤のもつ性質に依存する．硬膜外投与の場合は，さらに硬膜とくも膜の通過過程を考慮する必要がある[1]．

分子量は小さいほど生体膜通過性はよい．モルヒネ（分子量 285）はブプレノルフィン（467）より分子量が小さいので硬膜透過性がよいが，フェンタニル（336）は分子形態により例外的に硬膜，くも膜，軟膜の透過性がよい[1]．

脂溶性は高いほど生体膜透過性はよく，脊髄投与部位への吸収が早い．

A-1 呼吸抑制

脳脊髄液中のオピオイドが脳幹へ到達して遅発性の呼吸抑制を生じる．頻度は多くないが発症すると重篤な結果となる．腰椎でくも膜下腔に投与されたモルヒネは，3～6 時間で第四脳室および側脳室に到達する．遅発性呼吸抑制は投与後 6～8 時間で起り 24 時間続くことがある．無呼吸にはナロキソン 0.4 mg 単回静注を行い，呼吸が出現するまで 0.2 mg を反復投与するが，ナロキソンは作用時間が短いため，その後 5 μg/kg/ 時の持続投与を行う．ナロキソンの持続投与によって鎮痛効果を温存しつつ呼吸抑制を改善できるが，鎮痛効果は減少する．脂溶性の高いオピオイドでは遅発性呼吸抑制の危険は少ない

A-2 悪心，嘔吐

脳内オピオイド受容体にオピオイドが作用することによりドパミンの放出が促進され，延髄と中枢の化学受容体に作用するために生じる．水溶性のオピオイドに出現しやすい．制吐薬で対応するほか，ナロキソンの少量投与（0.04 mg）も有効である．

A-3 掻痒感

投与後 2～3 時間で出現することがある．抗ヒスタミン薬は有効ではない．鎮痛効果ほど持続しないのでナロキソン少量投与（0.04 mg）で対処できる．しかし掻痒がひどくなく十分な鎮痛が得られ，ほかに合併症がなければ患者に説明し経過をみてもよい．

A-4 尿閉

脂溶性，水溶性にかかわらず出現することがある．中枢作用によると考えられ，ナロキソンに反応する．ナロキソン 0.04～0.4 mg 静注または一時的導尿カテーテル留置で対応する．しかし局所麻酔薬による自律神経ブロックによっても生じるので，術後鎮痛で局所麻酔薬との併用では

鑑別が難しい．

A-5 各 論

1) モルヒネ[1,2)]

　モルヒネは最も広く脊髄幹麻酔に使用されるオピオイドである．硬膜外麻酔では 1 ～ 5 mg の単回投与により，30 ～ 60 分で鎮痛効果が現れ 24 時間持続する．脊髄くも膜下麻酔（脊麻）では局所麻酔薬とともに 100 ～ 300 μg 投与が一般的であるが，くも膜下腔にモルヒネのみ単独投与による術後鎮痛も行われている．モルヒネは脂溶性が低く，脳脊髄液中では脊髄組織への吸収が遅いので，脳脊髄液の流れに乗って頭側に移動し鎮痛効果が拡大する．その一方，上位中枢に移動するため遅発性呼吸抑制を生じることがある．また，くも膜下投与では血中への吸収が遅いので脳脊髄液濃度が維持され，無痛効果が長く続く（約 24 時間）．

　用量増加により呼吸抑制と搔痒の頻度は上昇するが，悪心・嘔吐はそれほど増加しない．モルヒネの必要量は個人差が多いことと，年齢により必要量が低下することを十分考慮する必要がある．したがって，分娩で使用する場合には呼吸抑制の頻度は少ないが，高齢者の骨折などで使用するときには十分注意し，術後の定期的な呼吸数のチェックを必ず行う必要がある．呼吸数の正確なベッドサイドモニターが望まれる．

　癌性疼痛や慢性疼痛の緩和のために，持続カテーテルの使用により神経軸にモルヒネやフェンタニルなどを投与すると，運動や感覚神経ブロックがなく十分な鎮痛が得られるメリットがある．しかし，頻度はまれであるがモルヒネのくも膜下投与では脊髄に肉芽腫が生じることが知られている．

2) フェンタニル[1,2)]

　フェンタニルも脊髄幹麻酔において広く使用される．硬膜外麻酔では 25 ～ 100 μg の単回投与により 10 ～ 15 分で鎮痛効果が現れ 1 ～ 2 時間鎮痛効果が持続する．フェンタニルは脂溶性が高いため硬膜外投与した場合，硬膜外腔の脂肪組織に容易に吸収され血中濃度が上昇し鎮痛効果を発現する．したがって，硬膜外投与量に比して脳脊髄液での濃度はあまり高くならない．くも膜下腔に到達したフェンタニルは投与部位付近の脊髄に吸収され，水溶性のモルヒネに比べて鎮痛範囲は狭く分節性がある．くも膜下腔に投与した場合においても同様に脳脊髄液での濃度は持続しないため，遅発性の呼吸抑制の頻度はモルヒネよりまれである．

3) ペチジン[1,2)]

　ペチジンの脂溶性は中等度である．ペチジンは局所麻酔薬と化学構造が似ているため局所麻酔作用があり，くも膜下投与により局所麻酔作用による脊髄くも膜下麻酔とオピオイド作用による術後鎮痛が得られる．運動神経ブロックが弱く，麻酔域を得るために大量に投与すると呼吸抑制の可能性が高くなるので少量で済む会陰部の手術に有用である．しかし，神経毒性などの研究もなく現在広くは使用されていない．

文　献

1) 益田律子．脊椎麻酔の臨床応用．横山和子（編），脊椎麻酔．第 2 版，診断と治療社，2000；317-326
2) Brull R, et al. Spinal, Epidural, and Caudal Anesthesia. In：Miller RD, et al（eds），Miller's Anesthesia. 8th ed, Elsevier, Philadelphia, 2014；1697-1698,1705

〈近江禎子〉

脊髄くも膜下麻酔をしたが麻酔レベルが不十分な場合はどのように対応するか？

　脊髄幹麻酔は必ず有効な麻酔域が得られるとは限らない麻酔法である．その失敗率は1〜17%と報告によって様々であるが，教育病院での失敗率は高く，そのほとんどは防ぐことが可能である．失敗の原因としては，技術的なことではなく脊髄くも膜下麻酔（脊麻）を施行する際の判断の誤りが含まれるという報告もある[1]．したがって，脊麻においては，手術に必要な麻酔域を理解し手術時間を考え，穿刺部位，局所麻酔薬の種類と投与量，患者の体位，使用する脊麻針による広がりの特性，注入速度などを選択する．脊麻が有効であるかは薬液の注入中から注意を払い，薬液の固定までその広がりを調整する．くも膜下腔に投与された薬液の固定には15〜30分かかるが，投与量が多いほど固定に時間がかかり，また調節性は等比重液に比べて高比重液のほうがよい．効果判定の仕方も時間の経過によって変えていく必要がある．麻酔薬投与した直後には薬液の広がりを予測するために効果判定を行い，手術直前には十分な麻酔域が十分な麻酔深度で得られたことを確認する必要がある．バイタルサインの変化も麻酔の効きの重要な徴候である．

　以上のような工夫を行い，麻酔レベルが不十分にならないように予防することが最も大切である．

　麻酔レベルが不十分という状況には，麻酔域が十分に得られていない場合と麻酔域は得られているが十分なブロックの程度が得られていない場合がある．以下のように分類してその対策を考える[1,2]．

A-1 まったく麻酔が効いていない場合

1）原　因
①技術的に失敗し，まったく局所麻酔薬が投与されなかった．
②局所麻酔薬以外の生食などの薬液を投与した．投与後掻痒感が出たらオピオイド溶液のみを投与したのかもしれない．
③クリアな液体の逆流があったが脳脊髄液ではなかった．無痛分娩中，妊婦の帝王切開では硬膜外腔にある局所麻酔薬が脳脊髄液と誤認されることがある．まれではあるが先天性くも膜嚢胞への誤注入の報告がある．
④局所麻酔薬が不活性になっている．エステル型局所麻酔薬は不安定なため，溶液であると不活性であることがある．アミド型は安定しているがそれでも不活性化していた報告はある．局所麻酔薬に添加する麻薬などが，局所麻酔薬を化学的に不活性化しないという保証はない．
⑤局所麻酔薬に耐性．ナトリウムチャネルの変異，または変異がなくても効かないことがある（理由は不明）．

2）対　策
　もう一度脊麻を行う，または可能なら全身麻酔に切り替える．手術部位によっては他の区域麻酔で行う．

A-2 ブロックの程度は十分だが麻酔域が足りない場合
　最も臨床で遭遇することが多い．

1）原　因
①薬液の問題．投与量選択の誤り，全量投与できなかった，接続部から漏れた，針先が全部くも

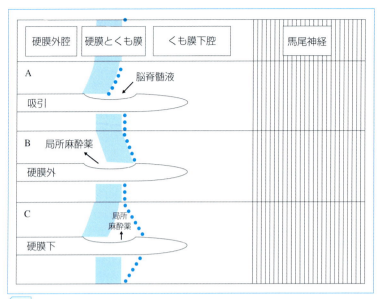

図1 ペンシルポイント針開口部で硬膜またはくも膜がどのようにしてフラップ弁になっているか

ペンシルポイント針開口部で硬膜またはくも膜がフラップ弁になる様子を示した図である．吸引時には硬膜またはくも膜が引っ張られてペンシルポイント針の開口部でフラップ弁となり脳脊髄液を吸引することができるが(A)，注入中には硬膜(B)がまたはくも膜(C)が押されて元の位置に戻り局所麻酔薬は硬膜外腔か硬膜下腔に入ってしまう．
(文献1より)

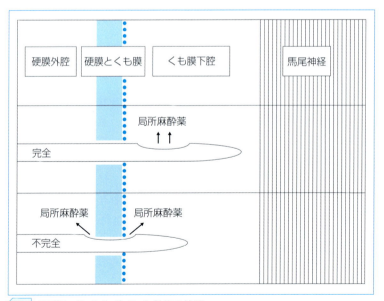

図2 硬膜とペンシルポイント針先の位置

ペンシルポイント針が上のように正しい位置あると局所麻酔薬はくも膜下腔に投与されるが，下のように針の開口部が硬膜をまたいでいると局所麻酔薬は全量くも膜下腔には入らない．
(文献1より)

膜下腔に入っていなかった(図1, 2)[1]
② 薬液の広がりが不十分．薬液の広がりは薬液投与量や比重，穿刺レベル，針の種類，投与速度，患者の体格や体位など要因は多い．これらのことについては脊麻を行うにあたり十分に習得する必要がある．

そのほか一般的でないことについて述べる．
③ 穿刺レベルが適切でない．仰臥位では脊椎の生理的弯曲によりL4が高くなっているため，高比重液を投与する場合それより下のレベルで穿刺すると尾側に流れて局所麻酔薬が溜まり頭側には広がらない可能性がある．
④ 解剖学的異常．亀背や側弯．脊髄を固定する靭帯の異常により，頭側に薬液が広がらないような隔壁ができる(矢状断に隔壁があると片効きになることもある)．
⑤ 脊柱管狭窄症．狭窄部より上にがらない
⑥ 脳脊髄液の量が異なる．脊麻は脳脊髄液の量が多い場合は広がらない．Marfan症候群やある種の結合織疾患では脳脊髄液が多いことがある．

2) 対　策

全量投与できないという技術的な問題はしばしば起こる．脳脊髄液の逆流速度，脊麻針の押さえ方，脊麻針のハブへの注射器のつなぎ方，局所麻酔薬投与時の脳脊髄液を吸引したときの抵抗感，注入時の抵抗感，注入直後にもう一度脳脊髄液を吸引したときの抵抗感などを注意深く行うことでかなり防ぐことができる．注入しているときから患者にどこか暖かくなったところがあるかなどたずね，局所麻酔薬がくも膜下腔に投与されていることを確認する．

脳脊髄液の逆流速度が不十分だった場合は，脊麻針を90度ずつ回転し一番流速が速いところで投与する．十分な逆流がある場合には針を回してみる必要はないと考えている．そのことにより針先が動く可能性もあるからである．

投与後十分なレベルが得られなかった場合，直ちに息こらえして腹圧をかけてもらう．そのことにより椎骨静脈が怒張し脊柱管を圧排するため，くも膜下腔の薬液を頭側に広げる．同時に高比重液を使用している場合は頭を下げ，場合によっては股関節と膝を曲げて丸くなってもらい腰部脊椎の生理的弯曲を取り除き，尾側に局所麻酔薬が流れないようにする．等比重の場合は，体内に入り薬液が暖められると多くの場合低比重になるので頭側を上げる．場合によっては低血圧や脳虚血に気をつけて座位にする．

それでも十分な麻酔レベルが得られなかった場合は術野にて局所麻酔薬を使用してもらう．鎮痛薬や鎮静薬を投与する．再度脊麻を行う，他の麻酔方法に切り替えるなどである．再度脊麻を行う場合は全量ではなく2/3から1/2量にとどめ，できれば等比重を使用する．その理由は，解剖学的に問題があり広がらなかった場合はそこでの局所麻酔薬の濃度が高くなる可能性があり，高比重は溜まりやすいので神経障害の心配があるからである．また，局所麻酔が効いているので，再穿刺の際に針による外傷性の神経障害を生じる可能性があることを忘れてはいけない．

A-3 麻酔域は十分だがブロックの程度が十分ではない

これも臨床でよく遭遇する．原因は薬液投与量が不十分だったが広く広がった場合と考えられる．脊麻においても神経が細いほうがブロックされやすいため，薄く広がった局所麻酔薬で交感神経系はブロックされるが十分な鎮痛が得られないことが生じる．手術が始まる前であれば麻酔法の選択を変えることができる．しかし，術中に十分な深度が得られていないことに気がついた場合は，鎮痛薬または鎮静薬投与や全身麻酔に切り替える．術野からの局所麻酔薬投与でもよい．

A-4 その他の麻酔レベルが不十分にならない予防方法

　下肢の手術において患側を上にして等比重液を，患側を下にして高比重液を使用したときには，十分なレベルが得られることを確認するまで脊麻針を穿刺したまま抜去しない．等比重液は体温に暖められると低比重液になることが多いが，脳脊髄液の比重は個人差があり下側から効いてくることもある（約10％）．室温より少し暖めた薬液を使うと低比重になるが，投与中に室温になってしまうためなかなか困難である．ゆっくり投与することにより暖めながら注入できるかもしれない．

　薬液注入開始時には十分な脳脊髄液の逆流があったが投与直後に吸引確認で吸引できなかったときには，注射器をつけたまま90度ずつ回転して脳脊髄液が吸引できるところを探す．直ちに効き具合を患者に確認し，局所麻酔薬を追加するかどうか考える．注射器をはずし脳脊髄液の自然な逆流があるか確認する．高比重液を追加した場合は，麻酔域が高くなりすぎないように頭側を高位にしてゆっくり麻酔域を調節する．

　麻酔時間については言及しなかったが投与量が多くほど長く効いている．その場合，同じ投与量であれば広がりが悪いほうが長く効いている．また，同じ広がりであれば投与量が多いほうが長く効いている．予定手術時間に合わせて考慮する．

文 献

1) Fettes PDW et al. Br J Anes. 2009；102：739-749
2) 益田律子．脊椎麻酔の臨床応用．横山和子（編），脊椎麻酔．第2版，診断と治療社，2000；317-326

　　　　　　　　　　　　　　　　　　　　　　　　　　　　　　　　　　　　（近江禎子）

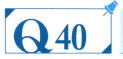

腕神経叢ブロックの合併症にはどのようなものがあるか？

A-1 斜角筋間アプローチの合併症

1）横隔神経麻痺

斜角筋間アプローチは前斜角筋と中斜角筋に挟まれた腕神経叢（神経根レベル）に局所麻酔薬を注入する手技である．斜角筋アプローチでは横隔神経麻痺が必発である．横隔神経の走行には解剖学的変異があり，もっぱら前斜角筋の前外側を下降していくが，前斜角筋の後側方，前方を下降したり，前斜角筋内を下降したり，腕神経叢と一緒に前斜角筋と中斜角筋間を下降したりする．いずれの走行でも横隔神経は遮断される．斜角筋アプローチの局所麻酔薬注入量を 5 mL までにすると横隔神経麻痺の頻度を抑えられると報告されている．

2）長胸神経損傷，肩甲背神経損傷

これまで，平行法による超音波ガイド下斜角筋間アプローチでは横隔神経損傷を懸念して，前斜角筋を貫いて前内方から後外方に向けて針を穿刺する方法は行われてこなかった．中斜角筋を貫いて，頚の後外方から前内方に向けて穿刺するアプローチが一般的だった．ところが，中斜角筋内を走行する肩甲背神経（C5）や長胸神経（C5-7）の損傷が報告されている．どちらから針を刺すにしても，神経刺激を併用して，斜角筋間を貫く際に横隔神経，長胸神経，肩甲背神経に針が当たらないか注意する必要がある．

3）気　胸

神経刺激だけの従来法だけでなく，平行法による超音波ガイド下穿刺でも気胸が報告されている．

4）全脊髄くも膜下麻酔

針やカテーテルが椎間孔からくも膜下腔に入り，患者が死に至った症例が報告されている．交差法で行う場合には注意が必要である．

5）Horner 症状

腕神経叢と頚部交感神経幹は深頚筋膜に包まれ，同じコンパートメント内に存在する．局所麻酔薬が前結節より内側に広がった場合に，頚部交感神経幹にまで局所麻酔薬がとどき，Horner 症状が出現する．

6）腕神経叢障害

針が腕神経叢に当たって損傷され，筋萎縮を伴う神経障害が起きたという報告がある．針が腕神経叢に当たった際に，鋭い痛みを患者は訴えていたということなので，神経を針で刺さないように注意する．

A-2 鎖骨上アプローチ

第一肋骨上で，鎖骨下動脈とともに前斜角筋と中斜角筋に挟まれた腕神経叢（神経幹から分岐レベル）にアプローチする手技のことである．

1）横隔神経麻痺

鎖骨上アプローチでも，斜角筋アプローチほど高い確率ではないが，横隔神経麻痺は起こっている．

2）気　胸

　第一肋骨以外は胸膜しか存在していない．針先を見失って，胸膜と肺を穿刺して気胸を起こした報告がある．

3）動脈損傷

　外側から内側に向かって穿刺する場合に鎖骨下動脈を損傷する危険性がある．またこのレベルでは，肩甲上動脈や肩甲背動脈が腕神経叢の前中後を横切るので，カラードプラで確認する．

A-3 鎖骨下アプローチ

　鎖骨の下を下降すると，腕神経叢は小胸筋下で腋窩動脈を囲むように内神経束，外神経束，後神経束に別れる．各神経束に局所麻酔薬を注入する方法を鎖骨下アプローチという．

1）横隔神経麻痺

　斜角筋間アプローチ，鎖骨上アプローチと比べて非常にまれであるが，横隔神経麻痺が起きる．

2）気　胸

　鎖骨下でも，鎖骨に近い近位レベルでは腕神経叢が壁側胸膜や肺に近づく．一方，烏口突起あたりの遠位レベルでは腕神経叢から壁側胸膜や肺は遠ざかる．近位レベルで鎖骨下アプローチを実施する場合に気胸が報告されている．

3）その他

　Horner症状，腋窩動・静脈損傷が報告されている．

A-4 腋窩アプローチ

　腕神経叢は腋窩から上腕に移行すると，正中神経，尺骨神経，橈骨神経という3つの末梢枝に分岐し，上腕動脈を取り囲むように走行している．また，より近位で外側神経束から分岐した筋皮神経が烏口腕筋内を走行している．大胸筋が上腕骨に付着する部分で，3つの末梢枝と筋皮神経アプローチする手技を腋窩アプローチという．肺から最も遠ざかった手技なので，他のアプローチより安全性が高いといわれている．

1）上腕静脈穿刺による局所麻酔薬中毒

　上腕動脈には2本の上腕静脈が伴走する．超音波ガイド下腋窩アプローチで上腕静脈を穿刺したことによる局所麻酔薬中毒が報告されている．上腕静脈はプローブの圧迫で潰れてしまうので，針が静脈内穿刺したことに気づくことができなかったのが原因である．また，針先で局所麻酔薬が広がるのも観察できなかった．針を刺入していく際に何度もプローブの圧迫を緩めて，上腕静脈の位置を確認しながら，最後は局所麻酔薬が針先から広がるかを確認するとよい．

〈柴田康之〉

Chapter 6
麻酔導入

Q41 輪状軟骨部圧迫の意義や問題点は何か？

胃内容物の残留，あるいは腸イレウスなどがある場合，全身麻酔の導入により誤嚥の危険性が高くなる．そのため，迅速導入法により全身麻酔薬投与の約1分後に気管挿管をして，誤嚥の危険性を低下させる必要がある．しかしこの1分間に誤嚥する可能性が残っている．その短時間における胃腸内容物の咽頭への逆流，そして誤嚥するのを阻止する目的で行われるのが，輪状軟骨部圧迫(cricoid pressure)である．輪状軟骨部圧迫法は Sellick(セリック)が提唱したので，Sellick maneuver(セリック法)ともよばれる[1]．

A-1 輪状軟骨部圧迫の原理

食道は輪状軟骨の背面から始まり，横隔膜の位置で胃に接続している．そして輪状軟骨部は気道の中で，気道の全周を軟骨で囲んでいる唯一の部位である．そのため，輪状軟骨を前方(腹側)から圧迫すると，食道入口部が輪状軟骨背面と頸椎で圧迫されて閉塞するため，胃からの食物の逆流を防ぐことが可能となる，というのが原理である．

A-2 輪状軟骨部圧迫の意義と効果

輪状軟骨部圧迫が誤嚥を阻止できるかどうかを調べたランダム化比較研究は倫理的な理由で存在していない．しかしながら，麻酔の導入時に輪状軟骨部を圧迫していて，途中で解除したら胃内容物が逆流した，という報告がいくつかあるため，輪状軟骨部の圧迫はすべきだとするのが一般的である．

輪状軟骨部圧迫にはもう1つの意義がある．迅速導入では原則的にマスク換気をしないが，挿管困難となった場合にはマスク換気が必要となる．このような場合，輪状軟骨部の圧迫により，胃内に送気ガスが送り込まれるのを阻止できる利点がある．

A-3 輪状軟骨部への適切な圧

輪状軟骨部への圧迫は適切な圧で行わないと，様々な問題が起こる．

1) 不適切な圧の問題点

輪状軟骨部に加える圧が弱すぎると，誤嚥を有効に防げない可能性がある．一方，圧が強すぎると，喉頭が変形して，喉頭展開および気管挿管が困難となる危険性がある．また，フェイスマスクを用いた陽圧換気も困難となりやすい．そのため，"弱すぎず，強すぎない"圧を加える必要がある．

2) 適切な圧とその根拠

全身麻酔中に測定された胃内圧の最高値は25 mm Hg で，筋弛緩薬のスキサメトニウムの投与により筋収縮が起こっても，胃内圧が25 mm Hg を超えることはない．遺体での研究において，輪状軟骨部に加える圧が20ニュートン(N)で，食道内の圧が25 mmHg での逆流を阻止でき，30N では食道内圧が40 mmHg での逆流を阻止できることが判明した[2]．そのため，胃内容物の逆流を阻止するには20N で可能，30N で確実と解釈でき，適切な圧は30N と決められた[2]．

3）圧の調整法

30 N の圧迫は実感しにくいが，輪状軟骨部の圧迫の場合，"30 N ≒ 3 kg"の式が成り立つ．圧迫の練習法として，5 kg くらいまで計測できる量りを用意する．量りの上に輪状軟骨部に圧迫を加えるつもりで 3 本の指を置き，圧を強くしていく．そして，目盛りが 3 kg になるまで加えた圧が適切な圧となる．その圧迫の程度を覚えておき，今度は目盛りを見ずに適切と思う圧を加え，その時点で目盛りを確認して，ほぼ常に 3 kg 前後の圧を加えることができるようになるまで練習を繰り返す．

A-4 輪状軟骨部圧迫のタイミング

1）圧迫開始のタイミング

誤嚥を有効に防ぐためには，迅速導入により意識が消失したら直ちに輪状軟骨部を圧迫する必要がある．肥満の人や短頚の人などでは輪状軟骨の位置の確認が困難なことがあるため，麻酔の導入前から圧迫部を確認し，指を輪状軟骨部に添えておくようにする．

迅速導入の前の覚醒している人の輪状軟骨部に 30 N の圧を加えると，高頻度に嘔吐反射が誘発されて，誤嚥の危険性が高くなる．ボランティアを用いた研究によると，20 N の圧では不快感があるが嘔吐反射は誘発されないことが多いとされているため，麻酔導入前から輪状軟骨部に圧迫を加える場合，たとえば 10 N（1 kg）の圧を軽く加え，麻酔を導入して意識を失った時点で 30 N に圧を調整するのがよいとされている[2]．

2）圧迫解除のタイミング

輪状軟骨部の圧迫を加えた状態で気管挿管をするが，チューブが誤って食道に挿入されることがある．そのため，チューブの挿入後にすぐに圧迫を解除すると，誤嚥の危険性が高くなる．チューブを挿入し，カフを膨らませた後，呼気二酸化炭素濃度波形の出現や胸部聴診などにより，間違いなく気管挿管がされたことが確認できた後で，輪状軟骨部の圧迫を解除すべきである．

A-5 輪状軟骨部圧迫の禁忌症例

輪状軟骨部圧迫は誤嚥の危険性の高い人で適応となるが，嘔吐をしている人では禁忌である．その理由は，輪状軟骨部圧迫により食道入口部を閉塞させている状況下で嘔吐が起こると，食道内圧が急上昇して破裂する危険があるためである．また，輪状軟骨，食道あるいは胃の損傷している危険性がある場合などには適応とならない．

文 献

1) Sellick BA：Lancet 1961；2：404-406
2) Asai T, et al.：Anaesthesia 1999；54：1-3

（浅井　隆）

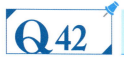 小児の術前不安を解消する方法にはどのようなものがあるか？

A-1 プレパレイション[1]

情報提供と精神的支援により個人の対処能力を引き出し，不安を解消していく方法．具体的には，手術室へのツアーや紙芝居やビデオによる情報提供により，児の感情表出を促し，情報の理解度を確認し，その理解度に応じて説明を行い，手術・麻酔に対する心構えができるように支援を行う．本格的なプレパレイションのためには，チャイルドライフスペシャリストを含むチームの形成，多くの時間や人的資源を要するが，前投薬や保護者同伴導入（PPIA）と比して術前不安の軽減を図れるとする報告がある[2]．近年，インターネットを利用してプレパレイションを図る取り組みが行われており（Web-based Tailored Intervention for Preparation of parents and children undergoing Surgery；WebTIPS）(http://surgerywebtips.com/about.php)，（2016年1月閲覧），術前の児，保護者双方の不安軽減に効果的であるとする報告がなされている[3]．

本格的なプレパレイションは難しいかもしれないが，麻酔科医，手術室看護師は，術前評価の段階で，児に対してできうる限りの精神的支援を行っていくことが理想であろう．その際，家族にばかりでなく，児本人に対しても，麻酔について"よかれと思って"嘘をついたり誤魔化すようなことは避けるべきである．いったん嘘が露見した場合，その時点で信頼関係が失われ，その後の児と医療者との関係が困難になるからである．

A-2 PPIA[1]

分離不安が強い児の麻酔導入において，手術室まで保護者が同伴し，その立ち合い，協力の下で麻酔導入を開始する方法．保護者への心情的な配慮ができ，また，費用や特別な準備も要しないため，好意的な方法としてとらえがちである．しかし，児の不安軽減効果は前投薬に比して低く，不安の強い保護者の同伴はかえって児の不安を増大させるため，その効果は限定的である[4]．したがって，parental presence during induction of anesthesia（PPIA）の適応は，①分離不安が強い年齢（1～6歳頃），②吸入導入，③気道確保困難が予測されない，④経口前投薬の投与を拒否または効果不十分，⑤児が保護者同伴であれば不安軽減が図れそう，⑤保護者がPPIAについてよく理解している，という条件がそろった場合に限定したほうがよいかもしれない．実施する際の要点として，同伴入室する保護者にはセボフルランによる痙攣様の動き，不随意運動，興奮などの可能性をあらかじめ説明しておくこと，看護師が常に付き添うようにすること，児の入眠後は同伴者には手術室から速やかに退室してもらうことがあげられる．

A-3 前投薬[1,5]

薬物により鎮静を図り，手術室入室に伴う保護者との分離不安を最小限とすることを主目的とする方法．一般的には，分離不安の強い8か月～小学校低学年患児が前投薬の対象となる．児の不安軽減や，麻酔導入時の安全性の担保，術後のQOLの改善に有効な方法ではあるが，鎮静に伴う副作用の可能性（術前の上気道閉塞やふらつきによる転倒）には注意が必要である．

小児に対する前投薬としては，近年，デクスメデトミジン（DEX）の経鼻投与の報告も散見されるが，現状ではミダゾラム（MDZ）の使用が一般的である．MDZは，経口投与の場合，投与後10～20分で効果発現が認められ，徐脈や血圧低下といった循環抑制の副作用が報告されている

DEXに比して循環抑制作用が小さく，また，術後回復室の滞在時間も延長する可能性は低いことから広く使用されている[6]．経口での投与量は，乳児から6歳までは0.5〜0.75 mg/kg，7歳以降は0.3〜0.4 mg/kg，最大投与量10〜20 mgが推奨されている．わが国ではMDZの経口薬が販売されていないため，当院では苦味のあるMDZ注射液（10 mg/2 mL/A）10 mLを単シロップ30 mLとかき氷のシロップ（明治屋　Myシロップ　ブルー）10 mLとを混合したもの（MDZとして1 mg/mL）を薬剤部にて調剤してもらい，処方している．

投与のタイミングとしては，副作用の可能性を考慮すれば，麻酔科医の監視下での投与が理想的ではある．筆者が在籍していたトロント小児病院では，麻酔前室での術前問診の後，必要な児にMDZシロップとイチゴ味のアセトアミノフェンシロップ（15 mg/kg）とを混合したものをシリンジか小さなコップに準備し，保護者の手助けを得ながら内服してもらっていた．効果発現までの時間は，麻酔科医は手術室に戻り術前準備をしなければならないことがほとんどであるが，手術室看護師のいる手術室前室という環境下にいることや，手術室前であることから，万が一に副作用などによる有害事象が発生した場合に対応できる状況にあった．こうした環境づくりが，今後，わが国においても必要かと考える．

MDZは，経口だけではなく，経鼻，経直腸投与も可能ではあるが，経鼻投与は児に対する負荷が大きく結果として啼泣させてしまう可能性がある．また，経直腸投与は効果発現時間に個人差が大きく，いずれもあまり一般的ではない．入室前から静脈路のある児の場合は，0.05〜0.1 mg/kgを静注することにより，最大効果発現2.8分であることから，前室や手術室入口で静注することで迅速な効果発現が期待できる．

A-4 ビデオゲームやタブレットにより注意をそらすこと（distraction）[1]

携帯型ゲームやタブレット端末のゲームアプリケーションやビデオを用いて，手術室入室から麻酔導入まで，児の注意をそらしながら気を紛らわせる方法．年齢に応じたプログラムの選定を行うことで1歳以上の幅広い年齢層に使用可能である．PPIAや前投薬と比較した結果，周術期の不安，覚醒時せん妄，術後回復室の滞在時間を減少させる一方，保護者の満足度を向上させるとする報告がある[7-9]．プレパレイションに比して，時間や人的資源を必要とせず，今後の有用性が期待される．

文献

1) 梅村遼子，他：臨床麻酔 2015；39：203-204
2) Kain ZN, et al.：Anesthesiology 2007；106：65-74
3) Fortier MA, et al.：Anesth Analg 2015；120：915-922
4) Chundamala J, et al.：Can J Anaesth 2009；56：57-70
5) 宮澤典子：臨床麻酔 2015；39：205-206
6) Cox RG, et al.：Can J Anaesth 2006；53：1213-1219
7) Patel A, et al.：Paediatr Anaesth 2006；16：1019-1027
8) Mifflin KA, et al.：Anesth Analg 2012；115：1162-1167
9) Seiden SC, et al.：Paediatr Anaesth 2014；24：1217-1223

〈小原崇一郎〉

Q43 小児で吸入導入はどのように行うか？

　麻酔の導入方法には，吸入，静脈注射，筋肉注射，坐薬と，様々な方法がある．いずれの方法を選択するかは，患者の年齢，既往歴・合併症，現症・合併症，術前の絶飲食の状況，静脈路の有無，麻酔導入に対する協力度による．すなわち，麻酔導入法は症例ごとに合わせて考慮しなければならず，すべての小児に対して吸入導入が最善であるとは限らない．とはいえ，吸入導入は，小児における麻酔導入方法のなかでも広く一般に行われている方法であり，メリットは大きい．ここでは，小児の吸入導入を円滑に行うために必要な知識とコツについてまとめる．

A-1 小児で吸入導入がよく行われているのはなぜか？

　第一の理由として，導入前に静脈路確保を要さず，導入時に痛みを伴わないことがあげられる．鎮静効果のある前投薬の投与，亜酸化窒素の使用，術前からの局所麻酔クリームの塗布（EMLAクリームの場合，作用発現まで30〜60分を要する）により，末梢静脈路確保が児に与えるストレスは軽減されうるかもしれないが，導入時の痛みに関していえば，点滴導入に比して吸入導入に分があるといえる．

　また，成人に比して，新生児・乳児・小児においては，①機能的残気量に対する分時換気量の比率が高い，②吸入麻酔薬の血液ガス分配係数が低い*，③体重当たりの心拍出量が大きい，④血管が豊富な組織（脳など）への血流比が高いことから，吸入麻酔薬の取り込みと平衡に達するまでの時間が短く，スムーズで迅速な導入が可能となりうる．

　しかしながら，痛みとは異なるが，マスクを顔にあてられる恐怖心は，乳児や小児にはよくみられることであり[1]，その恐怖心から，結果的に導入時間が長くなり，患児に与える心的外傷が大きくなる可能性があることには留意すべきである．

　＊：セボフルランの血液分配係数に関しては，低出生体重児，成熟新生児，成人の間で差はない[2]．

A-2 吸入導入を避けたほうがよい症例は？

　新生児，心不全，胃食道逆流症，フルストマック，吸入麻酔薬が禁忌（悪性高熱症の素因など），頻回の麻酔のためにマスクに対する恐怖症などがあげられる．

A-3 小児の術前不安を解消するためには？

　小児の麻酔導入は，"いかに児が不安なく機嫌よく入室することができるか"から始まる（Mini Lecture 参照）．そのため，術前の不安を解消する方策をとることが重要となるが，術前診察時に児本人と仲良くなっておくことのほかに，①プレパレイション，②保護者同伴導入（parental presence during induction of anesthesia：PPIA），③前投薬，④タブレットやビデオゲームなどを利用して注意をそらすこと（distraction），などがあげられる（Q42 参照）．

A-4 吸入導入の具体的な方法とコツ

　小児の吸入導入の方法は，麻酔科医によって千差万別であり，1つの方法が正しいということはない．実際，北米から出版されている歴史ある小児麻酔の教科書と比較しても，その具体的な方法は1つではない．そこで，ここでは，筆者が考える方法について，まとめる．

1）いかにマスクをあてるか？：吸入導入のファーストステップ

　吸入導入の具体的な方法として，まずは，いかに児にマスクを受け入れてもらうか，ということから考えなければならない．

　保護者と一緒で安心でき，和やかな環境下（たとえば術前診察の段階）で，マスクの実物を児本人に渡して，顔にあててもらい，マスクそのものは怖いものでない，ということを認識しておいてもらうようにする．

　手術室に様々な香りの食用香料（エッセンス）を準備しておき，術前診察の段階で好みの香りを聴取しておき，その香りをマスクの内側につけておくことも効果的かもしれない．フルーツの香料をコーティングしたマスクを使用した場合，より穏やかに導入することができたとする研究もある[3]．

　手術室入口から手術室入室までは，児の興味を引きそうな話題の会話を続けたり，絵本やタブレットやDVDを用いたりしながら，児の注意をそらすように努める．いくら注意がそらされていても，ベッドに臥位になって様々なモニター機器が装着されてくると，児の恐怖心がかきたてられてくることがある．そのため，すべてのモニターの装着にはこだわらず，ASA 1～2の児であれば，SpO_2モニターの装着のみとする．恐怖心をかきたてるような臥位にさせずとも，乳児や就学前の小児であれば麻酔科医や保護者が抱っこした状態（図1）や，麻酔科医により児の両腕を優しく抑制し上体を支えながらの座位の状態（"bear-hug" technique，図2）でマスクをあてることも考える[4]．

　どうしてもマスクを受け入れることができない児に対しては，麻酔科医が自らの両手の指と指を絡めてカップのような形にし，その指の間からマスクを外した麻酔回路先端を組み込み，70％の亜酸化窒素を吸入させながら，児の口を覆うようにしていく方法もある．児の口がぴったりと

Mini Lecture　術前や麻酔導入時の不安が小児の周術期管理にどのような影響を及ぼすか？

　麻酔導入時に極度な不安から啼泣してしまうことは，小児ではみられうることである．こうした極度の不安から，たとえば，重症先天性心疾患の児のなかには啼泣や交感神経緊張により低酸素血症や心不全の増悪を招来する場合もあり，もやもや病の児の場合は過呼吸や啼泣から虚血発作を招来する可能性もあり，麻酔導入が困難になりうる．また，麻酔前や麻酔導入時の患児の不安や心的外傷と，術中の麻酔薬の必要量[1]，術後の痛み[2]，術後の行動異常（悪夢，夜泣き，母子分離不安の増強，食思不振など）[3]，覚醒時興奮[4]には相関関係がある．すなわち，術前や麻酔導入時に不安を与えないように努めることは，麻酔導入そのものを円滑にするだけではなく，術後管理，術後の児とその家族のQOLにもつながる．

　したがって，術前や麻酔導入時の児の不安や心的外傷を軽減することに努める必要があるが，まずは，術前評価の段階で，手術や麻酔に対する不安を抱える児を同定することが必要である．診察時の明らかな啼泣や非協力的な態度ばかりでなく，視線を合わせない，質問に答えようとしない，感情を表出しない，年齢的に不相応なほど親離れができていない，なども術前不安の表れとして認識する必要がある[5]．また，麻酔導入時の不安を予想する因子として，低年齢，以前に医療行為を受けた際の問題行動，長時間手術，6回以上の入院歴，保護者の不安が強いことであったとする研究もある[6]．

（小原崇一郎）

文献
1) Maranets I, et al.：Anesth Analg 1999；89：1346-1351
2) Kain ZN, et al.：Pediatrics 2006；118：651-648
3) Kain ZN, et al.：Anesth Analg 1999；88：1042-1047
4) Kain ZN, et al.：Anesth Analg 2004；99：1648-1654
5) Kain ZN, et al.：Arch Pediatr Adolesc Med 1996；150：1238-1245
6) Davidson AJ, et al.：Paediatr Anaesth 2006；16：919-927

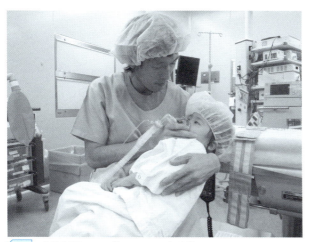

図1 麻酔科医による抱っこでの麻酔導入

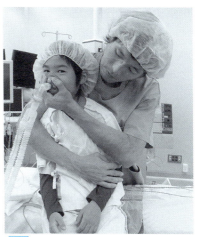

図2 不安な小児に対する座位での麻酔導入("bear-hug" technique)
児の上肢を優しく抑制し,上体を支えながらマスクをあてる.

覆うことができたら,8%のセボフルランを加えて,そのまま自発呼吸下に麻酔を深めていき,入眠が得られたら回路先端にマスクをはめて通常どおりの麻酔導入を行う.

こうした方法も難しくマスクを拒否される場合は,麻酔導入方針を転換し,末梢静脈路の確保による静注導入の選択肢を児に提示してみることも1つである.児を抑制して強引にマスクをあて吸入導入することは,児に多大な恐怖心を与えることになり,術後に,麻酔導入時の心的外傷を訴える可能性がある.吸入導入が静注導入に比して優しい導入法であるという思い込みを,医療従事者が抱かないことが重要である[5].

2) マスクをあてることができたら:吸入麻酔薬の投与

マスクをあてることができたら,亜酸化窒素が使用できる場合は,酸素と50〜70%の亜酸化窒素をしばらく吸入してもらう.呼気亜酸化窒素濃度が50%を超えてから,セボフルランを開始するとセボフルランの匂いが気にならなくなるようである.

セボフルランの投与法については,段階的に投与濃度を上昇させる方法と最初から高濃度で投与する方法がある.段階的投与の場合,2〜3呼吸ごとに1%ずつ徐々に濃度を上昇させていく.児が匂いを嫌がる場合は,口で呼吸するように促してみる.最初から高濃度で投与する場合は,8%のセボフルランを亜酸化窒素,酸素とともに吸入してもらう.高濃度で開始する方法のほうが,段階的投与に比して,開始時の匂いさえ嫌がらなければ,麻酔導入時間が短くなり,気道系などの合併症の頻度が増加しないという報告もある[6].

亜酸化窒素が使用できない場合,前述したマスクに児の好みの香りをつける方法や,troposmiaといわれる暗示を利用する方法がある.これは,「マスクにつけたイチゴの香りが,好きな香りに変わっていくよ」という暗示をかけながらセボフルランの投与を開始し,吸入導入に対する嫌悪感を改善しようとする方法である[7].また,不安が強いが協力的な年長児の場合には,あらかじめ麻酔回路内を8%セボフルランで充満させておき,合図とともに残気量まで呼出してもらい,その状態でマスクをあて深吸気をしてもらい,そのまま深吸気の状態でできるだけ息を止めていてもらう方法(single breath technique)もある.

3）入眠が得られたら

　セボフルラン開始後，一時的に体動が激しくなる興奮期を経て，麻酔深度が深くなっていく．興奮期には首を振るような体動のためにマスクのホールドが弱くならないように，片手でマスクを保持しながら，もう一方の手で頭部を押さえたり，マスクを保持する手ともう一方の手で頭部を挟むようにし，気道確保と吸入麻酔薬の投与が疎かにならないようにして，麻酔深度を速やかに深めていく．上気道閉塞さえなければ，陽圧換気をせずとも，必要十分な吸入麻酔濃度と自発呼吸により麻酔深度は自ずと深まっていく．

　乳児や幼若小児においてマスクを保持する際には，気道を圧迫しないように，ECクランプにおける下顎を保持する"E"の3本の指に力を入れすぎないようにする．

　入眠が得られたら，亜酸化窒素の投与を終了する．睫毛反射が消失しても，静脈路確保までは強制換気を避け，5〜8％のセボフルラン下で自発呼吸を保つようにする．静脈路の確保に時間がかかるようであれば，適宜，吸入濃度を下げる．むやみやたらの強制換気は，必要以上の麻酔深度から無呼吸となり，また，不適切な高い換気圧（15 cmH$_2$O以上）による陽圧換気から胃の膨満をきたし，結果的に換気困難になる可能性がある．上気道閉塞のために麻酔深度が十分に深くならない場合は，肩枕や口咽頭エアウェイの使用にて対応する．ただし，浅麻酔時の咽頭刺激は喉頭痙攣のリスクになりうるので注意が必要である．

4）静脈路挿入のタイミング

　児が入眠して睫毛反射が消失し，いったん上昇していた心拍数が減少してきた時点が，末梢静脈路挿入のタイミングである．4〜10歳の小児において，酸素と8％のセボフルランで吸入導入を開始し，睫毛反射消失後に吸気中のセボフルラン濃度を5％に下げ，その時点から末梢静脈路確保のための穿刺までの至適時間（挿入時の刺激で体動や咳嗽や喉頭痙攣を認めない状況までの時間）が，50％の症例にとっては1.9分，95％の症例にとっては3.32分であったとする報告もある[8]．

5）静脈路が確保されれば：気道確保への移行

　静脈路が確保できたら，気道確保に移行する．気管挿管の場合には，症例に応じてオピオイドと筋弛緩薬，またはオピオイド単独を投与し，しばらくマスク換気を行った後に喉頭展開，気管

One Point Advice　静脈路のない小児に対する声門上器具挿入のタイミング

　喉頭痙攣などの危急的状況に対応するために声門上器具（supraglottic airway device：SGA）挿入前に静脈路を確保することが一般的であろう．しかし，静脈路確保困難の場合や，もしくは静脈路を必要としないがSGAによる気道確保が望ましい短時間手術の場合（当院の場合，頭頸部のレーザー治療や，鼻涙管開放術など）には，静脈路のない状況でSGAの挿入を考慮してもよい．この場合のSGAの挿入は，筋緊張の低下，用手的に開口が可能であることなどから，十分な麻酔深度であろうという麻酔科医自身の直感的判断に基づいて試行されることが多い．

　こうしたSGAの挿入にとって十分な麻酔深度の客観的指標として心拍数を利用し，心拍数が吸入導入開始（酸素・70％の亜酸化窒素・8％のセボフルラン開始）後の最大値から10％低下した時点，ないしは，吸入導入開始から3分経過した時点に，7歳までの小児127人に対してLMA Unique™挿入を試みたところ，98.4％の症例で挿入が容易であったとする研究がある[1]．この研究において，マスクをあててからLMA Unique™挿入までの時間（中央値）は，2歳未満の児で118秒，2〜4歳の児で143秒，4〜7歳の児で159秒であった．

〈小原崇一郎〉

文献　1）Schwartz D, et al.：Paediatr Anaesth 2014；24：1044-1049

挿管に移行する．喉頭展開時には，セボフルランの気化器をオフとし，できうる限り手術室内汚染を防ぐようにする．

文献

1）Aydin T, et al.：Paediatr Anaesth 2008；18：107-112
2）Maliviya S, et al.：Anesthesiology 1990；72：793-796
3）Lewis RP, et al.：Anaesthesia 1988；43：1052-1054
4）Karsli C, et al.：Induction of anesthesia. In：Bissonnette, et al.（eds），Pediatric anesthesia：basic principles, state of the art, future. 1st ed, People's Medical Publishing House, USA, 2011；669-689
5）Kotiniemi LH, et al.：Paediatr Anaesth 1996；6：201-207
6）Epstein RH, et al.：J Clin Anesth 1998；10：41-45
7）Fukumoto M, et al.：Paediatr Anaesth 2005；15：98-101
8）Joshi A, et al.：Paediatr Anaesth 2012；22：445-448

〔小原崇一郎〕

Q44 成人において VIMA はどのように行うか？

　VIMA（volatile induction and maintenance of anesthesia）とは，揮発性吸入麻酔薬を使用して麻酔導入と維持を行う方法である．オピオイドなどの静脈投与の鎮痛薬の使用の有無は問わない．わが国で使用できる揮発性吸入麻酔薬で VIMA に適したものは，セボフルラン[1]以外にはない．本稿では，成人の静脈ルートを確保して行うセボフルランの VIMA 法について述べる．

　適応は，迅速導入（rapid sequence induction）以外の症例[2]である．最大のポイントは，少量のオピオイドを併用して高濃度のセボフルランの吸入をスムーズに行えるかどうかにある．

A-1 VIMA の実際

　実際には，以下の手順（図1）で行う．確実な静脈ルート確保後，心電図，自動血圧計，SpO_2，呼気 CO_2 およびガスモニター，prosessed EEG（BIS モニターなど），筋弛緩モニターを装着し，マスクフィットでモニター上に $P_{ET}CO_2$ が表示されることを確認する．マスクをフィットさせて酸素を 3 分間吸入させる．その間に，（酸素吸入開始 1 分後ぐらいから）緩徐にフェンタニル 100 µg 程度の単回静注あるいは緩徐にレミフェンタニル 2 ng/mL（効果部位濃度）程度になるように持続静注を開始し，セボフルランを吸入しやすい状態をつくる．引き続き，セボフルランの設定を 8% または 5%（5% が最大の気化器の場合）として吸入を開始する．このとき鼻から吸うと臭いが気になるため口から，大きな息をするように促す．意識消失は，睫毛反射や命令に反応しなくな

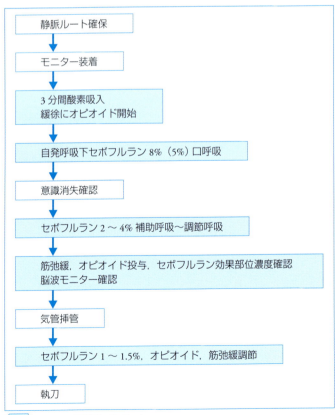

図1　VIMA の手順とポイント

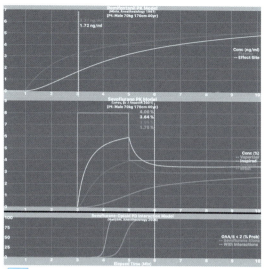

図2 レミフェンタニルとセボフルランのPK/PDシミュレーション　口絵カラー5参照

ることを目安として，完全に入眠したことが確認できるまで名前はよばない（呼吸を促すように声をかけるのみ）．BIS モニターの脳波波形も参考にする（意識消失までには60秒もかからないことが多い）．マスク保持を嫌がらなくなれば，自発呼吸に合わせてマスクによる用手換気を開始する（このときのマスク換気で成否が決まる）．自発呼吸が弱くなれば，完全に陽圧換気に移行する．意識がないことを確認したら，セボフルラン濃度を2～4%程度で換気を続ける（マスク換気がうまくできれば，3分程度で脳内濃度は1.5%程度となる）．筋弛緩薬を投与し，必要ならば気管挿管までにオピオイドを増量または追加投与する（気管挿管時の効果部位濃度が大切）．気管挿管後は，通常どおりセボフルラン濃度を1～1.5%程度（セボフルラン呼気濃度で0.7MAC程度）として，オピオイドを適宜調節して維持を行う．

A-2 AnestAssist™ PK/PD によるシミュレーション

図2には，レミフェンタニルを併用したセボフルランのVIMAでのAnestAssist™ PK/PD[3]によるシミュレーション（40歳，男，170 cm，70 kg）を示した．ポイントは，酸素投与開始1分後にレミフェンタニル 0.25 μg/kg/分で開始すると，その2分後にレミフェンタニル効果部位濃度は，1.72 ng/mL となる．このころ，セボフルランを8%に設定し吸入を始めると，60～90秒後には入眠する．入眠確認後，4%程度に減少させ換気を続けると，酸素投与から6分程度でセボフルランの脳内濃度（効果部位濃度）は1.75%となり，気管挿管操作により交感神経系の変動をきたさない状態になる．

文献

1) 中木敏夫．吸入麻酔薬の栄枯盛衰　稲田英一編．セボフルラン基礎を知れば臨床がわかる．東京：メディカル・サイエンス・インターナショナル：2010. p115
2) 澤田敦史，山陰道明 セボフルランの特性と麻酔の導入，覚醒．稲田英一編．セボフルラン基礎を知れば臨床がわかる．東京：メディカル・サイエンス・インターナショナル：2010. p23-40
3) http://www.palmahealthcare.com（2016年1月閲覧）

（讃岐美智義）

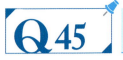

TIVAの場合のプロポフォール，レミフェンタニルの投与量設定はどのようにするか？

A-1 TIVAにおける麻酔管理

1) プロポフォールの設定基準

全静脈麻酔（TIVA）では投与速度ではなく，血中濃度や効果部位濃度を意識した麻酔管理が大切である．麻酔維持中のプロポフォール目標血中濃度を適切に決めること[1]は，TIVAの麻酔管理においては最も重要である．麻酔維持中のプロポフォール目標血中濃度は，個人差が大きいため薬物濃度と患者反応の関係を評価しながら麻酔管理を行うことが基本である．

指標として用いることが可能なのは，麻酔導入中の患者就眠時のプロポフォール効果部位濃度である．まずは，この就眠時のプロポフォール効果部位濃度の2倍程度に目標血中濃度を設定する．

しかし，就眠時の効果部位濃度は様々な因子の影響を受ける．たとえば，プロポフォールの投与速度を速くした場合，目標血中濃度を高く設定すると誤差が大きくなる．そこで，初期の目標血中濃度は2〜3 μg/mL（低めの目標血中濃度）でゆっくり麻酔導入する．

2) レミフェンタニル併用の場合

また，レミフェンタニルを導入時に併用すると，就眠時の効果部位濃度が低下する．オピオイド（レミフェンタニル，フェンタニル）とプロポフォールや揮発性麻酔薬を併用すれば，相乗効果を示す[2]が，これはプロポフォールとレミフェンタニルは互いに作用を増強するためである．麻酔導入時にプロポフォール単独で就眠させられれば，就眠濃度が役立つが，レミフェンタニルを併用して導入した場合には，就眠時のレミフェンタニルの血中濃度がいくらだったのかを意識し，麻酔維持中のレミフェンタニル濃度を導入時以下にならないよう注意する必要がある．患者の不安が強い場合はなかなか就眠しない場合もある．こういった場合には，就眠時の効果部位濃度にこだわらずBISなどのprosessed EEG（脳波モニター）を併用し，BIS値を参考に目標血中濃度を決定する．目標とするBIS値については，40〜50とするが，BIS値のみを妄信せず脳波波形を観察して睡眠紡錘波（spindle wave）[3]が出ていることを，逐次，確認することが大切である．手術中はレミフェンタニルや手術侵襲によりBIS値が影響を受けるため，手術執刀前にBIS値と脳波波形から適正と思われるプロポフォール目標血中濃度を決定しておくのがポイントである．迷ったら高めの維持濃度にして薬物投与に相関して脳波が抑制されることを確認する．

一度，プロポフォールの目標血中濃度が決まったら，基本的にはプロポフォール濃度を手術中に大きく変化させる必要はない．レミフェンタニルの濃度は手術侵襲によっても異なるが，6 ng/mLを基準に増減させ，手術刺激の増大（BIS値や血圧上昇）に対してはレミフェンタニルの増量で多くは対処が可能である．また出血や輸液により血液希釈が起こり，血中タンパクが低下すると，遊離のプロポフォールが増大するため血中濃度が増大する．心拍出量の低下，体温低下がみられると，プロポフォールおよびレミフェンタニルの血中濃度は増大する可能性がある．こういった場合にも，予測血中濃度を妄信せず，脳波モニターを活用してプロポフォールやレミフェンタニルの投与速度を調節する．

術中覚醒は起こさないように，BIS値を目標に適切に薬物濃度を調節することは大切である．TIVAの麻酔管理の基本中の基本は，血圧変動やBIS値の変動を起こさないような全身状態の管理（心拍出量や体温，循環血液量の変動をきたさないような麻酔管理）である．

文献

1) 森本康裕：Q25 麻酔維持中のプロポフォールの適正目標血中濃度は何を指標に決めるのですか？ 内田整（編），臨床の疑問に答える静脈麻酔Q&A，羊土社，2015；63
2) Kern SE, et al.：Anesthesiology 2004；100：1373-1381
3) 萩平哲：Q9 TIVAにおけるBISである．モニターの基本的な使い方，見方を教えてください．内田整（編），臨床の疑問に答える静脈麻酔Q&A，羊土社，2015；32-35

（讃岐美智義）

Mini Lecture 心拍出量の増大ではプロポフォールの血中濃度は低下する

一定速度で投与したプロポフォールの濃度と心拍出量の関係の研究がある．プロポフォールを一定速度で投与し，ドブタミンを使用して心拍出量を増加させハイパーダイナミックな状態にすれば，プロポフォールの血中濃度は低下する．また，同条件のプロポフォールでプロプラノロールを使用して心拍出量を減少させれば，プロポフォールの血中濃度は上昇する．心拍出量が大きくなれば，分布が速やかに行われるため，プロポフォールの血中濃度は低下すると考えられ，心拍出量が小さくなればその逆が起こる．

麻酔導入中や麻酔維持中には，プロポフォールを一定の目標濃度に決めつけるのではなく，心拍出量の変化で設定濃度を変化させることが大切なことを示している．

（讃岐美智義）

文献 ● Kurita T, et al.：Anesthesiology 2002；96：1498-1503

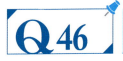

プロポフォールの血管痛はなぜ起こるか？ 防ぐ方法はあるか？

A-1 血管痛の原因

プロポフォールの血管痛の原因は，プロポフォール製剤中の水相中の遊離プロポフォールが直接血管壁に刺激を引き起こす[1]ためとされている．実際に，プロポフォールを溶解する基剤を長鎖脂肪酸トリグリセリドから中鎖脂肪酸トリグリセリド（MCT）とLCTを1:1で混合したものに変更すると水相中のプロポフォール分子の量が減少し，血管痛が軽減する[2]．また，プロポフォールの1％製剤を脂肪乳剤（中鎖／長鎖トリグリセリド）で0.5％に希釈すると，遊離プロポフォール濃度が低下して注入痛の緩和に有効であるとする報告もある．しかし，現実的には完全に血管痛を予防できるわけではなく軽減する程度である．またプロポフォール製剤の選択や事前にプロポフォールに脂肪製剤を混入しなければならず，全員に行えるものではない．

A-2 血管痛の予防

簡便に行うことができる予防法[3]（表1）として，①中枢に近く比較的太い静脈から投与する，②プロポフォールの投与速度を遅くする，③輸液流量を速くする，④プロポフォールを投与する前にリドカインやオピオイド，ケタミンなどの薬物を前投与する，などの方法で麻酔導入時のプロポフォール注入時痛を緩和できる．

静脈路を確保する部位が中枢に近くなるほど血管痛の訴えが少なくなる．つまり，手背，手首，前腕部の順番で血管痛の訴えが少ないことが知られている．導入前に血管確保部位を選択できるのなら前腕の太い静脈を選ぶのがよい．プロポフォールの投与速度自体を遅くする方法は，

表1　プロポフォール注入時の血管痛対策

血管痛対策	具体的方法	注意点
血管選択や投与テクニック		
穿刺時の血管選択	中枢に近い血管・太い血管を選ぶ	
メインの輸液流量	輸液流量を全開にする 太い静脈留置針を選択	
プロポフォールの投与速度	遅くする	導入速度に影響を与えるため推奨しない
先行鎮痛薬		
リドカイン	20～50 mgを先行投与 1)リドカインとプロポフォールを混和 2)駆血してリドカイン投与直後，駆血解除しプロポフォール投与	1)手間がかかる 2)推奨
フェンタニル	0.2 μg/kg以上	いずれも効果発現を待ってからプロポフォール投与
レミフェンタニル	効果部位濃度 4 ng/mL以上	
ケタミン	0.4 mg/kg（プロポフォール投与1分前）	
製剤選択と薬剤の工夫		
MCT/LCT 基剤の製剤	製剤を導入する	TCIに対応していない
プロポフォールに脂肪輸液製剤を加える	1％プロポフォールを脂肪製剤で倍希釈	脂肪負荷になる 手間がかかる

入眠時間が遅れるため臨床的にはお勧めできない．しかし，プロポフォールの投与ルートのメインの輸液流量をできるだけ速い速度にすることは，血管内でプロポフォールが希釈されるため有効である．

リドカインによるプロポフォール注入痛対策では，単純にリドカインを先行投与する，プロポフォールにリドカインを混合して投与する，駆血して静脈を閉塞した状態でリドカイン投与し，その後，閉塞を解除してプロポフォールを投与する方法がある．特に静脈を閉塞してリドカインを投与する方法の有効性が高い．なお，リドカインの投与量は成人では 20 〜 50 mg が一般的である．

プロポフォール注入時痛を緩和するためにフェンタニルやレミフェンタニル，あるいはケタミンを先行投与する方法がある．リドカインと違って血管内で局所的に作用する薬物ではないため，これらの薬物の効果発現を待ってプロポフォールを投与する必要がある．フェンタニルならば 0.2 µg/kg 以上のボーラス投与から 3 〜 5 分後，レミフェンタニルなら効果部位濃度が 4 ng/mL 以上になるまで待つ．ケタミンなら 0.4 mg/kg 以上をプロポフォール投与の 1 分前に先行投与する．

実臨床では，上記の方法を組み合わせてプロポフォールの注入時痛を軽減する努力をすることが求められる．

文献

1) Doenicke AW, et al.：Anesth Analg 1996；82：472-474
2) Rau J, et al.：Anesth Analg 2001；93：382-384
3) 讃岐美智義：Q19 導入時のプロポフォール注入痛を緩和する方法を教えてください．内田整（編），臨床の疑問に答える静脈麻酔 Q&A，羊土社，2015；54-55

（讃岐美智義）

Mini Lecture　末梢血管の痛みを引き起こす薬物

末梢血管から薬物を投与した場合，次の 3 つの原因で痛みを引き起こす．
① 薬剤の pH（酸性・中性・アルカリ性）：薬の pH が酸性やアルカリ性が強い場合，血管を刺激し痛みや炎症を引き起こす原因
　例：ロクロニウム（酸性）
② 薬剤の浸透圧：浸透圧が異なる溶液に接触すると，血管内皮細胞の障害が起こる
　例：セルシン®，カリウム
③ 薬剤の刺激性：注射部位の血管内皮細胞に障害を与える
　例：ディプリバン®

（讃岐美智義）

Chapter 7
麻酔維持

Q47 術中覚醒の予防法にはどのようなものがあるか？

A-1 術中覚醒とは

　術中覚醒とは，全身麻酔下の手術中に意識が戻り，その間の出来事を術後にも覚えていることである．これは患者にとって予期せぬ出来事であり，心的外傷後ストレス障害（PTSD）などの精神的な後遺症を残す可能性がある．術中覚醒の頻度は0.1〜0.2%と報告されている．

　記憶は自由に思い出すことのできる顕在性記憶（explicit memory）と自分では思い出すことのできない潜在性記憶（implicit memory）に分けられるが，潜在性記憶であっても術後にPTSDを生じうる危険性があることは認識しておく必要がある．つまり，術中は「顕在性記憶」だけでなく「潜在性記憶」も残さないような麻酔管理が必要とされる．

　術中覚醒の原因は相対的な催眠薬あるいは鎮痛薬の不足である．術中覚醒の頻度が高い手術として，心臓血管外科手術，産科手術，外傷手術，頭頸部手術が知られている．その他の危険因子としては若い女性，術中覚醒の既往，術中の全静脈麻酔（TIVA），筋弛緩薬の使用などがあげられる．

　術中覚醒した時点で筋弛緩状態にあった患者は，体を動かすことのできない麻痺の恐怖により特にPTSDの発症率が高い．また術中覚醒の半数は麻酔導入から執刀の間に発生する．よって麻酔の導入時や手術終了直後などの麻酔が相対的に浅くなる時間帯には，特に注意が必要である．厳密には術中ではないが，患者にとっては同意義である．

A-2 術中覚醒の予防法

　まず，術前診察の際に前述のリスクがないかを確認する．もし，術中覚醒の既往がある場合は以前の麻酔法を調べて，異なる麻酔法を選択するなどの対策が必要となる．また術前診察の際に術中覚醒のリスクについて説明する必要がある．特に術中覚醒のリスクが高い手術である場合はしっかりと説明するべきであり，この際，鎮痛は保証するが，意識の消失は必ずしも保証できないことをあらかじめ伝えておくとよい．

　麻酔維持に吸入麻酔薬を使用する場合は呼気吸入麻酔薬濃度をモニターし，0.7 MAC以下にならないようにする．揮発性吸入麻酔薬による全身麻酔では，呼気吸入麻酔薬濃度を0.7〜1.3 MACに維持した群と，BISを40〜60に保った群とを比較し，BISの使用により術中覚醒を減らせず，吸入麻酔薬の量も削減できなかった（B-Unaware trial，BAG-RECALL trial）[1,2]．吸入麻酔ではルーチンのBIS使用は不要である．麻酔法を統一していない症例を対象にした大規模研究（B-Aware trial）[3]ではBISは術中覚醒を減らした．また，BISの使用により，偶発的エラーが引き起こす麻酔薬投与量の過少による術中覚醒の発生率を低下させる可能性もある．日本麻酔科学会の「安全な麻酔のためのモニター指針（2014年7月改訂）」は「脳波モニターは必要に応じて装着すること」と記載している

　TIVAに関しては吸入麻酔薬による全身麻酔に比べて静脈路，投与ポンプの作動不全など技術的な問題が多くかかわること，静脈麻酔薬の適正量には吸入麻酔薬と比べて個人差が大きいこと

などが，術中覚醒防止をさらに困難にする．予防としては，薬剤投与用ルートを確実に確保し，輸液の投与状態を常に確認するといった基本的なことに加えて，BIS などの脳波モニターを必ず使用することが重要である．現時点で麻酔中の意識レベルを確実にモニターする方法はないが，TIVA では BIS の使用により術中覚醒の頻度が低下するとした報告もある．また，プロポフォールやレミフェンタニルに加えて，ケタミンなどの中枢神経系に対する薬理学的特性が異なる複数の静脈麻酔薬を組み合わせ，TIVA 中の術中覚醒の低減に努める方法も試みられている．

術中覚醒の半数が麻酔導入から執刀前に発生しているので，吸入麻酔であれば適切な呼気吸入麻酔薬濃度を導入時から維持すること，TIVA であれば導入前から BIS などの脳波モニタリングを開始して挿管操作やライン確保中の覚醒に注意するべきである．また術中に筋弛緩薬の使用が必要かどうかを症例ごとに検討し，不必要な筋弛緩薬投与を控えることや，覚醒時には筋弛緩作用を十分に拮抗した後に麻酔薬の投与を終了することも術中覚醒の予防に有用である．

文献

1) Avidan MS, et al.：N Engl J Med 2008；358：1097-1108
2) Avidan MS, et al.：N Engl J Med 2011；365：591-600
3) Myles PS, et al.：Lancet 2004；363：1757-1763
4) 飛鳥井望：臨床麻酔 2015；39：457-462

（小林賢輔，土井松幸）

Mini Lecture　術中覚醒が起きた場合の対応 [4]

術中覚醒が起きた場合には PTSD を発症しないように最善を尽くす必要がある．麻酔科医としては共感的態度で患者の訴えに丁寧に耳を傾け，考えられる原因について説明し謝罪する．術中覚醒の詳細を診療録に記載して主治医や他の医療従事者と共有し，精神的な支援を行う．フラッシュバックや悪夢，睡眠障害，日中の不安などの症状を認め，PTSD が疑われる場合には，精神科専門医による評価と介入が必要となるため，迅速に専門医への紹介受診を行う．早期に訴えが表面化していない場合でも，術中覚醒体験者には 3〜6 か月後の経過観察が望まれる．その他の対応として，術中覚醒の再発を予防するために症例検討を行い，原因の究明を行う必要がある．術中覚醒の既往のある患者は次回手術において術中覚醒の頻度が高いとする報告もあるため，次回の全身麻酔の参考になるように患者に使用した麻酔薬を伝えることも有効であると考えられる．

（小林賢輔）

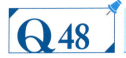

triple low とは何か？

A-1 triple low の概念

triple low とは Sessler らが 2012 年に発表した論文[1]のなかで提唱した概念であり，平均動脈圧（MAP）75 mmHg 未満・BIS 値 45 未満・MAC 比 0.8 未満と 3 つの因子が術中にいずれも低値を示す状態のことで，術後 30 日の死亡率との相関が強いとされる．

その後の研究ではこの概念を否定するものと支持するものがあり，2015 年現在においてはまだ意見の一致がなされていない．

A-2 triple low の発端となった研究

Sessler らは triple low の発端となった研究で非心臓手術 24,120 症例について，MAP，BIS 値，呼気麻酔薬濃度（MAC との比）と術後 30 日死亡率，在院日数との関係を後ろ向きに比較検討した．麻酔の維持は吸入麻酔薬が用いられた．手術中の MAP，BIS 値，MAC 比の平均値が，全体の平均±1 SD からはずれた場合を high と low に分類し，術後 30 日の死亡率について比較したところ表1のような結果になった．30 日死亡率との相関は MAC 比が low のときはいずれもハザード比＞1 で有意性がある．しかし，MAP や BIS 値が low のときはハザード比が 1 より高い場合と低い場合があり，有意性も一定しない．

Sessler らは triple low は術後 30 日死亡率との相関が非常に強いこと，また triple low の累積時間と 30 日死亡率，在院日数の増加との間に有意な相関があることを示した．結論として低麻酔濃度中の低血圧だけでも死亡率の強い予測指標となるが，低 BIS 値を加えることでさらに強い予測指標になることを主張している．triple low を構成する MAP 75 mmHg 未満・BIS 値 45 未満・MAC 比 0.8 未満のそれぞれの値は多くの麻酔科医にとって許容範囲で，triple low の状態も日常の臨床麻酔のなかでしばしば遭遇しうることが興味深い．

A-3 triple low についてのその後の研究

triple low についてその後再検討した大規模な研究は，筆者の知る限り 2015 年秋の時点では 2 つあり，いずれも後ろ向きの観察研究であるが，結果は相反するものである．

1 つは Kertai らの研究[2]で非心臓手術 16,263 症例について，triple low の累積時間と術後 30 日の死亡率または術後 2.6±1.2 年までの死亡率の相関関係を検討した．結果は triple low の累積時

表1 術中の平均血圧，BIS，MAC 比と術後 30 日死亡率との相関（文献 1 より改変）

平均血圧	BIS	MAC 比	ハザード比（95% CI）	有意性
Low	Low	Low	3.957（2.567-6.098）	＜ 0.001
Low	High	Low	2.534（1.617-3.970）	＜ 0.001
High	High	Low	2.131（1.217-3.731）	0.008
High	Low	Low	1.902（1.080-3.351）	0.026
Low	Low	High	1.492（0.852-2.611）	0.161
High	High	High	1.034（0.503-2.125）	0.927
Low	High	High	0.729（0.342-1.558）	0.415
High	Low	High	0.397（0.169-0.933）	0.034

間はいずれの期間に対する死亡率に対しても相関関係がなく，triple low の概念を否定するものである．

もう1つは Willingham らの研究[3]で，BIS モニタリングと術中覚醒を検討した B-Unaware Trial，BAG-RECALL Trial，The Michigan Awareness Control Study の3つのデータから抽出した 13,198 症例について検討したものである．結果は triple low の累積時間が 15 分以上の場合に，15 分未満と比較して術後 30 日の死亡率が有意に高くなった（オッズ比 5.16 4.21-6.34）．また併存疾患について調節して比較しても，triple low の累積時間が長くなると術後 30 日死亡率（ハザード比 1.09 1.07-1.11）と 90 日死亡率（ハザード比 1.09 1.08-1.11）が有意に増加した．

このように triple low の概念はまだ意見の一致がなされていないのが現状である．MAP の上昇や MAC の低下といった麻酔管理を変更することで triple low の状態を改善すると，術後の死亡率減少につながるかを検討する現在進行中の臨床試験（NCT00998894）への関心が高まっている．

文献

1) Sessler DI, et al.：Anesthesiology 2012；116：1195-1203
2) Kertai MD, et al.：Anesthesiology 2014；121：18-28
3) Willingham MD, et al.：Anesthesiology 2015；123：775-785

（小林賢輔，土井松幸）

One Point Advice　triple low への反論[2]

　本文でも紹介した Kertai らの研究が triple low の概念を否定した現在のところ唯一の大規模な研究である．2006〜2009 年に米国デューク大学で非心臓手術を受けた 16,263 人の患者について後ろ向きに検討している．術前リスク因子や手術侵襲などを含めた多変量解析を行っており，術後 30 日と 2.6±1.2 年までの中長期予後との関連を評価している．単変量解析では triple low は術後 30 日と中長期予後ともに予後不良の有意なリスク因子であったが，多変量解析を行うと triple low は術後 30 日と中長期予後との間に相関関係が認められなかった．著者らは triple low と予後との相関関係は高齢や高 ASA-PS や緊急手術などの独立した予後不良因子の副現象にすぎないと考察している．　　　（小林賢輔）

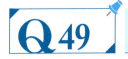 **術中の低血圧の鑑別診断は何か？ 治療はどうするか？**

術中の低血圧は，鑑別診断と治療をほぼ同時進行で行わなくてはならない病態の1つである．そのため，本稿では，可能な限り箇条書きで項目をあげ，それに沿って診断と治療を進められるよう配慮した．

A-1 定　義

収縮期血圧 90 mmHg あるいは平均動脈圧 60 mmHg 未満の状態を指す．多くはベースラインから 20% 以上の血圧の低下となる．

A-2 機　序

- **前負荷の低下**
  循環血液量の減少（出血，脱水など）
  静脈還流の抑制（腹臥位，妊娠後期の仰臥位低血圧症候群，手術鈎による大静脈の圧排など）
  心疾患由来（高度の逆流性弁膜症，心室の拡張障害など）
  胸腔内圧の上昇（緊張性気胸など）
  肺塞栓，心タンポナーデ
- **心筋収縮力の低下**
  薬剤性（麻酔薬，β遮断薬など）
  慢性心不全（心筋症，弁膜症など），心筋虚血
- **体血管抵抗の低下**
  薬剤性（麻酔薬，血管拡張薬，その他の薬物，オキシトシンなど）
  交感神経系遮断（硬膜外麻酔や脊髄くも膜下麻酔に伴うものなど）
  （大）動脈遮断解除
  ターニケット解除
  ショック状態（敗血症，アナフィラキシー，アナフィラキシー様反応，神経原性，骨セメント挿入によるものなど）
  内分泌異常（甲状腺機能低下，低血糖，褐色細胞腫摘出直後など）
- **心リズム異常**
  徐脈，頻脈，心房収縮の消失（心房細動など）

A-3 準備，予防

- **心血管病態などの詳細な評価**：病歴，脱水（術直前ヘモグロビン値など），頻脈や起立性低血圧の有無の評価
- **麻酔開始前から直後での血管内容量補正**：特に，広範囲の交感神経遮断を施行する場合（硬膜外麻酔や脊髄くも膜下麻酔）
- **直接動脈圧測定**：麻酔開始前からのモニター開始を考慮
- **使用薬剤のタイトレーション**：麻酔薬は少量より使用し，生体の反応を観察しつつ増量する
- **低血圧を惹起する可能性がある薬剤の中止**：アンジオテンシン変換酵素阻害薬やアンジオテンシンII受容体拮抗薬

A-4 対処・治療

麻酔中の低血圧の対処・治療は，鑑別診断（A-2「機序」）と同時進行となることがほとんどであり，原因は何であってもひとまずの対応に大きな違いはない．

1）ひとまずの対応（すべてほぼ同時進行）
- 本当に低血圧かどうかを確認

    頸動脈触診，間接圧や直接圧など異なる方法で繰り返し測定

    触診不能な，あるいは高度徐脈や致死的心室性不整脈を伴う高度低血圧→直ちに心肺蘇生を開始（心肺蘇生の項目を参照，自動体外式除細動器の準備，マンパワー招集緊急コールなど）

- 薬物治療

    麻酔深度を許容範囲まで下げ，持続投与中の麻薬を中止

    徐脈を伴う場合はα＜β作動薬，頻脈を伴う場合はα＞β作動薬のバランスで静脈内単回投与を繰り返す

    術中の持続投与はノルアドレナリンが使用しやすい→低血圧の程度によるが，0.05 μg/kg/分程度から開始

    高度徐脈→アトロピン使用，体外ペーシングを考慮

    アドレナリンは心肺蘇生時に使用

    投与中の降圧薬を中止

- 前負荷の維持

    輸液負荷→細胞外液類似の輸液製剤を使用（腎不全の場合はカリウム非含有輸液製剤）

    可能であれば下肢挙上

    うっ血性心不全が明らかになれば輸液減量

- 呼吸状態の確認と是正

    酸素化が維持されているか→不十分なら吸入気酸素濃度を上昇させる

    呼吸音を聴取できるか→緊張性気胸の除外

2）ひとまずの対応しつつの鑑別診断と治療
- 体位変換後に急に発症した低血圧

    肺血栓塞栓症→状況に応じヘパリン静注を考慮

    腹臥位の際の静脈還流障害など→いったん仰臥位に戻す

- 術野で発生していることを確認

    出血→可能ならいったん圧迫止血を術者に依頼

    手術手技による静脈還流障害→除外診断のため術者に依頼し圧迫を解除

- アナフィラキシー（あるいはアナフィラクトイド）反応

    広範囲の発赤など皮膚病変の確認

    エピネフリン静注（0.1 mgずつ）を血圧が上昇するまで繰り返す

    推測される原因薬剤などの投与中止

- 心筋虚血

    ニコランジル，ジルチアゼム，硝酸薬など冠血管拡張薬の持続静脈内投与を考慮

3）そのあとの対応
- モニターの追加

    直接動脈圧モニター，体外式連続心拍出量測定用センサー，経食道心エコー法

- **検査など**
  動脈血液ガス（酸素化，貧血，乳酸値，電解質異常の評価），出血量を含めた水分出納のチェック
- **中心静脈ルートの確保**
  場合によっては手術進行を止めて行う→確実な循環作動薬投与および輸液負荷ルートとして使用
- **高度出血の際の対応**
  マンパワー招集
  末梢静脈路の複数確保
  血液製剤依頼（赤血球液，新鮮凍結血漿，クリオプレシピテート，フィブリノゲン）
  回収式自己血輸血を考慮
- **病態の精査および体外循環の準備**
  循環器内科および心臓血管外科医師の診察，対応依頼
  致死的低血圧継続あるいは蘇生困難時→経皮的心肺補助（PCPS）の使用を考慮

文献

1) Harrison TK et al. Generic events. In：Gaba DM et al.(eds), Crisis Management in Anesthesiology. 2nd ed, Elsevier Saunders, Philadelphia, 2015；114-118
2) Duke JC. Blood pressure disturbances, arterial catheterizeation, and blood pressure monitoring. In：Duke JC et al(eds), Duke's Anesthesia Secrets. 5th ed, Elsevier Saunders, Philadelphia, 2016；166-173

（木下浩之）

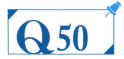

術中の高血圧の鑑別診断は何か？ 治療はどうするか？

術中の高血圧は，鑑別診断と治療をほぼ同時進行で行わなくてはならない病態の1つである．そのため，本稿では，可能な限り箇条書きで項目をあげ，それに沿って診断と治療を進められるよう配慮した．

A-1 定 義

多くはベースラインから20%以上の血圧の上昇を指す．2014年時点での高血圧病学会ガイドラインでは，おおむね収縮期/拡張期血圧が140/90 mmHg以上を高血圧と定義している．特に，200/140 mmHg以上の高血圧症は，高血圧緊急症として緊急に治療を要する状態である．

A-2 症状と機序

1) 症 状
- 手術侵襲等に対し相対的麻酔深度不足による場合
  頻脈，頻呼吸（自発呼吸を維持している場合），体動（筋弛緩薬を使用していない場合もしくは筋弛緩薬効果が不足している場合），流涙，瞳孔拡大などの併発
- 自律神経異常反射など圧受容体反射異常あるいは頭蓋内圧亢進による場合
  徐脈の併発
- 術野に投与された止血目的のアドレナリンの血管内誤注入による場合
  頻脈に引き続く高血圧

2) 機 序
- まず考えるべき病態，状態
  喉頭展開など気管挿管手技，手術侵襲，麻酔からの覚醒
  低酸素血症，高二酸化炭素症，膀胱緊満
  麻酔薬の過少投与（空の気化器，ダイヤル設定ミス，静脈麻酔薬投与中輸液回路の漏れ）
  手術手技による末梢血管抵抗の急激な上昇（大動脈遮断，駆血帯の使用など）
  止血目的の術野投与アドレナリンの血管内誤注入
- 比較的まれな病態
  自律神経系異常反射（高位脊髄損傷などの場合），子癇前症，褐色細胞腫，甲状腺クリーゼ，悪性高熱症，頭蓋内圧亢進によるCushing現象
- 除外診断が必要な事項
  循環作動薬の過量投与
  高血圧治療薬の周術期中止による高血圧（アンジオテンシンII受容体拮抗薬など）
  血圧測定のアーティファクト：非観血的血圧測定時にマンシェットが小さすぎる場合や体動がある場合，直接動脈圧測定時にゼロ点が不適切な場合

A-3 準備，予防

- 適切な術前の血圧コントロール
  おおむね収縮期/拡張期血圧が140/90 mmHg未満を目指す
  継続が望ましい降圧薬：カルシウム拮抗薬，交感神経αあるいはβ受容体遮断薬

手術当日中止すべき降圧薬：アンジオテンシン変換酵素阻害薬，アンジオテンシンⅡ受容体拮抗薬およびそれを含む合剤(麻酔薬との相互作用でカテコラミンに反応しにくい低血圧を惹起する可能性がある)
- 血圧測定を適切に行う
  適正なカフサイズ(非観血的血圧測定)，適切なゼロ点(観血的血圧測定)
- 直接動脈圧モニターの使用を考慮(特に，脳動脈瘤クリッピング術のように血圧コントロールが重要な手術手技の場合)
- 心筋虚血や心不全の合併がある患者では経食道心エコー法の併用を考慮
- 可能な限り十分な麻酔深度を保ち，鎮痛に努める
- ケタミンの使用を避ける
- 低酸素および高二酸化炭素症を避ける
- 膀胱緊満に注意を払う(特に，留置導尿していない症例の手術が時間延長する場合)

A-4 対処・治療

麻酔中の高血圧の対処・治療は，鑑別診断(A-2「症状と機序」)と同時進行となることがほとんどであり，原因は何であってもひとまずの対応に大きな違いはない．

1) ひとまずの対応（すべてほぼ同時進行）
- 本当に高血圧かどうかを確認
  非観血的測定時：繰り返し測定，反対側の上肢で再測定
  観血的測定時：ゼロ点が適切かチェック，動脈ラインをフラッシュ，非観血的測定値と比較
- 麻酔深度の確認と是正
  麻酔薬投与が確実に行われているかを確認：揮発性麻酔薬気化器および呼気吸入麻酔薬濃度の確認，静脈麻酔薬投与中のシリンジポンプの異常およびBIS値の確認
  調節性の高い麻酔薬から追加投与：可能なら揮発性麻酔薬投与量増大で対応，次に静脈麻酔薬や麻薬あるいは局所麻酔薬(硬膜外あるいは末梢神経ブロック留置カテーテルから)の追加投与
  侵害刺激の相対的増大が明らかな場合：麻薬や局所麻酔薬投与による鎮痛を優先
- 高血圧が病態上好ましくないときの対応
  大動脈瘤や脳動脈瘤を合併する患者，高血圧が好ましくない手術手技が行われている場合(血管操作を伴う手術，副鼻腔手術，脊椎手術など)
  短時間作用薬剤単回投与および持続点滴でひとまず安全なレベルまで降圧：カルシウム拮抗薬(ニカルジピン，ジルチアゼム)，β遮断薬(ランジオロール，エスモロール)あるいは硝酸薬(ニトログリセリン，硝酸イソソルビド：子宮筋拡張作用をもつため，特に，子癇前症を含む帝王切開症例での血圧治療によい適用がある)，α遮断薬(フェントラミン：褐色細胞種が明らかな場合)

2) ひとまず対応しつつの鑑別診断と治療
- 麻酔薬以外の投与中薬物の再確認と投与量修正
  投与中の循環作動薬の過量投与の有無の確認：投与薬剤調剤レシピ，シリンジポンプ設定の確認
  麻酔深度および鎮痛を十分施した後の高血圧に対する降圧薬の投与開始
  持続投与を開始した降圧薬投与量のタイトレーション

- 呼吸状態の確認と是正

    酸素化が維持されているか→不十分なら吸入気酸素濃度を上昇させる

    高二酸化炭素症はないか→呼気終末二酸化炭素分圧($P_{ET}CO_2$；動脈血液ガス分析)を行い，換気量を増加させる

- 膀胱緊満があれば解除

    特に，留置導尿していない症例の手術が時間延長する場合

- 頭蓋内圧亢進の治療

    過換気($PaCO_2 = 30$ mmHg 前後)，マンニトール(およびフロセミド)の静脈内投与

3) そのあとの対応

- 直接動脈圧モニターの追加
- 末梢静脈路の複数確保

    薬剤投与ルートとして必要があれば確保

- まれな病態への対応と精査

    自律神経異常反射(高位脊髄損傷などの場合)：病歴から推察

    褐色細胞腫：術後に精査

    甲状腺クリーゼ：高体温や不整脈にも対応，術後に精査

    悪性高熱症：高体温や $P_{ET}CO_2$ 値の上昇，ミオグロビン尿などの示唆的情報を解析(悪性高熱症の項目を参照)，ダントロレンの使用を考慮

文献

1) Harrison TK et al. Generic events. In：Gaba DM et al.(eds), Crisis Management in Anesthesiology. 2nd ed, Elsevier Saunders, Philadelphia, 2015；110-114
2) Duke JC. Blood pressure disturbances, arterial catheterizeation, and blood pressure monitoring. In：Duke JC et al(eds), Duke's Anesthesia Secrets. 5th ed, Elsevier Saunders, Philadelphia, 2016；166-173

(木下浩之)

Q51 術中の新鮮ガス流量はどの程度にすべきか？

術中の安定期には低流量麻酔で行うのが医療経済，環境汚染防止面からも合理的である．麻酔ガスモニターは必須で，酸素消費量，麻酔デバイスの問題から考えた最低必要量の設定，回路内酸素濃度の低下や吸気/呼気の麻酔薬濃度の解離に注意が必要だが，最新の麻酔器はすべての条件を満たしている．一方，非再呼吸回路では高流量が必要だが，分時換気量との関係に注意が必要である．

A-1 酸素消費量からみた新鮮ガス適正流量

平均的な体格の人の安静時酸素消費量は 200 ～ 250 mL/分とされる．したがって，理論的には回路のリークがなければ，麻酔器の APL バルブを完全に閉鎖した閉鎖循環式麻酔では酸素消費にちょうど見合った新鮮酸素ガスを回路に供給すれば，産生された二酸化炭素はソーダライムなどの二酸化炭素吸収剤で吸収されるので，回路内のガス量は一定に保たれ，250 mL/分まで流量を下げることが可能である．しかしながら，実際の場面では回路内ガス不足や酸素負債を招かないよう安全域をとり，余剰ガスを排出する半閉鎖循環式麻酔で行われる．

一般的に新鮮ガス流量が 1 ～ 3 L/分の場合を低流量麻酔というが，厳密には新鮮ガス流量 2 L/分以下で達成できる再呼吸率 50% 以上のものを指し，新鮮ガス流量 0.5 L/分以下の場合は最少流量麻酔という[1]．定常状態では酸素は消費されて減少し，亜酸化窒素も数 10 ～ 100 mL/分で体内摂取され容量が減少する．

回路のリークは 100 mL/分以下であることが要件となる．また，サンプリングチューブから吸引するタイプの麻酔ガスモニターでは，1 分間約 200 mL の吸引を行うので，最少流量は約 500 mL/分必要である．

新鮮ガス流量が少ない場合は吸気と呼気の酸素濃度，麻酔ガス濃度の解離が大きくなるので，麻酔ガスモニタリングは必須であり，新鮮ガスの酸素濃度は少なくとも 40% 以上，デスフルラン以外の揮発性麻酔薬は希望する濃度より高めに設定する必要がある．

A-2 気化器の流量特性からみた新鮮ガス適正流量

灯芯式気化器における毎分 250 mL/分以下の新鮮ガス流量では，その 20% 未満しか入ってこない気化室で比較的比重が高い揮発性麻酔薬は不十分な乱気流生成となるため，ダイアル設定よりも実際の濃度は低くなる．また，可変バイパス型気化器では，15 L/分以上といった極端な高流量では不完全な混合と気化室でのキャリアガスの飽和ができなくなるため，設定濃度より低くなる[2]．

A-3 二酸化炭素吸収剤との反応性

低流量麻酔の場合，揮発性麻酔薬分子と二酸化炭素吸収剤との接触時間が長くなるが，二酸化炭素吸収剤の成分中の強塩基が高濃度のセボフルランと上昇した温度で反応すると Compound A を，デスフルランと反応すると一酸化炭素を生成する．最近の二酸化炭素吸収剤は KOH や NaOH を含んでおらず，安全に使用できる．

A-4 医療費節減，環境汚染防止の観点から

揮発性麻酔薬は新鮮ガス流量に比例した量が蒸発消費される．亜酸化窒素の使用頻度はレミ

フェンタニルの出現で減少したが，吸入麻酔薬の薬価が比較的高価なこともあり，医療費節減のためにはできるだけ少ない新鮮ガス流量で使用するほうが有利である．低流量麻酔法で行うと，二酸化炭素吸収剤の交換回数は増加するが，その分のコスト上昇はわずかであり，吸入麻酔薬あるいは亜酸化窒素の節約分のほうがはるかに多い[1]．

　大気中の亜酸化窒素濃度はほぼ一定値に保たれていたが，近代工業化に伴う人為的発生でここ50年に20ppb以上増加した．亜酸化窒素は，同じ温暖化ガスである二酸化炭素に比し一分子当たりの温暖効果が230倍高く，濃度は低くても地球温度上昇に対する影響度合は温室効果ガス全体の約10％と推定されている．余剰ガスとして排出される亜酸化窒素や揮発性麻酔薬の量は可及的に減らすべきである．

A-5 医療安全面から

　低流量麻酔の理論と注意点を十分理解していれば，新鮮ガス流量1L/分以下でも日常臨床で安全に施行できる．しかしながら，患者から回路を一時的にはずしたり，酸素フラッシュによって酸素濃度や麻酔薬濃度の変化は顕著に現れ，再度平衡に達するまで時間を要する．完全静脈麻酔なら麻酔深度の変化に関する懸念は払拭されるが，体位変換の有無などに合わせて，2～3L/分に設定するのは現実的な対応と思われる．

A-6 非再呼吸式回路における新鮮ガス流量

　非再呼吸式回路は現在，MaplsonDの改良型であるBain回路とE，Fの改良型のJackson-Rees回路のみ臨床使用されている．再呼吸を防ぐためには自発呼吸時は分時換気量の2～2.5倍，調節呼吸時は1.5～2倍の新鮮ガス流量が必要である．しかし，新鮮ガス流量が一定のときに呼気二酸化炭素分圧を下げようとして分時換気量を増すと，再呼吸によりむしろ二酸化炭素が蓄積する．

文献

1) Baum JA：J Anesth 1999, 13：166-174
2) Russell C, et al. Inhaled anesthetic delivery systems. In：Miller RD（ed），Miller's Anesthesia 7th ed. Churchill Livingstone,Philadelphia 2010；667-718

（西川精宣）

Mini Lecture　酸素流量の調節

　閉鎖循環式麻酔あるいは低流量麻酔は，1930年代は爆発性のサイクロプロペインを手術室内に拡散させない目的で行われていた．全身麻酔中は安静時よりも酸素消費量が増加することは通常ないが，体温が1℃上昇すると基礎代謝量が13％増加するので，代謝が100％好気的であると仮定した場合は酸素消費量も同様に増加すると考えられる．そのため酸素流量を増加させる必要がある．
　吸入麻酔薬の肺からの体内摂取量(UL)は，UL＝λB Q(PA-PV)/BPで推定できる（Fickの式）．λB：血液ガス分配係数，Q：心拍出量，PA：肺胞麻酔薬分圧，PV：混合静脈血麻酔薬分圧，BP：気圧．亜酸化窒素は吸入開始直後は1,000mL/分で吸収されるが，30分で数10～100mL/分にまで減少し平衡する．したがって，亜酸化窒素を併用する場合，麻酔導入時は総新鮮ガス流量は4L/分以上にする．

（西川精宣）

Chapter 8
麻酔からの覚醒

Q52 揮発性麻酔薬からの覚醒はどのようにして起こるか？

A-1 麻酔からの覚醒とは？

　全身麻酔の定義は一般的には催眠，鎮痛，筋弛緩，有害反射の抑制であるが，全身麻酔の覚醒という点について考えるとき全身麻酔は
①外界からの刺激に対して生体が合目的な反応を示さない状態で，
②記憶も残らない状態
と考えるとわかりやすい．
　全身麻酔からの覚醒は①外界からの刺激に対して生体が合目的な反応を示し，②記憶も残る状態といえる．
　揮発性麻酔薬の投与を中止すると，おもに排出（または代謝）によって時がたてば脳内の組織濃度が低下し通常は覚醒する．ただし麻酔科医にとっての臨床的な覚醒は，通常呼名反応を指すが認知機能や記憶の回復はまだ不十分である場合が多い．

A-2 覚醒に影響する因子は何か？

　揮発性麻酔薬からの覚醒に関与するおもな因子としては以下があげられる．
●薬物動態学（ファーマコキネティクス）
①血液ガス分配係数（小さいほど覚醒が速い）
②組織ガス分配係数
③麻酔回路のガス流量
④肺胞換気量
⑤心拍出量（心拍出量が低いと組織内濃度は低下しにくく覚醒が遅くなる）
⑥脳血流
●薬力学（ファーマコディナミクス）
　年齢による効果の差（高齢になるほど麻酔が効きやすく，覚めにくい）

　セボフルラン，デスフルラン麻酔からの覚醒を考えるときには，麻酔科医が調節するのが通常人工呼吸器の設定であり，そのなかでも③新鮮ガス流量を増加させることと[1]，④適正な肺胞換気量を維持すること[2]が重要である．
　新鮮ガス流量については流量が増加するほど，揮発性麻酔薬の濃度変化は速くなるため6〜10 L/分程度がよい．
　肺胞換気量については過換気にすると脳血流量が減少し，脳からの揮発性麻酔薬の排出が遅くなる可能性があり，動脈血二酸化炭素分圧で35〜40 mmHg程度を維持するのがよい．

A-3 麻薬との相互作用はどうか？

　全身麻酔は鎮痛（フェンタニル，レミフェンタニル），催眠（セボフルラン，デスフルラン）をそ

れぞれ縦軸，横軸に分けて麻酔深度を考えることが多い(アイソボログラム)．喉頭展開の刺激，皮膚切開，腹膜牽引などの刺激に対して鎮痛薬と催眠薬の必要量のバランスが研究されている．手術中に使用するレミフェンタニルは，長時間投与しても短時間で効果が消失する．そのためフェンタニル濃度を術後鎮痛に必要な1〜1.5 ng/mLに手術中から調節し，手術終了後揮発性麻酔薬の濃度を低下させる．また局所麻酔が使用できる状況であれば神経ブロックを行う．

A-4 覚醒するときに刺激するのはどうか？

覚醒するときに呼名刺激を行うのは必要であるが，まだ覚醒する濃度に達していない段階で痛み刺激，気管吸引，口腔内吸引などの機械的な刺激を与えて反応を見ようとすると，それらの刺激に対して合目的ではない反応を示すことが多い．反応したとしても結局は覚醒したわけではないので刺激がなくなった段階で元に戻るか，覚醒時興奮といわれるような状態を引き起こす．自然に覚醒するまで刺激をしないほうがよい．

A-5 デスフルランとセボフルランの違いはどうか？

デスフルランはセボフルランと比べて呼名反応までの時間が短い．その理由はデスフルランの血液ガス分配係数が小さいことと，覚醒するときの脳内の濃度が高いためである．ただ，記憶や認知機能の回復については両者に差がないとする報告が多い．

文献

1) 森本康裕：物理化学的性質と薬物動態．吸入麻酔薬(山蔭道明，平田直之/編)．克誠堂出版，2014, p18-40
2) 諏訪邦夫：吸入麻酔薬のファーマコキネティクス　克誠堂出版 1986, p74-75
3) Martin JC, et al.：Anesthesiology 2014；121：740-752

（御室総一郎，土井松幸）

Mini Lecture　小児の覚醒時興奮と脳波[3]

小児の覚醒時せん妄について脳波を検討し，せん妄の発生を予想できるか検討した研究がある．5〜15歳までの60名の小児について，セボフルランによる全身麻酔導入時と覚醒時に脳波を記録した．5名の小児が全身麻酔からの覚醒時にせん妄となった．せん妄を発生しなかった小児の脳波は，睡眠時や入眠時に現れるパターンが覚醒前から発現したのに対し，せん妄を発生した小児の脳波ではこの睡眠時のパターンが発現するよりも早く覚醒した．小児における覚醒時せん妄に先行する前頭葉ネットワークについて，徐々に解明されつつある．

（御室総一郎）

Q53 プロポフォールからの覚醒はどのようにすると良好にできるか？

A-1 良好な覚醒の要件

良好な全身麻酔からの覚醒は
①認知機能の回復
②悪心・嘔吐がない
③除痛されていること

以上の3要件を満たす必要がある．

プロポフォールで麻酔を維持するとフェンタニルを適正量使用しても悪心・嘔吐の発生が少ない[1]．早期に認知機能を回復させるために，プロポフォールを適切な濃度で維持し速やかに術後血中濃度を低下させることが大切である．そのためにはプロポフォールの薬物動態学，薬力学における特徴，術後鎮痛を留意して麻酔管理をする必要がある．

A-2 プロポフォールの薬物動態の特徴 [2]

プロポフォールのクリアランスは大きいが定常状態分布容積が非常に大きいため，薬物動態の3コンパートメントモデルの代謝相であるγ相半減期が極めて長いという特徴をもつ．プロポフォールは末梢コンパートメントに再配分することによって血中濃度，脳内濃度が低下し覚醒する．末梢コンパートメントが大きいため，多くの場合は短時間で覚醒する．しかし，末梢コンパートメントに大量に蓄積したプロポフォールを代謝するのには時間がかるため，血中濃度としては高くはないが長時間血液中に残存することとなる．

プロポフォールの長時間投与によって血中濃度低下がγ相に依存する状況では，覚醒遅延の原因になるため注意が必要である．肥満患者の場合プロポフォールのTCIによる投与は，実際の効果部位濃度が低く見積もられやすく覚醒遅延が生じやすい．そのため手術時間，患者の特徴を考慮した投与量の調整(タイトレーション)が，覚醒遅延の防止そして良好な覚醒にとって重要である．

A-3 プロポフォールの薬力学的な注意点 [3]

プロポフォールの投与量をタイトレーションし，それによる変化をBISモニターで確認しながらTCIの標的血中濃度を調節することが有効である．

注意点としてプロポフォールの催眠の効果を評価するBIS値は，あくまで推定値であり筋電図の混入などを適切に評価したうえで使用しなければならない．また同じBIS値50であっても血中濃度は1.0～10.0 μg/mLと広い範囲に分布している．そのうえ高齢になるほど個人の感受性の差が大きくなり，覚醒遅延になる可能性が高くなるため注意が必要である．

A-4 鎮痛との影響

プロポフォール麻酔における良好な覚醒は鎮痛の質が重要となる．手術の後半からは手術の流れ，手術後の疼痛の程度に応じてフェンタニルを投与してタイトレーションを行う．神経ブロックの効果が十分な場合はそのまま覚醒させ，効果が不十分な場合は必要に応じてフェンタニルを

投与し疼痛を緩和して覚醒させる．術後疼痛管理が必要であると考えられる症例は経静脈的にフェンタニルを投与し，覚醒時のフェンタニルの濃度を 1 〜 2 ng/mL に調節して覚醒を迎える．良好な覚醒，つまり静かな覚醒は確実な疼痛コントロールが大切である．

A-5 まとめ

プロポフォール麻酔から良好な覚醒を得るためには十分な鎮痛のうえに，薬物動態，薬力学の特徴を理解し適切なタイトレーションを行うことで可能となる．

文献

1) Larsen B：Anesth Analg 2000；90：168
2) 長田理：静脈麻酔薬の薬理：総論，静脈麻酔 p11-36
3) 萩平哲：モニタリング，静脈麻酔 p131-144
4) 増井健一：臨床麻酔 2015；39：1231
5) Servin F, et al.：Anesthesiology 1993；78：657-665
6) 五十嵐 妙，他：麻酔 2002；51：1243-1247
7) 五十嵐 妙，他：麻酔 2009；58：1226-1231

（御室総一郎，土井松幸）

Mini Lecture　集中治療における鎮静

当院では手術後挿管管理のまま集中治療室に移動する場合があるが，デクスメデトミジン，プロポフォール，フェンタニル（レミフェンタニル）を併用することで良好な覚醒を得ることができる．施設の状況，時間などの問題がなければ適切な鎮静薬を使用し，タイトレーションすることで良好な覚醒を得ることができるため選択肢の 1 つとなる．

（御室総一郎）

Mini Lecture　肥満患者とプロポフォール

高度肥満患者は健常成人と比較して，静脈麻酔の薬力学は変化しないが薬物動態が変化するとされている．プロポフォールが過量投与になる可能性から，Servin ら[5]による経験的な補正体重（理想体重＋0.4×過剰体重）を利用する方法，除脂肪体重（lean body mass：LBM）を利用する方法などが提起されている．プロポフォールの投与量をどのように決定するかについてはまだ議論がある．五十嵐らは高度肥満患者らに対してプロポフォール目標制御注入（target controlled infusion：TCI）法で Servin らの補正体重を用いたところ術中覚醒を経験[6]したことをふまえ，肥満患者における TCI の体重設定で実体重を用いて，設定維持濃度を 4 μg/mL としたときの設定血中濃度と実測血中濃度を比較する研究を行った[7]．結果はプロポフォール投与後 3 時間までで，設定血中濃度に対する実測血中濃度は上昇するが誤差は 10.7 〜 29.5% であった．彼らは TCI 法における誤差範囲内であるとした．覚醒時の実測血中濃度は予測血中濃度と比較し低い値であった（覚醒時の実測値は 1.19±0.38 μg/mL でそのときの予測血中濃度は 1.54±0.28 μg/mL であった）．Servin らの方法や LBM による方法は予測血中濃度に比較し実測血中濃度が低下する危険性を指摘し，TCI の設定体重は実体重で設定することを推奨した．肥満患者におけるプロポフォールの薬物動態はばらつきが大きいと考えられるため，吸入麻酔薬の使用を検討してもよいかもしれない．

（御室総一郎）

Chapter 9
術後鎮痛

Q54 経静脈 PCA（IV-PCA）の設定はどのようにすべきか？

A-1 経静脈自己調節鎮痛法（IV-PCA）とは？

経静脈自己調節鎮痛法（intravenous patient-controlled analgesia：IV-PCA）とは，患者自身が機器（PCAポンプ）を使用して，時間間隔をおかずに経静脈的に一定量の鎮痛薬（オピオイド）を投与することで鎮痛を得る方法のことである．痛みを感じている患者自身が，自己忍耐を超えたときにタイムリーに鎮痛薬を投与できるという点で，患者自身の痛みに対して柔軟に対応できることのみならず，自分自身で痛みを制御できるという安心感を患者に与えることができる．

A-2 IV-PCA の設定

痛みを軽減させるために必要な鎮痛薬の最小血中濃度を minimum effective analgesic concentration（MEAC）とよび，痛みを感じる鎮痛薬の最大血中濃度を maximum concentration with pain（MCP）と称する．MEAC には大きな個体差が存在することは明らかとなっているが[1]，MEAC と MCP の濃度差の個人差は小さいとされている．このため，IV-PCA の設定では，鎮痛薬の血中濃度を MEAC のレベルまで増加させることが求められる．そして，鎮痛薬の血中濃度減少に伴って生じる痛みに対して，患者が PCA ポンプを利用して鎮痛薬をボーラス（単回）投与することで，鎮痛薬の血中濃度を MEAC 以上に回復させることができる単回投与量を設定する．これらの初期投与量，単回投与量，持続投与量は，経験的に確認されている（表1）[2]．さらに，オピオイドの短時間の複数回投与による呼吸抑制に代表される重篤な副作用を回避するために，IV-PCA ではロックアウト時間を設定し，短時間に大量のオピオイドが静脈内に投与されるのを防止している．

オピオイドの効果部位は中枢神経系であり，血中濃度と中枢神経系の濃度には時間的差異が存在する．オピオイドの効果発現（鎮痛）は，鎮痛に求められる最大濃度の 80% といわれている．中枢神経系の濃度が 80% に到達するまでの時間を relative onset とよび，80% 以上の濃度が維持さ

表1 IV-PCA の設定

オピオイド（濃度）	ボーラス投与量（推奨投与量）	ロックアウトタイム（分）	持続投与量
モルヒネ（1 mg/mL）	0.5～2.5 mg（1 mg）	5～10	≦ 0.5 mg/時
フェンタニル（20 μg/mL）	10～50 μg（40 μg）	5～10	≦ 50 μg/時
ブプレノルフィン（20 μg/mL）	20～100 μg	8～20	
ペチジン（10 mg/mL）	5～25 mg	5～10	

表2 単回静注における中枢神経系濃度の薬物動態

オピオイド	Time of relative onset (分)	t_{max} (分)	Relative duration (分)
モルヒネ	6	19	96
フェンタニル	2	4	7

れている時間を relative duration と称する（表2）[3]．ロックアウトタイムが5〜10分に設定される理由は，モルヒネとフェンタニルの relative onset が，それぞれ6分と2分であることに由来する．

文献

1) Bennett RL, et al. Ann Surg 1982；195：700-705
2) 稲垣喜三．静脈内 PCA（IV PCA）/ 硬膜外 PCA（PCEA）使用中の患者回診の要点．岩崎寛，佐藤重仁（編）．術後管理における PCA の上手な使い方．ライフメディコム，2010；90-97
3) 橋口さおり．術後 IV-PCA の実際．岩崎寛，佐藤重仁（編）．術後管理における PCA の上手な使い方．ライフメディコム，2010；100-110

（稲垣喜三）

日臨麻会誌 Vol.30 No.5, 860〜867, 201

One Point Advice　スムーズに PCA を導入するには？

　自己調節鎮痛法（patient-controlled analgesia：PCA）を上手に導入するためには，医療スタッフと患者に向けた教育が大きな役割を果たす．特に，電動式注入ポンプを使用して PCA を実践するときには，電動式ポンプの構造と操作方法，トラブルの解除法を，病棟で勤務する他科の医師や看護師が熟知しておく必要がある．新しく PCA を導入する前や新年度の開始直後，あるいは人事異動の直後には，PCA の概念と使用する PCA ポンプの特徴について，PCA を推進する医師や看護師が PCA の未経験者に丁寧に講義することが望ましい．病棟のナースステーションに，使用する PCA ポンプのトラブルシューティングのマニュアルを常備しておくとよい．

　PCA ポンプを使用する患者にも，麻酔科術前説明（診察）時や病棟訪問時に，使用するポンプの実物を示しながら，麻酔科医から使用方法を説明するのが効果的である．PCA の運用が軌道に乗れば，患者への教育は，看護師や臨床工学技士に委ねてもよいと考える．患者向けの PCA に関する小冊子やパンフレットを作成しておくと，説明時の利便性が向上する．

　PCA は，術後鎮痛サービスの提供者と利用者の相互理解のうえに成立する医療であることを認識することが大切である．

（稲垣喜三）

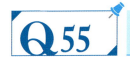

硬膜外 PCA（PCEA）の設定はどのようにすべきか？

A-1 硬膜外自己調節鎮痛法（PCEA）とは？

　硬膜外自己調節鎮痛法（patient-controlled epidural analgesia：PCEA）は，IV-PCA の手法を硬膜外鎮痛に応用した鎮痛法である．PCEA が術後鎮痛に優れている点は，オピオイドの全身投与と比較して体動時の鎮痛効果に優れ，呼吸器合併症の発生頻度が少ないこと，術後の消化管機能の回復が速やかであること，術後心筋梗塞の発生率が減少することなどがあげられている[1]．そして，鎮痛に必要とされるオピオイドの投与量も減少するために，オピオイドによる副作用の発生頻度も低下する．

　一方，硬膜外血腫や膿瘍に代表される硬膜外カテーテル挿入と留置にかかわる不可逆性の神経麻痺症状を呈する重篤な合併症が，数千例から数十万例に 1 例と非常にまれではあるが発生することを念頭においておくべきである．近年では，周術期の血栓症予防のための抗凝固薬や抗血小板薬が投与されている患者が多いので，PCEA の実施にあたっては慎重な患者選択が求められる．

A-2 PCEA の設定

　PCEA は局所麻酔薬やオピオイドの単独投与（表 1）でも成立するが[2]，両者の併用は鎮痛に必要とされる互いの投与量を減少させる相乗効果が期待できる．さらに，投与量や投与濃度の減少は，それぞれの単独使用時と比較して，副作用の発現頻度を減少させることができる．実際の投与量を決定する手順として，①局所麻酔薬の種類と濃度，投与量を決定する，②使用するオピオイドの種類と濃度，投与量を決定する，③持続投与量とボーラス（単回）投与量，ロックアウト時間を設定する．PCEA に併用されるオピオイドと局所麻酔薬，PCA の設定の例を表 2 に示す[3]．

　局所麻酔薬の投与量や濃度は，実施された手術の部位や種類によって異なるので，硬膜外鎮痛を手術中に併用した場合には手術中の投与量と濃度が参考となる．実際には早期の離床を目指すために，局所麻酔薬は手術中に使用した濃度よりも低い濃度で使用されることが多い．反対に，投与量は，鎮痛の領域を考慮して手術中と同量を使用することが望ましい．しかし，運動神経抑制や鎮痛領域を超えた領域の知覚低下が確認された場合には，投与量を減少させる．ロックアウトタイムは，硬膜外投与された鎮痛薬や局所麻酔薬の効果発現時間が静脈内投与されたときよりも長いために，IV-PCA と比較して長く設定する．

表 1 硬膜外オピオイド単独使用時の投与量の目安

オピオイド	ボーラス投与量	持続投与量
モルヒネ	1〜5 mg	0.1〜1 mg/時
フェンタニル	50〜100 μg	25〜100 μg/時

（文献 2 より改変）

表2 オピオイドと局所麻酔薬併用時のPCEA設定

使用薬物 (濃度)	持続投与量	ボーラス投与量	ロックアウトタイム (分)
モルヒネ (12.5〜25 μg/mL)	25〜100 μg/時	50〜100 μg	15〜60
フェンタニル (2〜5 μg/mL)	4〜20 μg/時	25〜50 μg	15〜20
ブプレノルフィン (10 μg/mL)	10〜20 μg/時	20 μg	15〜60
ロピバカイン (0.05〜0.2%)	2〜5 mL/時	2〜5 mL	15〜30
レボブピバカイン (0.125〜0.25%)	2〜5 mL/時	2〜5 mL	15〜30
ブピバカイン (0.125〜0.25%)	2〜5 mL/時	2〜5 mL	15〜30

(文献3より改変)

文献

1) 井上荘一郎, 他：PCEA の適応. 岩崎寛, 佐藤重仁(編). 術後管理におけるPCAの上手な使い方. ライフメディコム, 2010；81-89
2) 小幡典彦, 他：術後硬膜外 PCA の実際. 岩崎寛, 佐藤重仁(編). 術後管理におけるPCAの上手な使い方. ライフメディコム, 2010；124-141
3) 稲垣喜三：静脈内PCA(IV PCA)/硬膜外PCA(PCEA)使用中の患者回診の要点. 岩崎寛, 佐藤重仁(編). 術後管理におけるPCAの上手な使い方. ライフメディコム, 2010；90-97
4) Macintyre PE, et al.：Anaesth Intensive Care 2011；39：545-558

(稲垣喜三)

One Point Advice　PCA 実施中の呼吸抑制

　モルヒネやフェンタニルを使用した術後鎮痛のための自己調節鎮痛法(patient-controlled analgesia：PCA)の実施中には, 悪心・嘔吐や掻痒, めまいなどの多彩な合併症が発生じる. このうち, 最も注意を要する合併症は呼吸抑制である. オピオイドによる「呼吸抑制」は, 呼吸ドライブの低下(中枢性呼吸抑制), 意識の低下(鎮静), 声門上筋群の緊張の低下(上気道閉塞)によってもたらされる. IV-PCA 中の呼吸抑制(中枢性呼吸抑制)と低酸素血症($SpO_2 < 90\%$)の頻度は, それぞれ1.2%と11.5%であり, PCEA中のそれらは, それぞれ1.1%と15%である[4]. また, 睡眠時無呼吸症候群に属する患者では, オピオイド感受性が高いために, 少量のオピオイドでも容易に呼吸中枢抑制や上気道閉塞を惹起する.

　PCA中のオピオイドによる「呼吸抑制」を予防し, 早期発見とそれに即応するためには, ①必要最小限のオピオイド投与量にする, ②適切なモニタリングを実施する, ③拮抗薬や気道確保器具を準備する, ④状況把握と解除のためのマニュアルを作成する, などがあげられる. 呼吸抑制の早期発見には, 呼吸回数や呼気二酸化炭素の連続モニタリングが推奨されている. SpO_2の低下は呼吸抑制の結果として表出されるため, SpO_2による呼吸抑制の発見は前述のモニタリングよりも遅くなる. 心電図の変化はさらに遅く表れるため, 呼吸抑制の早期発見にはつながらない. 十分な術後鎮痛が安定して得られる安全なオピオイド投与量が決定されるまでは, いくつかのモニタリングを組み合わせて, 患者をオピオイドによる呼吸抑制から防御する患者監視システムを構築しておくことが重要である.

(稲垣喜三)

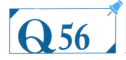 長時間留置する硬膜外カテーテルの取り扱い上の注意点は何か？

A-1 長時間留置の硬膜外カテーテルに発生するトラブル

　異物である硬膜外カテーテルを体表から挿入し長時間留置する際には，多種多様なトラブルが発生しやすい．トラブルを大きく分類すると，①カテーテルの屈曲や閉塞，切断，自然あるいは事故抜去，フィルターの閉塞およびPCAポンプの作動不良などの物理的要因，②カテーテル挿入・留置に伴う表皮の剥落や炎症，皮下組織の炎症や膿瘍，筋肉や軟部組織の炎症や膿瘍，硬膜外腔やくも膜下腔の炎症や膿瘍といった感染に関係する要因，③皮下組織や軟部組織，硬膜外腔での血腫形成やカテーテル抜去に伴う出血などの生体の血液凝固系異常に由来する要因，④カテーテルとシリンジの不確実な接続やPCAポンプの誤設定，PCAポンプの作動忘れ，投与薬剤内容の誤処方や薬液補充の不備などの人的要因，に分けられる．

　これらのトラブルを防止するには，「患者は，硬膜外カテーテル挿入中である．」という医師や看護師を含めた医療者が共通認識を共有することが重要である．上記に掲げたトラブルは，最終的には医療過誤や医療事故の形となって表出し，その後の医療を継続することに大きな支障となる．特に硬膜外血腫や硬膜外膿瘍の形成は，不可逆的神経障害を引き起こすために早期の発見と迅速な対応が求められる．

A-2 長時間留置の硬膜外カテーテルの取り扱い

　硬膜外カテーテルを留置している患者ごとにチェックリストを用いる．看護の各勤務時間帯に1〜2回の割合で，硬膜外カテーテルの状態やPCAポンプ設定と作動状況，薬液処方内容を確認することは，上述のようなトラブルの発生を最小限に留めるとともに，早期発見にもつながる．チェックリストの例を，表1に示す[1]．各施設の硬膜外カテーテルの使用状況と環境に応じて，使いやすく実証性の高いチェックリストを作成することが肝要である．

文献

1) 稲垣喜三．静脈内PCA(IV PCA) / 硬膜外PCA(PCEA)使用中の患者回診の要点．岩崎寛，佐藤重仁(編)．術後管理におけるPCAの上手な使い方．ライフメディコム，2010；90-97

（稲垣喜三）

表1 硬膜外カテーテル留置患者のチェックリストの例

チェック日時：　　　　年　月　日　時　分

項目			特記事項
カテーテル挿入部位			
部位	C, Th, L(/)		
ドレッシング	□ 良	□ 不良	
カテーテル固定	□ 良	□ 不良	
薬液漏出	□ なし	□ あり	
発赤	□ なし	□ あり	
腫脹	□ なし	□ あり	
出血	□ なし	□ あり	
表皮びらん	□ なし	□ あり	
圧痛	□ なし	□ あり	
叩打痛	□ なし	□ あり	
最終消毒日時	月　日　時　分		
使用消毒液			
カテーテル状況			
挿入長	cm		初期挿入長（　　cm）
屈曲	□ なし	□ あり	
切断	□ なし	□ あり	
閉塞	□ なし	□ あり	
PCAポンプ設定			
基礎持続流量	□ あり（　mL/h）	□ なし	
ボーラス投与量	□ あり（　mL）	□ なし	
ロックアウト時間	□ あり（　分）	□ なし	
最大ボーラス回数	□ あり（　回/h）	□ なし	
投与薬物処方内容			
モルヒネ	mg/mL		
フェンタニル	μg/mL		
ロピバカイン	%		
レボブピバカイン	%		
ブピバカイン	%		
その他	%		
鎮痛状態			
安静時			NSR/VAS/Face scale
体動時			NSR/VAS/Face scale
副作用			
嘔気・嘔吐	□ なし	□ あり	対応：
便秘	□ なし	□ あり	対応：
掻痒感	□ なし	□ あり	対応：
尿閉	□ なし	□ あり	対応：
発熱	□ なし	□ あり	対応：
項部硬直	□ なし	□ あり	対応：
呼吸回数（< 8回/分）	□ なし	□ あり	対応：
低血圧（< 90 mmHg）	□ なし	□ あり	対応：
いびき（上気道閉塞）	□ なし	□ あり	対応：
傾眠	□ なし	□ あり	対応：
知覚神経障害（痺れ）	□ なし	□ あり	対応：
運動神経障害（麻痺）	□ なし	□ あり	Bromage scale：

（文献1より改変）

Q57 フルルビプロフェンアキセチルの特徴，適応，禁忌，使用法は？

A-1 開発の経緯[1)]

フルルビプロフェンアキセチルは科研製薬とミドリ十字（現 田辺三菱製薬）が，1983年に当時経口剤として承認されていたフルルビプロフェンの注射剤化に着手し，静脈内投与が可能な製剤の開発に成功した．「術後，各種癌の鎮痛」を適応にした臨床試験を実施し，1992年に静注用非ステロイド性鎮痛剤，ロピオン®静注 50 mg として承認された．

A-2 製剤[1)]

フルルビプロフェンは強力な鎮痛作用を有するが，他の酸性非ステロイド性抗炎症薬（NSAIDs）と同様にほとんど水に溶けず，そのナトリウム塩はわずかに水に溶けるが注射部の刺激性があるので注射に適さない．このような性質を有するフルルビプロフェンをアセチル化し，さらに脂肪微粒子に封入しリポ化し静注可能にしたのが本剤である．リポ化製剤は炎症部位や障害血管に集積しやすい性質がある．この製剤は，炎症部位に分布し，薬効がないフルルビプロフェンアキセチルが血中のエステラーゼにより速やかに加水分解され，活性のあるフルルビプロフェンに変換され薬効を示す．フルルビプロフェンは肝臓で CYP2C9 により不活性物質に代謝され尿中に排泄される．

A-3 市場[1)]

本剤は現在わが国で使用できる唯一の静注用 NSAIDs である．わが国のほかに中華人民共和国で使用されているが，国際的に広く使用されている薬ではない．そのため，文献などはほぼわが国のものに限られる．外国では，他の静注用 NSAIDs が使用されている[2)]．

A-4 適応[1)]

他の NSAIDs と同様，炎症性の痛みに有効である．保険適用は，術後および各種癌による痛みである．そのなかで，本剤の特徴は静注できることであり，経口投与できない場合または効果が不十分な場合に使用される．

A-5 禁忌および使用上の注意

他の NSAIDs とほぼ同様．添付文書記載の項目をあげ，本剤に特有な事項について解説する．

1）禁忌

禁忌については表1にまとめた．

2）使用上の注意

禁忌の①～⑥の既往歴がある患者，このほかに表2に示す患者では症状の再発または悪化の可能性があり慎重投与を要する．

3）その他の注意

小児に対する安全性は，使用経験が少なく確立していない．

NSAIDs の使用にあたっては，易出血性と血栓形成が問題となる．血小板には COX-1 のみ存在し，COX-1 によりアラキドン酸から凝固促進，血管収縮作用を有するトロンボキサン A_2 が産

表1 フルルビプロフェンアキセチルの禁忌
①消化性潰瘍のある患者
②重篤な血液異常のある患者
③重篤な肝障害のある患者
④重篤な腎障害のある患者
⑤重篤な心不全のある患者
⑥重篤な高血圧症のある患者
⑦本剤の成分に対し過敏症の既往歴のある患者
⑧アスピリン喘息(NSAIDsなどによる喘息発作の誘発)またはその既往歴のある患者
⑨エノキサシン水和物，ロメフロキサシン，ノルフロキサシン，プルリフロキサシンを投与中の患者（ニューキノロン系抗菌薬のGABA阻害作用が併用により増強され痙攣が起こる可能性がある）
⑩妊娠後期の婦人

表2 慎重投与を要する症例
①出血傾向のある患者
②気管支喘息のある患者
③高齢者 高齢者ではNSAIDsの代謝低下，血中アルブミンとの結合率低下，NSAIDsに対する組織反応の亢進などにより，NSAIDsの作用が強く出る可能性があり，少量より開始し，効果が十分でない場合のみ増量する[2]
④潰瘍性大腸炎の患者
⑤Crohn病の患者

生される．血管内皮ではCOX-2によりプロスタサイクリンが生成され，プロスタサイクリンは局所平滑筋の弛緩，血管拡張を起こし，また血小板の凝集を阻害する．NSAIDsは，種類により強弱に差異はあるがCOX-1，COX-2阻害作用を有し，その両者に対する阻害作用の強弱により易出血性か血栓形成傾向になる．フルルビプロフェンは，COX-1阻害作用がCOX-2阻害作用に比して強いが，易出血性と血栓形成に関する報告は見あたらない．今後この点からの検討が必要かもしれない[2]．

A-6 投与方法[1]

投与速度を速くすると，血圧，心拍数が上昇したという動物実験データがあるので，1分間以上かけて患者の状態に注意しながら投与する．投与量は1回50 mgを原則とするが，年齢，症状により適宜増減する．

1日投与回数に規制はないが，臨床試験における効果持続時間(約8時間)や半減期(約5.8時間)より1日2～3回，投与間隔は5時間以上が妥当である．

実際には，本剤の投与後の鎮痛効果を観察し，痛みが十分緩和され，十分な鎮痛効果が数時間続き，1日2～3回の投与で痛みのコントロールが可能な場合には本剤のみの投与でもよい．ただ，術後痛および癌性痛には本剤のみでは鎮痛効果が不十分であり，また効果時間が短い場合が多いので，オピオイドなどの鎮痛薬の併用が必要である．実際の臨床では，本剤を1日2～3回の定時投与にし，それにオピオイドを適宜加える方法が行われる．

A-7 投与期間[1]

長期間投与は原則行わない．長期間投与例では，プロスタグランジン合成阻害作用の影響が強く現れ，腎機能障害，消化管出血，肝機能障害などを起こす場合があり，定期的な検査が必要．

文献

1) 医薬品インタビューフォーム，静注用非ステロイド性鎮痛薬ロピオン®静注50 mg　日本標準商品分類番号：871149, 2015年9月改訂(第9版)
2) Grosser T, et al. Anti-inflammatory, antipyretic, and analgesic agents；pharmacotherapy of gout. In：Brunton LL et al.(eds). Goodman & Gilman's The pharmacological basis of therapeutics, 12TH edition, McGrawHill Medical, New York. 2011；959-1004.

（長櫓　巧，石井　博）

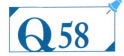アセトアミノフェンの適応，禁忌，投与量はどうか？

A-1 アセトアミノフェンの特徴

非ステロイド性抗炎症薬(NSAIDs)とならぶ非オピオイド性鎮痛薬(以下，非オピオイド)である．詳細な鎮痛機序は不明であるが，中枢神経系が作用部位で，NSAIDsと違い抗炎症作用はほとんどない．NSAIDsでみられる腎障害，消化管粘膜障害，血小板凝集抑制作用，喘息の誘発はなく，オピオイド性鎮痛薬(以下，オピオイド)でみられる鎮静，悪心・嘔吐，掻痒感，呼吸抑制もない．副作用が少ないことから「安全な鎮痛薬」とされている．

A-2 術後鎮痛の程度と各種鎮痛薬の役割，アセトアミノフェンの効果

視覚アナログスケール(visual analogue scale)で30 mm以下の痛みは非オピオイドで抑えられることが多い．一方，50 mm以上の痛みを非オピオイドだけで抑えるのは困難で，オピオイドや局所麻酔薬を要する．しかし，オピオイドの副作用を防ぐ目的で，非オピオイドは併用するほうがよい．股関節または膝関節全置換術後にアセトアミノフェンを定期的に投与した研究では，オピオイド消費量が約30%減じることが報告されている[1]．

A-3 アセトアミノフェンの投与経路と効果

経口，経直腸，静脈内投与ができる．静脈内投与は血中濃度上昇が素早く，その推移に個人差が少ない点で優れるが，経口投与でも血中濃度は十分に上昇する．経直腸投与は血中濃度の上昇が遅く，不十分なこともある．そこで，経口摂取が不能なときは静脈内投与，経口摂取が可能となれば経口投与が適している．成人の標準投与量は，体重50 kg以上では1回1 g，それ以下では15 mg/kgである．蓄積性がないため，鎮痛効果を維持するには6時間ごとに反復投与するとよい．

A-4 術後鎮痛におけるアセトアミノフェンの位置づけ

最近の術後鎮痛の主流は，複数の鎮痛法，鎮痛薬を組み合わせたmultimodal analgesiaである．これは，異なる機序の鎮痛薬を組み合わせて，痛みの伝導・伝達を複数か所で抑えることで鎮痛効果が高まり，各鎮痛薬が減量できて副作用の頻度が減る利点がある．たとえば，静脈内オピオイドだけで鎮痛を得ようとすれば悪心・嘔吐や鎮静が起こりやすく呼吸抑制の危険も増すが，非オピオイドや区域麻酔を併用すればオピオイドの必要量は減り，副作用のリスクも下がる，というものである．multimodal analgesiaでのアセトアミノフェンの使用例を，痛みの程度に応じて分けると以下のようになる．

1) ほとんどの患者が中等度以上の痛みを訴える手術（開胸手術，開腹手術，創の大きな整形外科手術，下肢大関節手術）

アセトアミノフェン単独で鎮痛を得るのは困難であり，オピオイドや局所麻酔薬を併用する必要がある．しかし，アセトアミノフェンは副作用が少ないことから，反復投与してオピオイドの減量を図ることは有用である．特に，術後悪心・嘔吐のリスクが高い患者では有益である．時間が経過して痛みが軽減されれば，アセトアミノフェン±NSAIDsの定時投与，頓用へと移行する．

2）中等度以上の痛みを訴える患者が半数前後の手術（創の小さな胸腹部の内視鏡下手術，創の小さい整形外科手術など）

　術中から術後第1〜2病日までアセトアミノフェンを定時投与する．区域麻酔は活用したほうがよい．痛みが強いときにはNSAIDs，オピオイドを加える．オピオイド投与は必要最小量となり副作用のリスクが最小化できる．

3）痛みの程度が比較的弱く，中等度以上の痛みを訴える患者が少ない手術（乳房温存術などの体表面手術）

　手術直後の痛みを抑える目的で術中に投与し，術後は痛みが強くなった際に投与する．区域麻酔は活用したほうがよい．症例ごとに反復投与や他の鎮痛薬の併用を考慮する．

A-5 アセトアミノフェン投与の注意点

　禁忌は過敏症の既往である．肝機能低下はよく知られた副作用である．アセトアミノフェンは肝代謝され，大量投与やグルタチオン不足では肝障害が起こりやすい．単回投与で肝障害や劇症肝炎が生じるのは，それぞれ1回5g，10g（150〜250 mg/kg）以上と，臨床量からかけ離れている．1日4g連日投与でALT上昇が報告されているが，病的意義は不明である[2]．前向き研究に参加し，4g以下/日を1日以上投与された3万人以上を対象とした遡及的調査では，肝不全症例はなく，肝逸脱酵素上昇の頻度は0.4%で，投与量は上昇患者が非上昇患者よりも有意に多い（3.7 g vs. 2.7 g）ことが示されている[3]．

　以上から，臨床使用量での肝障害のリスクは非常に低いといえる．しかし，肝不全患者や肝葉切除術後患者への投与は慎重になるべきで，肝機能低下患者や高齢者にも1回投与量の減量や投与間隔を空ける配慮をしてよいと思われる．ただし，これらに関する定まった見解は今のところないようである．

文献

1) Sinatra RS, et al.：Anesthesiology 2005；102：822-831
2) Watkins PB, et al.：JAMA 2006；296：87-93
3) Dart RC, et. al.：Pharmacotherapy 2007；27：1219-1230

（井上荘一郎）

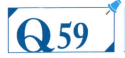

Q59 麻薬投与患者での看視上の注意点およびその治療はどのようなものか？

　術後痛に対する鎮痛薬の主体は，麻薬性鎮痛薬である．現在，臨床で頻用されている麻薬性鎮痛薬には，モルヒネとフェンタニルがある．いずれの薬剤も，オピオイド受容体に結合することで中枢性の強力な鎮痛効果を発揮するが，同時に副作用も出現する．実際の臨床では，非麻薬性鎮痛薬や区域麻酔と併用して可能な限り麻薬性鎮痛薬の必要量を節減する multimodal analgesia が用いられる．術後回復を促進する質の高い術後痛管理を行うため，麻薬性鎮痛薬の十分な鎮痛効果を得ながら，副作用を最小限にとどめ，安全を確保する必要がある．本稿では，術後痛に対して麻薬性鎮痛薬を使用する際の注意点および副作用が生じた場合の対処法を概説する．

A -1 呼吸抑制

　麻薬性鎮痛薬による呼吸抑制（opioid-induced respiratory depression：OIRD）は，麻薬性鎮痛薬の最も警戒すべき副作用で，死亡例も報告されている（図1）[1]．OIRD は，延髄の呼吸中枢に直接作用し，換気の二酸化炭素応答を低下させることにより生じる．その作用は用量依存性で血中濃度が鎮痛必要量を上回った場合（例：急速静注，過量投与，肝・腎機能障害患者への投与など）に起こりやすいが，その感受性には個体差がある．すべての投与経路・方法で生じうるが，水溶性麻薬であるモルヒネの硬膜外投与では，投与4〜12時間後，遅発性に呼吸抑制が生じることがあり注意を要する．

　OIRD は，呼吸苦を伴わないため十分な看視が必要である．特に，呼吸数の減少（6〜8回/分以下），縮瞳，傾眠傾向のチェックは早期発見に重要となる．OIRD が生じた場合，麻薬性鎮痛薬の減量・中止を検討する．重篤な場合には，麻薬性鎮痛薬を中止し，オピオイド拮抗薬であるナロキソンを0.2〜0.4 mg 投与する．ナロキソンはオピオイドに比べ半減期が短く，作用持続時間は約30〜60分である．そのため，30〜60分ごとに追加投与する必要がある．ナロキソン投与により麻薬性鎮痛薬の鎮痛効果も拮抗されるため，必要に応じて他の鎮痛法を検討する．

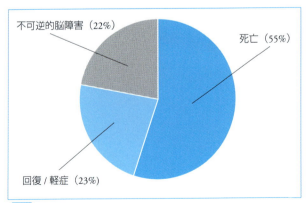

図1　OIRD 症例の転帰
米国麻酔関連 Closed Claims Project データベース（n=9,799）のなかで，術後急性痛に対する麻薬性鎮痛薬により生じた呼吸抑制（n=92）の転帰．半数以上は死亡となっている．
（文献1より）

A-2 悪心・嘔吐

悪心・嘔吐は，痛みと同様に患者に強い不快を与える．麻薬性鎮痛薬は，延髄第四脳室底にある化学受容器引金帯（CTZ）を刺激し，嘔吐中枢に入力することにより悪心・嘔吐を誘発する．CTZ 以外にも，前庭器や消化管運動の低下なども関与する．悪心・嘔吐の発生率は，麻薬性鎮痛薬の投与経路に関係しない．麻薬性鎮痛薬による悪心・嘔吐は，鎮痛用量以下で生じると考えられるが，痛みの存在下では，鎮痛必要量を超えた場合に生じやすい[2]．

術後の悪心・嘔吐は多要因性に発生するが，麻薬性鎮痛を使用している患者で発生した場合は，その投与量が適切かどうかの確認を行う．可能な限り非麻薬性鎮痛を併用して麻薬性鎮痛薬の投与量を節減する．また，患者自己調節鎮痛法は過量投与を予防する可能性がある．薬物治療としては，ドロペリドール（10～20 µg/kg）の静脈投与が有効である．ただし，錐体外路症状およびQT時間延長が生じる危険性があり，十分な監視下に少量ずつ投与する．重度の悪心・嘔吐が生じた場合は，麻薬性鎮痛薬を中止し，他の鎮痛法に切り替える．

A-3 掻　痒

麻薬性鎮痛薬はオピオイド受容体を介して中枢性の掻痒を誘発するが，その詳細な機序は明らかではない．全身投与でも生じるが，くも膜下あるいは硬膜外投与時に生じることが多い．軽度の場合は顔面に限局するが，高度になると会陰部や全身に広がり強い不快感を訴える．これまでに，抗ヒスタミン薬，ヒドロキシジン，グリチルレチン酸，プロポフォールなどの効果が検討されているが，多くの場合，明確な効果は期待できない．重度の掻痒が生じた場合は，麻薬性鎮痛薬を中止し，他の鎮痛法への変更を考慮する．

A-4 痛覚過敏

短時間作用性の麻薬性鎮痛薬投与後に，痛覚過敏が生じることが，健康成人ボランティアおよび動物研究で示されている．麻薬性鎮痛薬の痛覚過敏の機序は不明であるが，基礎研究ではNMDA受容体の関連が示唆されている[3]．周術期では，手術中にレミフェンタニルを使用した患者で術後痛の増強，あるいは麻薬性鎮痛薬の効果減弱が生じる可能性がある．ただし，臨床現場で実際に関与しているかどうかは議論も多い．麻酔覚醒時にレミフェンタニルを漸減しながら中止することにより，痛覚過敏を予防できると考えられている．

文　献

1) Lee LA, et al.：Anesthesiology 2015；122：659-665
2) 河野　崇，他：PAIN RESEARCH 2012；27：227-231
3) Drdla R, et al.：Science 2009；325：207-210

（北村園恵，河野　崇，横山正尚）

Chapter 10
麻酔器など機器類

Q60 ソーダライムはどのようにして二酸化炭素を吸収するか？ 吸収能力はどの程度か？

ソーダライムはその名のとおり，NaOHを加えることによって消石灰（Ca(OH)$_2$）の二酸化炭素を吸収する性質を加速させるのに成功したものである．しかしながら，NaOH，あるいはKOHといった強塩基とハロゲン化揮発性麻酔薬との有害反応が明らかとなってきて，現在はこれらを含まないものが主流となっている．二酸化炭素吸収能は組成と反応式から概算できるが，実際の吸収能と交換の指標について述べる．

A-1 ソーダライムの組成

Ca(OH)$_2$の二酸化炭素吸収反応はゆっくりしたものであるが，4.5%程度の少量のNaOHを加えることにより，迅速な二酸化炭素吸収能を獲得した二酸化炭素吸収剤がソーダライムである．

ソーダライムの二酸化炭素吸収反応は，気体のCO$_2$が水に溶解して弱酸のH$_2$CO$_3$となり，強塩基のNaOHとの中和反応によってNa$_2$CO$_3$となり，これがCa(OH)$_2$との反応で最終的にCaCO$_3$となるが，その際NaOHは再生されるというものである．この反応が継続することでCO$_2$はどんどんCaCO$_3$に転化されていく．したがって，NaOHは触媒的に作用している（図1）．

1モル（22.4 L）のCO$_2$吸収で水1モルができるが，中和熱や化学吸着の発熱により水は蒸発する．ソーダライムが乾燥するとCO$_2$吸収が長く続かないので，初含水率を上げるが，二酸化炭素吸収には多孔性顆粒の表面での物理的吸着も関与しており，上げすぎると水が塞いで吸着速度が落ちる．最大18%の初含水率が二酸化炭素吸収に最適であった[1]．

A-2 強塩基の弊害

NaOHやKOHといった強塩基を含む二酸化炭素吸収剤は，ハロゲン化吸入麻酔薬との反応で異常発熱や危険域に及ぶ一酸化炭素の産生，セボフルランとの反応でCompound Aを産生することが危惧される．

NaOHの替わりにBa(OH)$_2$を，CO$_2$吸収能改善のため5%のKOHを加えて11〜16%の含水率にしたものがバラライムである．2004年のAnesthesiology誌に，乾燥したバラライムと高濃度セボフルランによる異常発熱とCO産生による火災事故[2]が3編報告され，その後生産が中止された．現在では，従来のソーダライムに比べ若干二酸化炭素吸収能は劣るが，これら強塩基の含量を1〜2%に減らした，あるいはまったく含まない製剤が使用されている[3]．国産のヤバシライム®-fは触媒として少量のNaClを添加している．

A-3 ソーダライム顆粒の形状

二酸化炭素の吸収量は，二酸化炭素と接触する面積が大きいほど効率がよい．ソーダライムのキャニスターへの詰め方が不均一であったり，顆粒の形状によっては，ソーダライムの不均一層によってガスの流れが特定か所に集中し，二酸化炭素の吸収能が安定しなくなる．このチャネリング現象により吸収効率が低下する．現行のソーダライムは，顆粒の形状をD型や三弁花型にしたり多孔質処理を施し工夫がこらされている．

$$CO_2 + H_2O = H_2CO_3$$

$$H_2CO_3 + 2NaOH \longrightarrow Na_2CO_3 + 2H_2O$$

$$Na_2CO_3 + Ca(OH)_2 \longrightarrow CaCO_3 + 2NaOH \quad (再生反応)$$

図1 ソーダライムの反応式
この反応が繰り返されることによって、結局、$CO_2+Ca(OH)_2 \rightarrow CaCO_3+H_2O$ という反応になる。

A-4 ソーダライムの二酸化炭素吸収量

ソーダライムの主要組成が $Ca(OH)_2$ 84%、H_2O 16% とした場合、100 g のソーダライム中に 1.14 モルの $Ca(OH)_2$ が含まれるので、理論的には図1の反応式から、約 26 L の二酸化炭素を吸収できる。しかしながら、チャネリング現象などにより in vitro の実験でも吸収量は 10～20 L に減少する。

各社のソーダライムの二酸化炭素吸収能表示もおよそ 100 g につき 13～15 L である。二酸化炭素吸収装置のソーダライム充填量は 600 g、800 g、1,100 g、2,200 g などと各種あるが、二酸化炭素産生量を1分間 250 mL とすれば、閉鎖循環式麻酔なら最短で 312 分、最長で 1,320 分で交換ということになる。

しかしながら、新鮮ガス流量が 2 L/ 分以上では再呼吸率は 50% 以下であり、二酸化炭素は余剰ガスとして排出され、ソーダライム使用寿命は倍以上に延長する。

ソーダライムの消耗を検知するため、pH 指示薬としてエチルバイオレットが添加されている。吸収剤の pH が 10.3 以上だと無色だが、二酸化炭素の吸収で 10.3 を下回るとアルコール脱水反応で紫色に変わる。ただし、必ずしもこの反応過程は信頼性のあるものではなく、二酸化炭素吸収能の限界と一致しないものも多い。カプノグラフ波形で吸気 CO_2 濃度がゼロ以上を示すようになると吸収限界である。

文献

1) 佐藤 暢：二酸化炭素吸収剤の開発とその推移. 麻酔・集中治療テクノロジー. 2011：1-25
2) Fatheree RS, et al.：Anesthesiology 2004；101：531-533
3) Yamakage M, et al.：Anaesthesia 2008；64：287-292

（西川精宣）

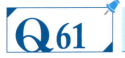

ソーダライムと揮発性吸入麻酔薬との反応で生成される有害物質は何か？

A-1 ソーダライムと揮発性吸入麻酔薬が反応して生成される有害物質

1) 一酸化炭素（CO）

　水酸化ナトリウム（NaOH）を含有するソーダライムは，乾燥時（0％水分含有時）の異常発熱により揮発性吸入麻酔薬と反応して一酸化炭素（CO）を生成する．しかし，その生成量は，揮発性吸入薬によって異なる．最も生成量の多いのがデスフルランで，次いでエンフルラン，イソフルラン，ハロタン，セボフルランの順となる．セボフルランは，ほとんどCOを生成しない（表1）[1]．COの生成は，換気開始後15～20分でピークに到達し，その後漸減していく[1]．

　次に問題となるのは，水分を含有しているソーダライム（通常では15％含有）では，CO生成量は異なるのかという点である．水分含有量1.4％のソーダライムでのCO生成量は，水分含有量0％と比較して有意に減少する．水分含有量4.8％以上では，COを生成しない（表2）[2]．キャニスター内の温度の上昇もCO生成には大きな要因となり，温度が高いほどCO生成は増加する（表2）．このことは，キャニスター内の温度が上昇しやすい低流量麻酔時に問題となる．キャニスター底部の温度は，0％ソーダライムでセボフルランを除く4つの揮発性吸入麻酔薬では24.0～32.9℃まで上昇し，セボフルランでは26.0～67.7℃まで上昇する[1]．

2) Compound A

　ソーダライムに含まれるNaOHは，セボフルランを分解する主要な原因である．これにより，

表1 5つの揮発性吸入麻酔薬を水分含有量0％のソーダライムに反応させたときの一酸化炭素（CO）の生成量（ppm）

揮発性吸入麻酔薬	Peak［CO］ex.1	Peak［CO］ex.2	Median［CO］ex.1	Median［CO］ex.2
デスフルラン	13889	14262	1809（1092-5947）	1816（1050-6378）
エンフルラン	10187	10654	1485（793-4490）	2044（892-4394）
イソフルラン	2512	2382	588（329-1430）	664（329-1311）
ハロタン	185	210	28（0-92）	31（0-94）
セボフルラン	113	121	0（0-36）	5（0-43）

デスフルラン3.0 vol％，エンフルラン0.6 vol％，イソフルラン0.6 vol％，ハロタン0.45 vol％，セボフルラン0.8 vol％を，それぞれ亜酸化窒素40％と酸素60％の混合ガスに加えて，新鮮ガス流量0.5 L/分で，通常の麻酔器の回路に接続した人工肺を，1回換気量600 mL，換気回数14回/分，PEEP 5 cmH₂Oの条件で3時間換気した時の値である．ex.1とex.2は，同条件で2回実験したときのそれぞれの結果を示している．

表2 ソーダライムの水分含有量とキャニスター内の温度が揮発性吸入麻酔薬のCO生成（ppm/min）に及ぼす影響

温度（℃）	デスフルラン		エンフルラン		イソフルラン	
	2h	4h	2h	4h	2h	4h
ソーダライム 0％						
25℃	891	572	1150	744	296	183
35℃	1800	1080	1470	923	349	231
45℃	2940	1470	2200	1320	455	292
ソーダライム 1.4％						
35℃	26	26	46	57	23	23
45℃	58	80	100	129	104	104

デスフルラン4.0 vol％，エンフルラン1.2 vol％，イソフルラン1.0 vol％を，12.5 mL/hで21～25 gのソーダライム中を貫流させたときの値．

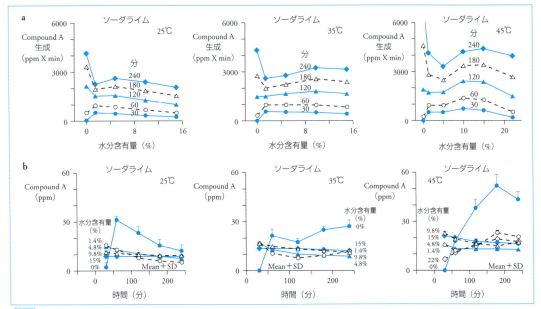

図1 Compound A 生成に関わる因子

セボフルランは分解され，ビニルエーテル（vinyl ether），すなわち Compound A（$CF_2=C(CF_3)OCH$）[2]を生成する．過剰な Compound A は，腎機能を障害することが知られている．図1a は，キャニスターの温度とソーダライムの水分含有量，およびセボフルランの曝露時間の関係を示している．キャニスター内の温度が上昇し曝露時間が長くなれば，Compound A の累積の生成量は増加する．Compound A の生成量は，ソーダライム含有水分量 0% のときに最も大きく増加する[3]．図1b は，Compound A 生成量の経時的変化を示している．ソーダライム水分含有量が 0% のときに，Compound A の生成量はキャニスター内の温度上昇に伴って増加するが，わずかでもソーダライムに水分が含有されているとその生成は抑制され，キャニスター内の温度にも影響されない．

A-2 ソーダライムと揮発性吸入麻酔薬の反応による有害物質生成を防止するには？

CO も Compound A も，ソーダライムが乾燥することによってその生成量を著しく増加させる．したがって，麻酔器を使用しないときに二酸化炭素吸収剤に乾燥したガスを貫流させておくことは，二酸化炭素吸収剤を乾燥させるので避けなければならない．CO 生成は，デスフルラン≧エンフルラン＞イソフルラン≫ハロタン＝セボフルランの順になるので，乾燥したソーダライムを使用することは，デスフルラン麻酔時には注意が必要である．Compound A はセボフルランに特有の有害物質であるが，その生成は乾燥したソーダライムで増加する．

キャニスター内の温度にも CO と Compound A の生成は影響されるので，発熱しやすい低流量麻酔時にはキャニスターの温度にも配慮し，過剰に温度が上がるときには低流量麻酔の中止や静脈麻酔への転換などの方策を講じる．

文献

1) Keijzer C, et al.：BMC Anesthesiology 2005；5：6
2) Fang ZX, et al.：Anesth Analg 1995；80：1187-1193
3) Fang ZX, et al.：Anesth Analg 1996；82：775-781

（稲垣喜三）

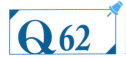

Q62 ロタメータの太さが異なっているのはなぜか？

ロタメータ(流量計チューブ)は，麻酔器から供給される新鮮ガス流量を調整するもので，麻酔中の患者の酸素化や麻酔維持において重要である．

本稿では，ロタメータの構造や低酸素防止機能などについて述べる．

A-1 ロタメータ(流量計チューブ)の構造

流量計部分は，ロタメータ(流量計チューブ)とフロート(浮子)からなる．ロタメータは，ガラスまたは合成樹脂の管であり，ロタメータの内径は下方が細く，上方が太いテーパー型になっている[1] (図1)．ガス流量を上げていくとフロートが持ち上がり，フロートとロタメータの間隙から流れるガスの流量が多くなるほど間隙も大きくなるため，より多くのガスが流れることになる．ガスがフロートを吹き上げる力と，フロートが落下しようとする重力の均衡点でフロートがロタメータ内で停止し，フロートがボール型の場合はボールの中心が，ローター型の場合はローターの上端が，1分間に流れるガス量を示す．

ガスの流量が正確であることは安全な麻酔を施行するうえで重要である．そのため，20℃，101.3kPaの大気中に放流した場合の流量が目盛指示値の±10%以内でなければならないと定められている．麻酔器によって，高流量と低流量の2本の流量計チューブを備える場合，両方を直列にし，流量調節ノブは単数とすることが日本工業規格(JIS規格)で求められている[2,3] (図2)．

A-2 流量を規定する因子

ガスはフロートとチューブの間隙を流れるが，低流量(流量計の下方)では流れは層流で，ガスの粘度が流量を決定し，高流量(流量計の上方)では流れは乱流で，ガスの密度が流量を決定する[2]．流量は，ガスの動粘度(粘度/密度)やフロート周囲の間隙，フロート前後の圧力差，フロート重量などによって規定される．

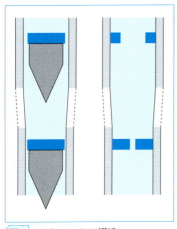

図1 ロタメータの構造
(文献1より)

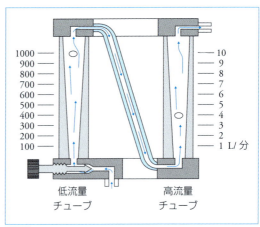

図2 低流量チューブと高流量チューブは直列にすることが求められている
(文献3より)

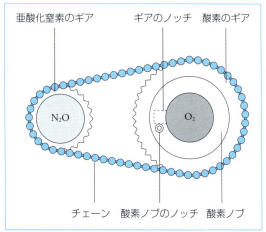

図3 流量調節ノブの連動（エスティバ5シリーズ®　GEヘルスケアジャパン社）
（文献3より）

A-3 低酸素防止装置

　JIS規格ではホースアセンブリと同様，麻酔器のガス別塗色は，酸素 - 緑，亜酸化窒素 - 青，空気 - 黄，と定められている．流量調節ノブのうち，酸素は特殊な凹凸を有し，他のノブよりも突き出ている．流量計が横並びに設置されている場合は，酸素が最右端で最も下流に位置させることが決められている．これはヒューマンエラーの防止と，流量計内で漏れが生じた場合，患者回路の酸素濃度が低下するのを防止するためである．また，流量調節ノブを連動させることなどによって（図3），亜酸化窒素が単独で患者に投与されることができない構造になっている[3]．

A-4 低流量麻酔

　近年はデスフルランの使用などにより，新鮮ガス流量を1 L/分未満にする低流量麻酔が使われることがある．環境やコスト面からも有用であり，麻酔器の進歩により，低流量での麻酔維持も安全になってきている．しかし，吸入麻酔薬の濃度変化により麻酔深度が浅くならないよう，また低酸素や換気量不足が起こらないよう，患者のモニタリングや看視を怠らないようにすべきである．

　麻酔器が進歩しても，麻酔器の始業点検，安全な麻酔のためのモニター指針といったガイドラインは日本麻酔科学会が常に提唱している．これらを遵守し，患者に安全に麻酔を施行することが重要である．

文　献

1) Ronald D. Miller. ミラー麻酔科学. 第1版, メディカル・サイエンス・インターナショナル, 2007；217-224
2) 釘宮豊城. 基礎から学ぶ麻酔科学ノート　麻酔器をもっと詳しく知ろう―流量調節装置の機能，構造と原理―. Anet 2009；9：19-22
3) 岩崎寛, 他. 麻酔科診療プラクティス19. 岩崎寛(編), 麻酔器・麻酔回路. 第2版, 文光堂, 2006；40-45

（橋本雄一，浅井　隆）

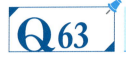

Q63 APL弁の機能とは何か？

　APL弁（adjustable pressure limiting valve）は，一般的にはpop-off弁とよばれ，余剰な麻酔回路内のガスを回路の外に排泄するための弁である．患者からの呼気の一部は二酸化炭素吸着装置を通り，二酸化炭素が除去され，麻酔器から供給される麻酔ガスとともに再び吸気となって患者に入る．このとき，供給されたガスと同等量のガスを麻酔回路から排泄しないと，回路内のガスが過剰になり，回路内圧の上昇をきたし，肺損傷をきたす原因となる．APL弁には，弁を開閉することによって余剰となったガスを排泄し，回路内圧を調節する役割がある．

A-1 APL弁の構造

　APL弁は，スプリングやおもりの重さによって開弁圧を調節するものと，孔の大きさを変化させて調節するものがある．自発呼吸時には，弁口が小さいと呼吸抵抗となるため弁を全開にし，補助換気時には，弁の開き具合を調節して適切な吸気圧で換気できるようにする．また，いったん排泄された余剰ガスが呼吸回路内に逆流しないように逆流防止弁が組み込まれている．

A-2 APL弁の配置部位

　APL弁は，麻酔回路内において，呼気脚で二酸化炭素吸着装置の流入部の手前に配置されている（図1）[1]．これは，流出側に配置すると，二酸化炭素ガスが吸収された再利用可能となったガスが無駄に排泄されてしまうためである．また，二酸化炭素吸着剤が無駄に消費してしまうためである．APL弁によって排泄された余剰ガスは，手術室内の医療従事者への曝露を防ぐため，余剰ガス排泄装置に誘導され，手術室外に排泄される．

A-3 APL弁の点検

　公益社団法人日本麻酔科学会では，麻酔器の始業点検リストをホームページに掲載している（http://www.anesth.or.jp/）（2016年2月閲覧）．APL弁に関する点検法としては，呼吸回路にリークがないことを確認した後にYピースの先端を閉塞させ，4〜6L/分の酸素を流し，回路内圧が30 cmH$_2$O程度に上昇したらAPL弁を全開にし，圧が急激に低下することを確認する．次にテスト肺を付け，呼吸バックを軽く押しながらAPL弁の開閉を繰り返し，回路内圧が円滑に変化することを確認する[2]．また，APL弁の調節ノブがひび割れなどの損傷により脱落し，APL弁の調節ができなくなってしまった事例もあり，ノブの外見なども確認することが望ましい．

文献

1) 丸山和紀：Clinical Engineering 2002；11：1030-1039
2) 公益社団法人日本麻酔科学会：麻酔器の始業点検 改訂第5版 2014；1-8

参考図書

- 釘宮豊城：患者呼吸回路．麻酔器—機能と構造—．第一版，真興交易（株）医書出版部，1997；137-148
- 小澤章子, 他：全身麻酔器, 麻酔回路. 槇田浩史（編），麻酔科必修マニュアル，第1版，羊土社，2006；21-24

（鈴木博明，浅井　隆）

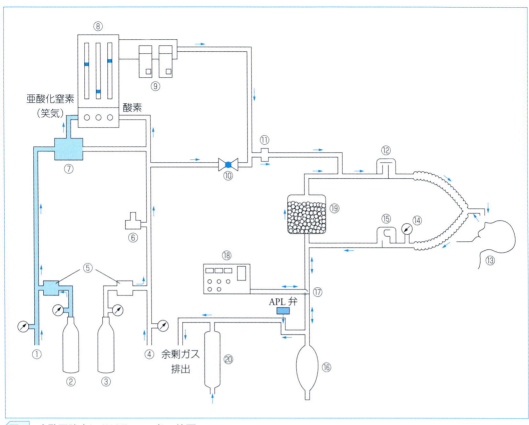

図1 麻酔回路内におけるAPL弁の位置
①亜酸化窒素（笑気）配管，②亜酸化窒素（笑気）ボンベ，③酸素ボンベ，④酸素配管，⑤圧力調整器，⑥酸素供給圧警報装置，⑦亜酸化窒素（笑気）遮断機構，⑧フローメータ，⑨気化器，⑩酸素フラッシュスイッチ，⑪ガス共通流出口，⑫吸気弁，⑬患者，⑭圧力ゲージ，⑮呼気弁，⑯呼吸バッグ，⑰バッグ/ベント切り替えスイッチ，⑱人工呼吸器，⑲炭酸ガス吸収装置，⑳炭酸ガス排除装置．矢印はガスの流れを示す
（文献1より）

Mini Lecture　余剰麻酔ガス

　余剰ガス排泄装置から大気中に排泄された亜酸化窒素やセボフルランなどの余剰麻酔ガスは，オゾン層破壊や地球温暖化に関与している可能性がある．これら環境問題に対応するために余剰麻酔ガスを大気中に放出する前に回収し，無害化する余剰ガス処理システムが実用化されている．また回収したセボフルランを主体とした麻酔ガスの再利用が試みられている．　　　　　（鈴木博明，浅井　隆）

Chapter 11
体温管理

Q64 麻酔中，なぜ体温は低下するか？

麻酔中は，麻酔薬による体温調節の阻害と手術室の低体温環境の曝露の組み合わせ[1]で体温が低下しやすい．

A-1 体温調節

皮膚，内臓など深部組織，脊髄や延髄などの温度受容器で感受された体温情報は視索前野・前視床下部の体温調節中枢に伝わり，そこで統合・処理されることで，中枢温（核心温）は一定の狭い範囲内に維持される．その調節には自律性と行動性の2つがある．日常的には行動性調節が大きな役割を果たしている．自律性調節には，暑熱に対する発汗，寒冷に対する血管収縮・非ふるえ熱産生・シバリングなどがある．

A-2 熱の喪失[1]

一般的に熱の喪失方式としては，放射・蒸発・対流・伝導の4つがある．周術期の熱喪失の大部分は放射と対流による．

A-3 麻酔下での体温調節

麻酔中，患者は自分の意思で動くことがほとんど不可能なので，自律性調節が主となる．中枢温が変化してある温度になったときに，体温調節反応が起こるときの中枢温を閾値温度という．一般的に麻酔薬によって，濃度依存的に発汗の閾値温度はわずかに上昇し，血管収縮とシバリングの閾値温度は著明に低下する．その結果，正常では約0.2℃の閾値間域（interthreshold range：発汗と血管収縮の閾値温度の間）が約2〜4℃まで約20倍拡大する．閾値間域では体温調節性防御が発動せず，患者は変温性となる．発汗は麻酔下でもよく保持されるが，血管収縮とシバリングはその効果も正常以下である．

また，硬膜外麻酔および脊髄くも膜下麻酔も体温調節機構が抑制される．調節機構が作動しても，効果は正常の約半分である．患者は通常低体温であることを認識しない．

A-4 術中の低体温のパターン（図1）

麻酔（全身麻酔，硬膜外麻酔，脊髄くも膜下麻酔）導入時に中枢温が著明に低下する．この低下は，三相に分かれる．まず，麻酔導入から30分以内の間に急激に低下する（第一相）．次いで，その低下の度合いがやや鈍りながらも約2時間は低下が持続（直線的低下）する（第二相）．そして，その後体温の変化があまり認められない平衡状態となる（第三相）．

A-5 熱の再分布

麻酔導入後の急激な中枢温の低下には"熱の再分布"が極めて重要な役割を果たしている．麻酔前の患者はある熱容量を保持しているが，緊張のために末梢血管が収縮し，その熱容量の多くは中枢に存在していて，中枢と末梢の温度差はかなり大きい．麻酔導入によって急激な末梢血管

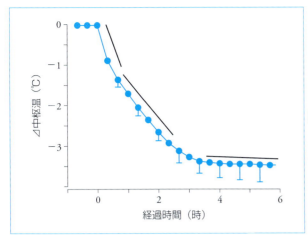

図1 麻酔導入により中枢温の典型的な低下パターン

中枢温の最初の急激な低下は中枢から末梢への体熱の再分布に比例する．この再分布に単に熱の喪失が産生を上回るために起こる中枢温の緩徐で直線的な低下が続く．最終的に中枢温は安定し，その後ほとんど変動しなくなる．この第三相は受動的な熱の平衡状態か，十分に低い体温が体温調節性血管収縮を作動した結果であろう．結果は平均値±標準偏差で示す（文献2より）

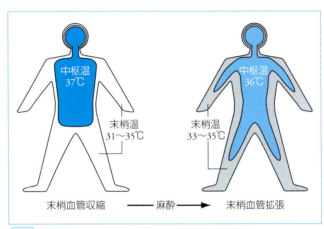

図2 全身麻酔導入後の"熱の再分布"を示す模式図
脊髄くも膜下麻酔，硬膜外麻酔施行後の低体温も同様に生じるが，再分布は下肢に限局する（文献2より）

拡張が起こると熱容量が中枢から末梢に移動（これを熱の再分布とよぶ）する．末梢温は急激に上昇して中枢と末梢の温度差が減少し，中枢温は急激に低下する．この中枢温の急激な低下を再分布性低体温という（図2）[1]．

全身麻酔単独では，血管収縮がいったん作動すれば，中枢温が平衡状態に達するが，区域麻酔と全身麻酔の併用下ではそうならず，中枢温は低下し続ける．

文 献

1) Sessler DI：Temperature regulation and monitoring. In：Miller RD.(ed), Miller's Anesthesia, 7th ed, Churchill Livingstone Elsevier, Philadelphia, 2010；1533-1556
2) 正宗大士，他：麻酔・手術時の低体温：その原理．山蔭道明（編），周術期の体温管理．克誠堂出版，2011；44-65

（正宗大士，松川　隆）

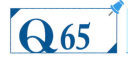 低体温の有害作用にはどのようなものがあるか？

全身麻酔を行うと体温が低下する．手術終了時に低体温が是正されていない場合，シバリングや寒さの訴えをよく経験する．しかしそれだけではなく，低体温は患者の予後にも多大な影響を与えることが明らかになっている．

A-1 シバリング

シバリングにより酸素消費量が増加する．患者の年齢や麻酔方法により異なるが，シバリングによって安静時の200〜300%もの酸素消費量増加を起こす．別の報告では，60歳以上の高齢者でシバリングが起きたとしても酸素消費量の増加は38%程度であったが，一方でシバリングが起きて1時間以上経過しても25%以上の酸素消費量増加がみられている．

シバリングによる酸素消費量の急激な増加は，単に酸素投与が必要となるだけではなく，後述のように虚血性心疾患など心血管合併症のリスクを高める．

A-2 覚醒不良

低体温は鎮静薬からの覚醒と全身状態の回復を遅らせる．

術中に積極的な加温を行わなかった場合，術中の低体温をきたす．その結果，麻酔終了後の循環動態・呼吸状態・意識状態が正常化するまで，より長い時間が必要となる．さらに，覚醒した後から積極的に加温したとしてもこれらの悪影響は改善しないという報告がある．

また，低体温は薬剤の作用を延長させる．ロクロニウムは，体温が30℃ではクリアランスが49%低下し，平均滞留時間も93%延長する．ロクロニウムの特異的拮抗薬であるスガマデクスであっても，低体温の状況でリバースを行う場合には，通常量では不足となる可能性がある．

A-3 出 血

in vitro の研究では，低体温によって血小板機能や凝固系のカスケードが抑制されることがわかっている．臨床的にも，34℃以下の低体温をきたした患者では血小板機能・凝固系カスケードの抑制が認められている．術中の体温が正常な群と低体温の群において出血量を検討した報告も多い．子宮全摘術などの開腹手術や股関節全置換術など比較的出血量の多い手術において，体温低下と出血量の関係を検討したメタ解析では，1℃の軽度低体温であっても平均出血量を16%増加させ，輸血の相対危険度を22%増加したと報告されている[1]．

A-4 感 染

動物実験では，低体温（36℃，正常体温は39℃）のモルモットにおいて皮膚感染症に対する抵抗力が減少することが示されている．臨床的にも術中低体温と創部感染症の関係についての相反する結果が報告されている．開腹による待機的大腸切除術を行った296例を検討した後ろ向き研究では，正常体温群（最低35.9℃）に比べ低体温群（最低34.3℃）で術後30日以内の創部感染症発生率は変わらなかった（オッズ比1.17，$p=0.48$）．一方，外傷症例における緊急開腹手術を行った524例を検討した後向き研究では，35℃以下に低下することにより創部感染症発生のリスクが221%増加した（オッズ比2.21，$p=0.007$）と報告している．

低体温が創部感染症に及ぼす影響については今後の展開が待たれる．

表1　待期的手術における患者転帰

	偶発性低体温をきたした群	低体温をきたさなかった群	P値
患者数	707	688	n.s.
年齢（平均±SD）	61.3±16.8	60.7±16.3	n.s.
性（男性 %）	41.3%	41.3%	n.s.
併存症			
入院時1つ以上	85.9%	85.7%	n.s.
平均（±SD）	2.5±2.0	2.4±1.9	n.s.
死亡	17.0%	4.0%	＜0.001
入院72時間以内の死亡	6.9%	0.3%	＜0.001
合併症	26.3%	13.9%	＜0.001
心筋梗塞	3.3%	1.1%	0.01
脳梗塞	6.5%	1.0%	0.001
敗血症	7.5%	2.6%	＜0.001
創部感染症	5.0%	3.3%	0.14
肺炎	5.1%	1.3%	＜0.001
在院期間（日）			
総入院期間	17.3±23.4	11.8±22.6	＜0.001
ICU在室期間	8.5±18.3	4.4±10.8	＜0.001
入院総コスト（±SD）	$77,313 ±103,838	$47,014 ±94,370	＜0.001

低体温：35℃以下と定義した．n.s.：有意差なし（文献2より）

A-5 予後

　偶発性低体温をきたしたとしても，術中に急変する可能性は低いと思われる．術中低体温による心イベントを検討した報告では，術中に正常体温を維持した群と低体温（＜35℃）をきたした群において，術中の心筋梗塞・不整脈イベントの発生率は変わらなかった．一方，低体温をきたした群において術後心イベントの発生率が有意に上昇した．

　また，術中の偶発性低体温により，患者予後を著しく悪化させる可能性がある．結腸切除術を行った1,405症例を対象にした研究で，低体温が術後合併症に及ぼす影響が報告されている．術中の正常体温を維持した群と比較して35℃以下の偶発性低体温をきたした群では，30日以内の死亡率は4倍（17% vs. 4%）であった．また術後心筋梗塞，脳梗塞，敗血症，肺炎の発生率も有意に高かった．在院日数，ICU入室期間，治療総コストも有意に高かった．男性，術前の貧血，意図しない体重減少，慢性腎不全，Alzheimer病などの神経疾患は，偶発性低体温の独立した予測因子であった[2]．

　現時点の知見からは，術中の低体温は大きな急性合併症を起こさず，術中イベントは増加しないと考えられる．一方で低体温は麻酔覚醒後のシバリングを生じ，患者の満足度を著しく下げる．また酸素消費量を増加させ，術後心血管イベントのリスクを有意に増加させる．血小板・凝固活性の異常から周術期出血量を増加させ，創部感染症のリスクを増加させる可能性がある．

　術中低体温は，患者の予後を直接的に悪化させる因子といえる．術後正常体温はもちろんのこと，術中から積極的に体温を維持することが患者予後に大きく寄与すると考えられる．

文献

1）Rajagopalan S, et al.：Anesthesiology 2008；108：71-77　　2）Billeter AT, et al.：Surgery 2014；156：1245-1252

（室内健志，山蔭道明）

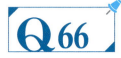

低体温の予防法にはどのようなものがあるか？

　全身麻酔や硬膜外麻酔・脊髄くも膜下麻酔などの区域麻酔において，麻酔導入時に核心温（中枢温）が急激に低下することが知られている．これは麻酔導入によって末梢血管が拡張することで，中枢から末梢に熱容量が移動することで起きる（熱の再分布）．また，患者の体表面からの熱の放射，大気に曝露した粘膜からの熱の放射・蒸発が周術期の熱喪失に大きく関与している．中枢と末梢の温度較差を小さくすると低体温を予防できる可能性があり，麻酔導入前からの対策がより効果的である．具体的な方法としては温風加温法，輸液加温法などがあり，術前からのアミノ酸輸液投与が低体温の予防に効果的であったという報告もある．

A-1 低体温となる可能性が高い患者・手術

　麻酔を受けるすべての患者に低体温を予防する対策を講じる必要があるが，特に低体温となる可能性が高い患者および手術を表1に示した．これらの患者には，より積極的に低体温予防対策を行っていく．

A-2 具体的な方法

1）麻酔導入前

　周術期低体温の予防では，麻酔導入前に患者の末梢温を保つことが最も重要である．具体的には手術室の室温を25℃以上にする，手術ベッドやリネン類を温風加温装置・温水循環式加温装置などで温めておき，できるだけ体表面を温風加温装置の全身型ブランケットやリネンで被覆しておくなどの対策が考えられる．

　さらに積極的な対策としては，麻酔導入前からのアミノ酸輸液投与があげられる．具体的には10％アミノ酸製剤を2 mL/kg/時で手術開始2時間前から6時間投与すると，周術期の体温が保たれ，人工心肺を使用しない冠動脈バイパス術術後の集中治療室滞在時間や入院期間などを短縮できたという報告もある[1]．

2）麻酔導入後・手術中

　麻酔導入後できるだけ速やかに体温のモニタリングを開始すべきである．また手術体位を取る際も皮膚の露出を最小限に抑える工夫が必要である．現在，手術部位・手術体位に応じた様々な形状の温風加温装置のブランケットが発売されており，それらを利用することで加温を行い続けることが必要である．ブランケットで被覆できない部分も手術用の覆布だけでなく保温用のリネンを使用することで，術野以外からの熱の喪失を最小限に抑えることができる．

　大量輸液時・赤血球液などの輸血時に輸液加温装置を使うことはすでに一般的であるが，より早期の段階での輸液加温装置の使用は麻酔導入直後より体温が低下するということを考えると合

表1　低体温となる可能性が高い患者・手術

患　者	手　術
小児 高齢者 熱傷等で広範囲に皮膚を喪失している患者 脊髄損傷の患者	術創が大きくなる手術 大量輸液・輸血が予想される手術 側臥位・腹臥位・砕石位になる手術

理的である．特に大量輸液・輸血が予想される症例では輸液加温装置の回路をあらかじめ準備し，積極的に使用していく．

文献

1) Takako U, et al.：Anesth Analg 2006；103：1386-1393
2) 中山雅康．手術中の体温変化　小児．山蔭道明（編），For Professional Anesthesiologists 周術期の体温管理．克誠堂出版，2011；81-85

（廣木忠直，齋藤　繁）

One Point Advice　小児における体温管理：低体温・うつ熱にも注意

　小児は成人と比べて体重当たりの体表面積が大きく，皮膚・皮下脂肪が薄いため環境温の影響を受けやすいことが知られており，体温変化が急激である[2]．新生児，特に低出生体重児は手術室温を高く（28〜30℃）設定し，温風加温装置や断熱材を使用することで低体温を予防する必要がある．また幼児（時に1歳以下の乳児）ではうつ熱による体温上昇がしばしば問題になる．麻酔導入前〜導入時は保温・加温に努めるが，核心温が上昇に転じたら早期にうつ熱対策を行う必要がある．具体的にはアイスパックを頭部や頸部・腋窩，鼠径部にあてて冷却，温風加温装置の室温での送風，覆布・断熱材の除去，輸液の増量などを行う．核心温の変化を注意深く観察し，迅速な対応が求められる．

（廣木忠直）

Q67 低体温の治療にはどのようなものがあるか？

A-1 麻酔中の体温低下の原因は？

①麻酔薬による末梢血管拡張作用のため熱が中枢から末梢へ移動する（再分布）（**Q64** 参照）．
②麻酔薬の中枢抑制のため体温調節性血管収縮閾値温度が下方へ変位し，熱の再分布が遷延する
③麻酔薬の中枢抑制のため代謝率が低下する

がおもな原因であるが，それ以外にも，冷環境に長時間曝されるための熱の喪失，術野からの熱の喪失，冷たい輸液，輸血，洗浄液による熱の喪失，の関与も見逃せない．したがって，これらを防止することが低体温の治療となる．

A-2 再分布性体温低下の抑制

麻酔導入時の中枢と末梢組織での体温格差を小さくすることで再分布性体温低下を小さくすることができる[1, 2]．

麻酔導入1〜2時間前から温風加温装置を用いて prewarming を行い，末梢血管拡張を引き起こし，中枢と末梢の体温格差をあらかじめ小さくすることで導入1時間後の体温低下を有意に小さくできる（図1）[3]．現実的には術前からの加温は難しいので，麻酔導入直後からの加温が効果的である（図2a）[3]．ちなみに，末梢温度の高い肥満患者や四肢の割合の小さい小児では，再分布性体温低下は少ない．逆に麻酔導入前に手足の冷たい患者では再分布性体温低下は大きくなる．

A-3 体温調節性血管収縮閾値の下方変位を抑制

PEEP（10 cmH$_2$O）をかけると，心肺部圧受容体を介して交感神経刺激により血管収縮が起きる（**Mini Lecture 1** 参照）．この圧受容体反射に伴う血管収縮が，体温低下に伴う体温調節性血管収

Mini Lecture1　leg up position の手術では低体温になりやすい

心肺部圧受容体は，循環血液量（右房の充満度）の変動を秒や分のオーダーで修正する循環反射を行う伸展受容体である．右房圧と胸腔内圧の格差（right atrial transmural pressure：RATP）に反応して伸展し，図3のように中枢性に交感神経やレニン・アンジオテンシン系を介して血管トーヌスを調整する．さて，本文のように，PEEP（10 cmH$_2$O）をかけると，右房圧と胸腔内圧ともに上昇するが，胸腔内圧の上昇がより大きいために RATP は減少する．そのため心肺部圧受容体反射により血管収縮が起き，体温低下に伴う体温調節性血管収縮を促進し，体温調節性血管収縮閾値温度が上方へ変位する（血管収縮が，より高温域で起きる）．その結果として体温低下は有意に小さくなる[4]．すなわち，PEEP により術中体温低下は小さくなる（図4）．

逆に，leg up position により右房圧は上昇するが胸腔内圧は不変のため，RATP は上昇する．したがって PEEP の場合とは逆に，心肺部圧受容体反射により血管拡張が起きる[4]．この循環反射に伴う血管拡張が体温調節性血管収縮を抑制し，体温調節性血管収縮閾値が下方へ変位する（なかなか血管が収縮しない）ことから，体温低下は有意に大きくなる（図4）．

ちなみに，15〜20度の頭低位では，RATP は不変で圧受容体反射は起きず，したがって体温低下は頭低位では修飾されない[5]．

（溝部俊樹）

文献　4) Nakajima Y, et al.：Am J Physiol Regul Integr Comp Physiol 2000；279：R1430-1436
　　　5) Nakajima Y, et al.：Anesth Analg 2002；94：221-226

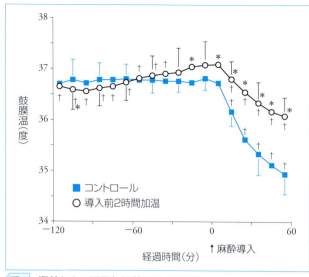
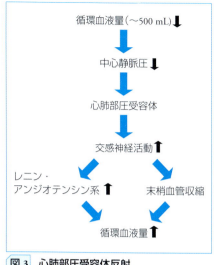

図1 術前からの温風加温装置による加温効果
麻酔導入前からの温風加温装置使用で再分布性体温低下が防止できる
（文献3より改変）

図3 心肺部圧受容体反射

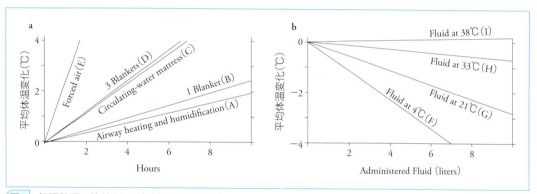

図2 加温装置の比較（a），輸液加温の効果（b）
（文献3より改変）

Mini Lecture2　nutrient-induced thermogenesis の機序

　食物（栄養素）を摂取すると摂取後約1時間から代謝量が一過性に増加することは古くから知られ，dietary-induced（nutrient-induced）thermogenesis，あるいは栄養素の特異動的作用とよばれていた．代謝量の増加や作用時間は，炭水化物や脂質に比べタンパク質が著しく，アミノ酸の静注でも認められるので周術期の体温低下予防に有効な手段となった．アミノ酸静注による体温低下防止は，酸素消費量の増加と体温調節性血管収縮閾値の上方変位という2つの機序によって起きる．最近では，アミノ酸は，体温調節中枢に直接働きかけて体温のセットポイントを上方に偏位させるとともに，褐色脂肪細胞のミトコンドリアの uncoupling protein（UCP）を活性化させ，さらにインスリン分泌促進によってタンパク質異化の結果，熱産生の亢進を図り，体温を上昇させると考えられている[6]（図5）．
　フルクトース（果糖）輸液（0.5 g/kg/ 時で4時間投与）もアミノ酸輸液と同じ機序で周術期低体温を防止できることが知られている[7]．

（溝部俊樹）

文献 ● 6）溝部俊樹：体温調節機構　ICU と CCU　2014；38：433-439
　　　　 7）Mizobe T, et al.：Anesthesiology 2006；104：1124-1130

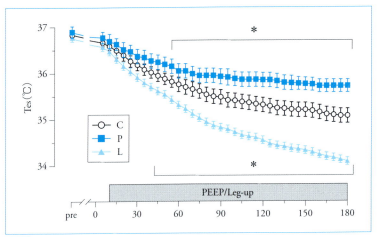

図4 圧受容体反射による体温調節機構の修飾

leg up position により体温低下は、大きくなる PEEP により体温低下は、小さくなる
(文献4より改変)

縮を促進し，体温調節性血管収縮閾値温度が上方へ変位する（血管収縮が，より高温域で起きる）．その結果として体温低下は有意に小さくなる．すなわち，PEEP により術中体温低下は小さくなる．

A-4 代謝率低下の抑制

　食物（栄養素）の摂取による代謝量増加は，dietary-induced（nutrient-induced）thermogenesis，あるいは栄養素の特異動的作用とよばれ，周術期の体温低下予防に有効な手段として知られている（**Mini Lecture 2** 参照）．全身麻酔導入1～2時間前よりアミノ酸を240 kJ/h で2時間投与して，体温低下が防止されたとの報告があり，これは腰椎くも膜下麻酔でも有効である．

　アミノ酸は，1 g で4.1 kcal のエネルギーを産生し，1 kcal＝4.2 kJ なので，240 kJ/h でのアミノ酸2時間投与は，約28 g のアミノ酸を投与したことになる．市販の混合アミノ酸輸液 200 mL はアミノ酸濃度が7～10％であることから，約2本の投与量である．また，ビーフリード輸液 500 mL 中にはアミノ酸15 g なので2本で同量となる．一般に麻酔導入直前あるいは直後より投与開始したほうがより有効である．

A-5 その他：輸液輸血の加温

　人体を熱伝導体と考えると平均比熱は，0.83 kcal/kg/℃である．したがって，体重60 kg の成人では，50 kcal で体温が1℃変化する．
　水の比熱は1なので常温（23℃）の輸液を使うと，
　　(37−23)×1×??L＝50 kcal　　??＝3.5 L
ということで，500 mL の輸液7本で体温は1℃下がる．
　また，血液の比熱は，0.87なので，4℃の赤血球液（140 mL）を使うと
　　(37−4)×0.87×??L＝50　　??＝1.74 L　　1.74/0.14＝12
ということで，4℃の赤血球液12単位の輸血で体温は1℃下がる．
　また，体重60 kg の成人では，50 kcal で体温が1℃変化し，
　　4℃の赤血球液1単位（140 mL）で 4 kcal

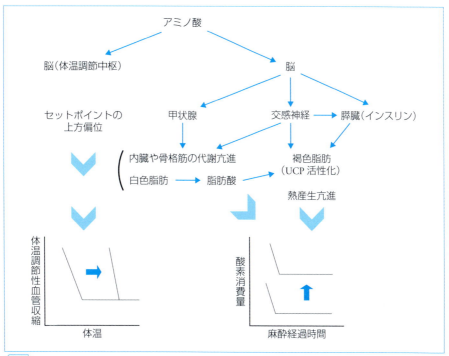

図5 アミノ酸輸液による体温低下防止効果の機序
（文献6より改変）

　　常温（23℃）の赤血球液1単位（140 mL）で2 kcal
　　常温（23℃）の輸液（500 mL）で7 kcal
が失われるので，たとえば，常温の輸液400 mLと，4℃の赤血球液8単位だとすると
　　8×7＋8×4＝88　88/50＝1.76℃の体温低下をもたらす．
したがって，輸液輸血の加温もその量や手術時間によっては有効な体温低下防止効果をもつ（図2b）．

文　献

1) 溝部俊樹：麻酔で体温調節機構は乱れるか，臨床麻酔の疑問に答える生理学，高崎真弓編，文光堂，2006. p 52-57
2) 溝部俊樹：体温管理のアップデート　Life Support and Anesthesia 別冊 08：22-31, 2008.
3) Sessler DI：N Engl J Med 1997；336：1730-1737

（溝部俊樹）

Q68 体温上昇の鑑別診断は何か？

高体温には，体温調節機構の正常な働きで体温のセットポイントが上昇し，その結果体温が上昇するいわゆる「発熱」と，体温調節機構の異常によりセットポイントの変位もないまま体温が上昇してしまういわゆる「うつ熱」がある[1]．後者には，単純に熱の放散障害によるものから，熱産生の異常亢進のために体温制御ができなくなり生命の危険もおよぶ悪性高熱症，悪性症候群もあり，早急な診断と治療が求められる．

A-1 発 熱

麻酔導入前から，あるいは導入後に緩やかな体温上昇が認められるが，39℃を超えることはまれである．原因としては表1のようなものがあげられるが，術前外来での問診や検査データから診断可能なことが多い．特に小児麻酔ではよく経験する体温上昇である．

A-2 うつ熱

麻酔中の体温上昇は体温低下に比べるとまれであるが，代謝による熱産生が熱放散を上回る場合にしばしばみられる．術野からの熱放散が少なく全身が敷布で覆われるため，小児や成人の頭頸部・四肢の手術で経験することが多い．これは単位体重当たりの熱放散が，成人では1.09 kcal/kg・hであるが，新生児では4.37 kcal/kg・hと4倍も大きい．これは，小児では体温調節に占める熱放散の割合が高いためである．

体温が1℃上昇すると，代謝は7〜13%亢進，心拍数は10回/分上昇，心拍出量は3 L/分増えるといわれており循環系に与える影響は大きい．また体温上昇に伴い末梢血管血流は，0.2 L/分から最大8 L/分まで増加し，発汗は，0.5 L/日から最大15 L/日まで増加することから血管内脱水が顕著となり，これがさらに体温上昇を助長する．人体を熱伝導体と考えると平均比熱は，0.83 kcal/kg/℃であり体重60 kgの成人では，50 kcalで体温が1℃変化する．水の気化熱は0.58 kcal/gなので，50/0.58＝100 g/℃となり，発汗100 g，あるいは術野から水分100 gが蒸発すると体温は1℃下がる．

1）悪性高熱症

主として全身麻酔中に吸入麻酔薬や脱分極性筋弛緩薬の投与によって高熱を発する疾患で，骨格筋のカルシウムチャネルである1型リアノジン受容体の機能異常と考えられている．劇症型は麻酔25万症例につき約1例発生し，2014年の報告（2007〜2012年の米国のデータ）でも劇症型では死亡率が依然約10%である[2]．また本症を発症した症例のおよそ半分では，それ以前に2回以上の全身麻酔を問題なく経験している．

常染色体優性遺伝であることから血縁者が悪性高熱症と診断されている場合は，本人が本症である確率は50%ということになり，術前外来での問診が重要である．

診断基準は表2に示すが，診断のきっかけは，麻酔導入時であれば咬筋の強直が多く，麻酔中では急激な体温上昇とともに頻脈とETCO$_2$の上昇が多い．

表1 発熱の原因

術前からの風邪やインフルエンザ
術前の予防接種
前投薬のアトロピン
術前からの脱水
原疾患による炎症
頭蓋内疾患の存在
心的要因

表2 悪性高熱症(MH)の臨床診断基準

体温基準	
I	麻酔中の最高体温が 40 ℃以上
II	麻酔中の最高体温は 38 ℃以上 40 ℃未満であるが、体温の上昇率が 15 分間に 0.5 ℃または 1 時間に 2 ℃以上

その他の症状	
a	原因不明の頻脈、不整脈、血圧変動
b	呼吸性及び代謝性アシドーシス:自発呼吸では過呼吸
c	筋強直(咬筋、その他)
d	赤褐色尿(ミオグロビン尿):横紋筋融解
e	血液の暗赤色化:血液ガス分析により PaO_2 の低下
f	血液検査により、血清 K、CK、AST、ALT、LDH の上昇:筋逸脱酵素の上昇
g	異常な発汗
h	今まで認められなかった異常な出血傾向

劇症型(f-MH):I か II を満たし、その他の症状を認める
亜型(a-MH) :その他の症状を認めるが、体温基準を満たさない
術後 MH   :麻酔終了後に発症.体温により劇症型と亜型に分類される

2) 悪性症候群

抗精神薬投与患者が急激な精神症状の悪化とともに、異常な高熱(40%は 40 ℃以上)を発し、自律神経症状や筋強直を伴う疾患であるが、その機序はいまだ不明である.多くは横紋筋融解症を併発することから、悪性高熱症と同様のミオグロビン尿や筋逸脱酵素の上昇を認める.また抗精神薬投与患者では高度の脱水が背景にあることが多く、抗精神薬の投与中止や冷却とともに大量輸液が初期の治療となる.

外来での問診から診断は容易であるが、周術期に本症を発症した場合は、悪性高熱症との鑑別が困難である.しかし最終的な治療法は、どちらもダントロレンナトリウムの投与である.

3) 急性横紋筋融解症

本症は上記の悪性高熱症や悪性症候群でも併発しミオグロビン尿や筋逸脱酵素の上昇をもたらすが、それ以外の原因でも発症することがある.長時間同体位での臥床、血栓塞栓、コンパートメント症候群、クラッシュ症候群、感染症、熱中症などでも認められ、周術期発症で発熱を伴うときは上記との鑑別診断が難しい.

本症では、大量輸液や利尿薬投与(フロセミドやマンニトール)、高カリウム血症に対するグルコン酸カルシウムや炭酸水素ナトリウムの投与が行われ、腎不全への対応が主となる.

文献

1) 溝部俊樹:体温調節機構 ICU と CCU 2014;38:433-439
2) Larach MG, et al.:Anesth Analg 2014;119:1359-1366

(溝部俊樹)

Chapter 12 輸液管理

Q69 goal-directed fluid therapy, 輸液の適切な指標は何か？

A-1 膠質液投与を行う指標

goal-directed fluid therapy（Mini Lecture1）で膠質液を血圧，尿量以外の血行動態指標に基づいて投与する根拠は，血圧，尿量を指標とした場合に組織における適切な酸素需給バランスを達成できない場合がありうるからである[1]．組織における酸素需給バランス評価の観点からは静脈血酸素飽和度を用いることが妥当だが，中心静脈カテーテルの適応がある症例に限定され，多くの症例では1回心拍出量あるいは前負荷非依存状態（Mini Lecture 2）をgoalとする．

1）1回心拍出量（SV）

全身レベルの酸素供給はヘモグロビン濃度，SaO_2および心拍出量で規定されるため，心拍出量を維持することは酸素供給を維持することとほぼ同じと考えられる．最近は複数の機器が利用可能であり，患者の重症度に合わせたモニターの選択が可能になりつつある[2]．なお，酸素供給量という点では心拍出量をgoalとすることが妥当であるが，①頻脈は心事故を増加させることから，低SVを頻脈で代償することは望ましくなく，②前負荷反応性の評価にはSV測定が原則であることから，SVを目標とすることが一般的である．

特にgoal-directed fluid therapyにおいてはSVモニター下に膠質液200〜250 mLを経験的に5〜10分で負荷し，負荷後によるSVの増加分が負荷前のSVの10%未満となるまで繰り返すことが多い．したがって，輸液，特に輸液負荷を行う指標としてはSV，輸液負荷のgoalとしては最適化されたSVが相当する．これはFrank-Starling曲線における平坦な部分であり，前負荷非依存状態に相当する．

2）前負荷依存性

前負荷依存性の有無は前述した経験的な輸液負荷あるいは下肢挙上で評価してきたが，SV，動脈圧あるいはパルスオキシメータの脈波信号の陽圧呼吸に伴う呼吸性変動が注目されている[3]．呼吸性変動による評価の利点は介入を必要とせず，連続的に得られる点，動脈圧あるいはパルスオキシメータの脈波信号を用いる場合，低侵襲であり，かつ追加のデバイス

図1 gray zone および relative hypovolemia を考慮した goal-directed fluid therapy のアルゴリズム
DO_2：酸素供給量，$ScvO_2$：中心静脈血酸素飽和度
（文献3を参考に作成）

の必要性がない点があげられる．

A-2 goal-directed fluid therapy の課題と解決策

　これまでの goal-directed fluid tharpy においては Frank-Starling 曲線における傾きが平坦になるまで，前負荷依存性が消失するまで膠質液の負荷を繰り返すのが一般的であり，血管収縮薬，心血管作動薬の併用など，輸液負荷以外の介入は積極的に考慮されてこなかった．また動的指標による前負荷依存性の有無の評価では単一の閾値を用いて前負荷依存状態，非依存状態を区別してきたが，最近は確実な前負荷依存状態，確実な非依存状態および gray zone の 3 分割とする考え方がある．さらに前負荷依存状態にも uncompensated hypovolemia と relative hypovolemia（**Mini Lecture 3**）とがあり，治療手段も区別することが望まれる．これらを考慮した goal-directed fluid therapy のアルゴリズムを図 1 に示した[3]．

文献

1) Spahn DR, et al.：Anesth Analg 2006；102：344-346
2) 小竹良文：その他の心拍出量測定．循環器急性期診療．香坂俊（編）．メディカルサイエンスインターナショナル，2015，215-228
3) Biais M, et al.：Anesthesiology 2012；116：1354-1361

（小竹良文）

Mini Lecture 1　goal-directed fluid therapy の特徴

・いわゆる「サードスペース」は存在しない可能性が高く，晶質液によるサードスペース補充は行わない．
・晶質液は維持量程度を一定速度で投与する．
・手術中に生じる出血，血管拡張，炎症性浮腫による血管内容量減少を補充するためには膠質液を用いる．膠質液は血圧，尿量以外の血行動態 goal を達成するために，一定量を短時間で反復して投与する．

（小竹良文）

Mini Lecture 2　輸液反応性，前負荷反応性，前負荷依存性

　いずれも同じ状態を表す用語であるが，最近は前負荷依存性が用いられる傾向にあり，本稿でもこれを用いる．Frank-Starling 曲線が傾いた状態を輸液反応性または前負荷反応性あり，前負荷依存状態（preload dependent state）とよぶ．また，Frank-Starling 曲線が平定化した状態を輸液反応性または前負荷反応性なし，前負荷非依存状態（preload independent state）とよぶ．goal-directed fluid management では輸液総量を制限しつつ，前負荷非依存状態を維持することが目標となる．

（小竹良文）

Mini Lecture 3　relative hypovolemia

　前負荷依存状態には血管内容量が減少している uncompensated hypovolemia と，血管内容量には変化がないが，静脈系の拡張によって静脈還流量が減少している状態（relative hypovolemia）の両者がありうる（Perner A, et al.：Intensive Care Med 2014；40：613-5.）．uncompensated hypovolemia は輸液負荷の絶対的な適応であるが，relative hypovolemia に対しては血管収縮薬投与も有効である．

（小竹良文）

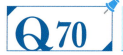 晶質液と膠質液をどのように使い分けるか？

A-1 基本的な性質

　晶質液は電解質がおもな成分である．電解質の分子量は100以下の極めて小さな粒子で，晶質液中ではおもにイオンの状態で存在している．電解質は細胞膜などの半透膜や血管内皮細胞間のギャップを容易に通過する．一方，膠質液の成分は電解質と比較して大きく（HES：70 kDaもしくは130 kDa，Dex：40 kDa，アルブミン：69 kDa），半透膜や血管内皮細胞間のギャップを通過できない．このような性質により，静脈内に投与すると両者とも初めは血管内に分布していくが，低分子（イオン）で構成される晶質液は速やかに血管外に漏出して組織間にも分布し，一部は糸球体で濾過され尿として排泄される．膠質液は分子量が大きいため，その大きさの分子が通り抜けるギャップが血管内皮細胞間にないために血管内にとどまる（図1）．

A-2 晶質液の血漿増量効果

　晶質液は速やかに血管外に漏出すると述べたが，実際には晶質液は速度を早くして投与すると血圧も上昇し，血管内容量が増えていることを実感する．教科書によっては投与量の1/3ないし1/4が血管内に残ると述べているものもあるため，投与量を多く入れて血管内容量を増やそうとするが，これは誤りである．晶質液の血管内容量増加効果は投与量ではなく投与速度が重要である．投与速度が速ければ，短期的には血管内容量を維持することができる．しかし，速い投与速度を維持し続けることは困難であり，投与した晶質液はいずれ間質に貯留すると考えておかなければならない[1]．

A-3 膠質液の血漿増量効果

　等張の膠質液は投与した量だけ循環血液量を増加させる．したがって，膠質液の血管内容量増加効果は投与量に依存する．しかし，たとえばでんぷんを原料とした膠質成分（HES）は血中の酵素で分解・低分子化されて排泄される．よって膠質液の血管内容量増加効果は時間とともに減衰していくことに注意が必要である．分子量の大きさによるが，1〜4時間程度の血漿増量維持が

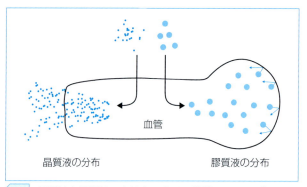

図1　晶質液と膠質液の血管内における動態のイメージ
晶質液，膠質液ともに血管壁はバリアーであるが，体全体ではギャップジャンクションの開いたところもあるため血管外に晶質液は漏出する．一方，分子量の大きい膠質液はギャップジャンクションを通過しないため血管内にとどまり，血管内容量を効率的に増やすことができる．

期待できる.

A-4 目的の相違

上述の性質を踏まえて晶質液と膠質液の使い分けを考える．理論的には晶質液は血管内・組織間を含めた細胞外液の補充であり，膠質液は血管内容量の補充ということになる．つまり晶質液を過剰投与してしまうと間質の浮腫を助長する．一方，膠質液は素直に血管内容量を増やすものと考える．晶質液もナトリウム濃度が低ければ，細胞内液が補充されるといわれているが，細胞内液量は通常は充足されているので増えることはなく，ナトリウム濃度の低下はバソプレシンの分泌を抑制するため，速やかに水は体外に排泄されると考えてよいだろう．

A-5 出血時の使い分け

手術中の場合，特に注意して体液管理をしなければならないのは出血時である．出血時に血中ヘモグロビン値が低下するのは，出血による血液の喪失に加え，輸液による希釈や組織間液が血管内に流入することも要因となる．特に大量出血のときには組織間液を含む細胞外液が失われている．一般に，「出血量の3倍の晶質液を投与する」といわれるが，これは「出血を輸血で補えない場合には出血量よりも多い量で補おう」という考え方であり，3倍の晶質液が血液に相当するわけではない．出血が多くなると血管外のアルブミンが血管内に移動することにより，循環血液量を保持しようとする代償反応が起こる．したがって晶質液による細胞外液の補充は有効であるが，輸血に加えてさらに晶質液を大量投与すると過剰輸液となる可能性が高いことから注意が必要である．術後7日間にわたって投与した晶質液が貯留するともいわれている[2].

膠質液は投与量とほぼ1:1で循環血液量を増加させるため，晶質液よりも少ない量で出血時の血圧を保つことができる．つまり膠質液をうまく使うことで，晶質液の過剰投与を防ぐことができるのである．

文献

1) 飯島毅彦 周術期輸液の考え方の変遷 日本集中治療学会雑誌 2012；19：578-585
2) Brandstrup B：Best Pract Res Clin Anaesthesiol. 2006；2：265-283

（飯島毅彦）

Q71 中分子量ヒドロキシエチルデンプン（HES）はどのように用いるか？

A-1 基本的性質

　晶質液と異なり，分子量が大きく血管外へ漏出しにくいために血管内にとどまりやすい．結果として循環血漿量を維持することができることから代用血漿とよばれる．代用血漿に使用されるものとして，ヒドロキシエチルデンプン（HES）のほかにデキストランやゼラチンなどが使われてきた．このなかでアレルギーなどの副作用の少ないHESが最も多く使用されている．

A-2 世代により異なるHES

　中分子量HESは分子量130kDaであり，現在最も広く使用されている代用血漿である．単純なデンプンは血中のアミラーゼで速やかにグルコースまで分解されるが，この分解を受けにくくするために，デンプンをヒドロキシエチル基で置換修飾したものがヒドロキシエチルデンプン（HES）である．その置換度によって第1世代から第3世代に分類されている．一般に，分子量が大きく，置換度が高いほうがアミラーゼによる分解を受けにくく，効果時間が長い．ところが，高分子量・高置換度のHESは体内に蓄積するために，凝固障害や腎障害といった副作用が出現する頻度が高いことが明らかとなった．そこで，これまでの欠点を改善するために，分子量と置換度が調整された第3世代のHESが開発された．これがHES130/0.4（商品名：ボルベン®）である．この製剤は体内蓄積が少なく，副作用も抑えられた製剤であり，第2世代以前のHESと同じに考えることはできない[1]．

A-3 中分子量HESの適応

　中分子量HESはどのような場面でその利点を発揮できるであろうか？ 手術に伴う出血による相対的な循環血液量の減少に対して使用するのが一番の適応であろう．血液製剤の副作用は極めて少なくなったとはいえ，同種血輸血は避けたいものである．赤血球液を使用するトリガーはヘモグロビン値として6～7g/dLと考えられている．場合によってはこのレベルまで低下しなくとも，その後の出血量の増加などを見込んで輸血を早期に選択することもある．赤血球輸血の目的は酸素運搬量の維持であるが，同時に循環血液量の維持である．麻酔中の酸素必要量から考える赤血球輸血のトリガーは，むしろもっと低いかもしれない．循環血液量を維持することを目的とした容量負荷はHESでも達成することができる．その持続時間はこれまでの低分子量HESと比較して長いため中分子量HESの投与により，より長い時間，循環の安定が維持できることが期待できる．血管収縮薬も相対的な循環血液量の補正に有効であるが，血管収縮薬を使用しにくい症例でもHESは使いやすいものである．

A-4 HESの副作用

1）血小板凝集能

　HESは血小板凝集能を阻害することにより，出血傾向の原因になると考えられてきた．確かに第1世代のHES 670/0.7では心臓外科手術後に出血を助長することが認められ，使用が制限された．しかし，現在使用されている中分子量のHES130/0.4は出血傾向の助長は少なく，アルブミン製剤との比較試験でも術中輸血量はむしろHESのほうが少ないという結果が出ている．

表1 HESに関するRCTの腎機能，死亡率の比較

		VISEP 2008	6S 2012	CHEST 2012	CRYSTMAS 2012	CRISTAL 2013	FIRST 2011
対象患者		重症敗血症	重症敗血症	集中治療	重症敗血症	集中治療	重症外傷
HES		10%HES200/0.5（旧世代）	6%HES130/0.42	6%HES130/0.4	6%HES130/0.4	Colloid（HES, Alb, Gel）	6%HES130/0.4
対象輸液剤		修正乳酸リンゲル	酢酸リンゲル	生理食塩液	生理食塩液	晶質液（高張液も）	生理食塩液
腎機能	HES劣性	○	○				
	有意差なし			○RRT	○	○	○
	HES優性			○RIFLE			
死亡率	HES劣性		○				
	有意差なし	○			○		○
	HES優性					○	

RRT：腎代替療法（renal replacement therapy），RIFLE：急性腎障害スコア（Risk, Injury, Failure, Long term, End stage）
（宮尾秀樹：第3世代HESのすべて 術中輸液の新しい潮流 真興交易(株)医書出版部，2014より改変）

2）腎障害（表1）

　また，HESは腎障害を起こしやすいといわれてきた．これも血小板凝集に対する影響と同様であり，旧世代のHESでは腎障害を起こしやすいということが示されてきた．しかし，現在使用されている第3世代HESは生理食塩液との比較試験でも術後のRIFLEスコアは，むしろHESのほうが低いという結果が得られており，通常使用する量であればHESによる腎障害は起こらないと考えてよいであろう．

3）敗血症

　中分子量HESは循環血液量を維持するのに有効な製剤であり，第3世代の製剤はその副作用は最小限に抑えられている．しかし，やはり使用量が増えるとその副作用は顕在化してくることが懸念される[2]．重症敗血症患者を対象とした臨床研究ではHESによる腎障害と腎透析導入の増加が指摘されている．重症敗血症では血管透過性の亢進が顕著であり，分子量の大きなものでも血管外へ漏出する可能性がある．特に重症敗血症で敗血症性ショックに陥っている患者では，容量負荷にHESを使用すると大量投与が必要となる．そのため重症敗血症では血管透過性亢進に加えて投与量の増大が副作用の発現にかかわると推察され，注意が必要である．

文献

1) Westphal M, et al.：Anesthesiology 2009；111：187-202
2) Niemi TT, et al.：J Anesth 2010；24：913-925

（飯島毅彦）

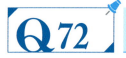 尿量が減少した際の鑑別診断は何か？　どのように診断し，治療するか？

　従来は術中尿量を 0.5 〜 1.0 mL/kg/ 時で維持することが重要視されており，尿量がこの目標に達しない場合は循環血液量不足と診断し，輸液負荷を行うべきであると考えられてきた．ただし，最近の知見はこのような単純化された論理を必ずしも支持していないようである．

A-1 尿量減少と術後急性腎傷害の関係

　非心臓手術を対象とした後ろ向き研究によると術後急性腎傷害のリスク因子として昇圧薬の投与量，昇圧薬の持続投与および利尿薬の投与が抽出された一方，術中尿量および尿量 0.5 mL/kg/時未満は有意なリスク因子には該当しなかったとされている[1]．

A-2 尿量減少の診断および治療

1）基本的なアプローチ

　尿量減少をみた場合には，再吸収増加（Mini Lecture 参照）による酸素需給バランスの悪化の可能性に対してどこまで介入すべきか，が論点となる．従来は速やかに輸液負荷を行い，再吸収を増加させる必要がないレベルまで循環血液量を回復させることの優先順位が高かった．しかし，最近は輸液過剰に伴う他の合併症のリスクとのバランスを考慮して治療にあたるケースが多い．

　尿量は他の指標と比較して，現状の把握および介入に対する反応の評価に時間を要する点が特徴である．一般的な急性腎傷害のリスク因子として 0.5 mL/kg/ 時未満が 6 時間以上持続すること，が広く用いられていることから類推すると，診断，治療の時間軸として，リスク因子（表1）[1,2]がない場合は 6 時間以内，リスク因子を有する症例では 3 〜 4 時間程度での解決を目標とするのが妥当であろう．

2）具体的なアプローチ

■心拍出量，血圧とも維持されている状態

　経過観察あるいは利尿薬投与による尿細管開存性維持でおそらく問題ない．

■血圧が低下しているが心拍出量減少の可能性は少ない場合

　最近の報告では平均動脈圧＜ 55 mmHg がリスク因子とされており[3]，血圧維持は腎傷害を回避するうえで重要な要件である可能性が高い．前述した後ろ向き研究の結果は昇圧薬の使用に否定的だが，平均動脈圧が 55 mmHg 未満の場合は昇圧を試みて尿量が増加するかどうかを評価することを推奨する．

■心拍出量減少の可能性がある場合

表1　術後急性腎傷害のリスク因子

患者要因　年齢 56 歳以上	術式要因　緊急手術
男性	腹腔内手術
治療を要するうっ血性心不全	人工心肺下手術
腹水	大動脈手術
高血圧および動脈硬化	その他の要因
腎機能障害	腎障害性物質（造影剤，NSAIDs，
投薬を要する糖尿病	遊離ヘモグロビン，ミオグロビン
	など）の存在

（文献 1，2 を参考に作成）

表2	術後急性腎傷害を予防あるいは軽減する治療手段

1. 適切な心拍出量およびヘモグロビン値の維持によって適切な酸素供給を維持すること
2. 適切な循環血液量の維持，マンニトール，カルシウムチャネル拮抗薬，アンジオテンシン拮抗薬投与などの手段によって腎血管の収縮を防止すること
3. ドパミン受容体作動薬，プロスタグランジン，心房性ナトリウム利尿ペプチドなどの投与により腎血管拡張を行うこと
4. ループ利尿薬，マンニトールの投与によって尿細管の開存性を維持すること
5. ループ利尿薬，中程度の冷却によって腎組織の酸素消費を軽減すること
6. 腎組織の虚血再灌流障害を軽減すること

（文献2を参考に作成）

　心拍出量モニターを適用して心機能および循環血液量の状態を客観的に評価することを推奨する[4]．循環血液量減少を伴う心拍出量低下が認められる場合でも表2に示した治療手段[2]を併用し，適切な血圧，心拍出量および腎血流を維持することを目標とすべきである．

文献

1) Kheterpal S, et al.：Anesthesiology 2007；107：892-902
2) Sear JW：Br J Anaesth 2005；95：20-32
3) Walsh M, et al.：Anesthesiology 2013；119：507-515
4) Legrand M, et al.：Anesthesiology 2013；118：1446-1454

（小竹良文）

Mini Lecture　腎血流および尿生成の生理学

①腎臓へは，糸球体において濾過に用いられる血流と，尿細管における再吸収過程で必要なエネルギーを供給する血流の両方が供給されている．腎血流は心拍出量減少時にも比較的維持されやすい．血流が多いため酸素需給バランスには余裕がある．

②腎臓を灌流する血漿約400 mL/分のうち，100～120 mL/分が糸球体で濾過される（糸球体濾過量，GFR）．濾過された尿は腎尿細管において再吸収，分泌などの過程を経て尿となる．術中尿量はほぼ1 mL/分であり，腎尿細管での吸収率はほぼ99%である．腎尿細管での再吸収は循環血液量を維持する機構として重要であり，循環血液量減少時には再吸収が増加し，尿量減少，尿濃縮が生じる．

③尿濃縮自体は生理的な現象であるが，腎尿細管での再吸収にはエネルギーが必要であり，酸素需給バランスが悪化する可能性がある．また，尿濃縮は腎傷害性物質の濃度上昇，障害された尿細管細胞などによる尿細管閉塞のリスクを増加させると考えられている．

（小竹良文）

Chapter 13
輸血管理

Q73 赤血球輸血のトリガーや輸血の効果とは？ 保管法，使用制限はどの程度か？

A-1 赤血球輸血のトリガー値

1）輸血の適応

　「血液製剤の使用指針（厚生労働省，平成 24 年 3 月一部改正）」によれば，全身状態が良好な慢性貧血患者ではヘモグロビン（Hb）値 6 g/dL（血液疾患では 7 g/dL）以下が輸血の目安となる．急性出血では 6 g/dL 以下ではほぼ必須，循環血液量が保たれている場合の耐性については，明確なエビデンスはない，としている．また術中では，循環血液量の 20% 以上の出血で輸血が考慮されるが，冠動脈疾患や肺機能障害，脳循環障害患者では 10 g/dL 程度の維持が望ましいとしている．すなわち，輸血の必要性は特に外科的出血の場合は出血速度や患者の生理的代償能を総合的に考慮する必要があり，Hb 値のみで判断することはできない．なお，10 g/dL 以上で輸血することはないという認識は共通と思われる．

　これらを日常的経験，Hb の酸素運搬能と組織の酸素需給から考察してみる．

2）経験的輸血のトリガー Hb 値および酸素需給の解釈

　まれではあるが，外来で Hb 値 6 g/dL の再生不良性貧血，子宮筋腫，消化器癌などの患者に遭遇する．循環血液量に減少のない等量希釈状態であり，心肺機能に障害がなければ非活動的生活は可能である．術中，大量出血で 1.1 g/dL に低下したが，救命できたとの報告もある[1]．逆に外傷性出血で搬送された患者で Hb 値が 10 g/dL でも，急激にショックに陥ることがある．Hb 値の低下は希釈の結果として観察されるので，外傷直後のデータは参考程度とし，むしろ意識，顔色，血圧，脈拍数，呼吸状態など，昔ながらの臨床症状・所見の正しい評価が輸血のトリガーになる．経験的といえば，有名なのが「Hb 10 g/dL, Ht 30% rule」である．1942 年，Mayo Clinic の Adams らが経験に基づいて提唱したもので，確たるエビデンスもなく，半世紀もの間，指標として用いられてきた．

　一方，赤血球輸血の目的は組織への酸素供給能の改善で，供給量は「心拍出量×動脈血酸素含量」で求められる．血漿中の溶解酸素量は 3 mL/L と少なく，おもな酸素運搬体は Hb である．Hb 1 g 当たり 1.39 mL の酸素を結合するので，Hb=140 g/L の場合，140×1.39=195 mL/L となる．以上より動脈血酸素含量は血漿中の溶解量も合わせると約 200 mL/L であり，心拍出量を 5 L/分とすると酸素供給量は約 1,000 mL/分となる．他方，静脈血酸素含量から末梢での酸素消費量は 250 mL/分と計算される．これらより正常の人体は 1,000 mL/分の酸素供給能を有するが，安静時はその 1/4 しか消費しておらず，Hb 値が 5 g/dL あたりになると酸素供給量は 300 mL/分に低下し，限界レベルになると考えられる．なお，実際には患者の心肺機能，生理的代償機能（酸素抽出率の増加，体液の再配分，2,3-DPG〈diphosphoglycerate〉の増加などによる Hb 酸素解離曲線の右方移動など），および外科的出血では速度や措置（止血，安静，解熱など）が関与していることは言うまでもない．

3）輸血効果

　赤血球輸血の効果はおもに症状，Hb 値の改善から評価する．赤血球輸血の目的は，鉄剤など

表1 赤血球輸血の臨床ガイドライン(AABB)
推奨1　[強/高] 入院患者で循環動態が安定している場合，制限的輸血とする． ・ICU 入室の成人，小児では，Hb 値 7 g/dL を輸血のトリガー値とする ・術後患者では Hb 値 8 g/dL，あるいは有症時(胸痛，起立性低血圧，輸液に無反応な頻脈，うっ血性心不全)に輸血を考慮する．
推奨2　[弱/中]* 心血管疾患のある入院患者で循環動態が安定している場合，制限輸血とする． ・Hb 値 8 g/dL，あるいは有症時(胸痛，起立性低血圧，輸液に無反応な頻脈，うっ血性心不全)に輸血を考慮する．
推奨3　[不明/極めて低]* 冠疾患の入院患者で循環動態が安定している場合，自由輸血，あるいは制限輸血のいずれかを推奨することはできない． ・最適な Hb 閾値の提示には，さらなる研究が必要である．
推奨4　[弱/低]* 入院患者で循環動態が安定している場合，症状を Hb 値より重視すべきかはわからない． ・輸血は Hb 値と同様に症状を考慮して行う．

*[推奨レベル/エビデンスレベル]

輸血以外の方法では組織への酸素供給が不十分であると判断して行われる行為であるから，輸血で症状の改善が得られるかがポイントである．再生不良性貧血では，呼吸困難や動悸が改善すればよい．しかし，外科系では必ずしも自覚症状が確認できず，心電図所見や血圧などが参考となるが，やはり Hb 値の改善度が重要である．輸血による予想上昇 Hb 値(g/dL)は，投与 Hb 量(g)/循環血液量(dL)で求められるから，期待の効果が得られない場合，出血の持続や溶血を念頭に，対応を考える必要がある．

A-2 赤血球製剤の保管

赤血球製剤の保管で問題となるのが温度管理で，「指針」には自記温度記録計と警報装置が付いた輸血用血液専用保冷庫で，2～6℃で保存するとある．温度の上昇は赤血球機能の低下，混入細菌の増殖，溶血などのリスクにつながりやすいことから，米国では1971年以来「30-minute rule」として，出庫後30分以上経った赤血球製剤は原則，返品できない，としていた．現在では根拠に乏しい過去のルールであり，「60-minute rule」も提唱されているが，問題の根本は輸血部からいったん出庫された血液をどう考えるかということである．どのような環境に置かれたかが不明であり，質と安全を考慮した場合，処分せざるをえないということではあるが，いたずらに貴重な血液を廃棄することへの疑問も提起されている．自己血ではなおさらであり，「手術室などで，輸血部と同じ保管環境に置かれた場合は未使用血液の返品を認める」などの対応も一案であろう．

A-3 赤血球輸血の使用制限と under transfusion

最近，AABB(American Association of Blood Banks)からランダム化比較試験に基づいた赤血球輸血の閾値についてのガイドラインが出された(表1)[2]．入院患者で循環動態が安定していれば，輸血は Hb 値が7～8 g/dL 以下の場合に考慮するという，制限的輸血を推奨している．臨床研究において自由輸血を推奨した報告はほとんどなく，仮にこの基準が広く使用されるなら，赤血球輸血は平均約40%減少し，血液製剤の使用量のみならず副作用の軽減にも寄与するであろう．

輸血用血液は献血者の善意による有限で貴重な資源であるから，丁寧に使用すべきであり，

「指針」には末期患者，数値の是正，栄養補給などの根拠に乏しい使用は慎むべきとある．これらは社会的トリガーともいうべきルールである．但し，過度な制限による under transfusion で，真に輸血を必要とする患者を危機的な状況におくことも好ましくはない．

文 献

1) Zollinger A, et al.：Anesthesiology 1997；87：985-987
2) Carson JL, et al.：Ann Intern Med 2012；157：49-58

（田﨑哲典）

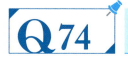
新鮮凍結血漿投与のトリガーや輸血の効果は何か？
保管法，使用制限はどの程度か？

新鮮凍結血漿(FFP)は，複数の凝固因子活性の低下を伴う出血や，血漿分画製剤のない凝固因子の補充に用いられてきたが，その有用性を示す臨床研究は少ない．また，FFPに含まれる凝固因子活性は低いため，凝固に必要な血中濃度を得るには，短時間での大量投与が必要で，容量過負荷やナトリウム負荷が問題になる．近年，大量出血に赤血球製剤，FFP，血小板製剤を等量使用することにより，希釈性，消耗性の凝固障害と血小板減少を回避しうることが示された．しかしFFPによる凝固能の改善効果には限界があり，制御不能な出血の場合にはクリオプレシピテート，フィブリノゲン製剤の使用を考慮すべきである．

A-1 新鮮凍結血漿投与のトリガーや輸血の効果

1）複数の凝固因子活性の低下を伴う出血

トリガーは，プロトロンビン時間(PT)は(i) INR2.0以上，(ii) 30%以下，活性化部分トロンボプラスチン時間(APTT)は(i)各医療機関における基準の上限の2倍以上，(ii) 25%以下とする．

血漿1 mLに含まれる平均の凝固因子活性を1単位(100%)とし，状態が安定している患者(体重65 kg　循環血漿量2,000 mL)にFFP 1単位(120 mL)を投与した場合，

上昇する凝固因子の血中レベル＝100〜80(%)×120 mL/循環血漿量
　　＝100〜80(%)×120 mL/50×40 mL＝5〜6%

となり，わずかしか上昇しない．したがって，凝固に必要な35%以上まで凝固因子活性の上昇を得るためには，体重1 kg当たり約10 mL(5〜6単位)の血漿を急速に投与することが必要である．

術中は，血小板5万以上を維持し，PTがINR 2.0以上(30%以下)で術野に出血傾向が認められる場合，出血が多いときはPTがINR 1.5より延長した場合にFFPを投与する．100 mg/dL以下の低フィブリノゲン血症にもFFPの投与は有効である．

■大量出血や大量輸血時の使用

外傷時の急性の凝固障害は，抗凝固と線溶亢進を特徴とし，それは全身の灌流低下と関連する．他の血液製剤を併用せず，多量の等張晶質液と赤血球製剤のみを投与する従来の蘇生術は，この凝固障害を悪化させる．出血性ショックでは，低体温，アシドーシス，肝機能障害，組織損傷による播種性血管内凝固(DIC)，凝固因子と血小板の消費により，希釈性凝固障害はさらに悪化する(図1)．したがって，大量輸血の目的は，止血異常によって引き起こされた微小血管の出血を止めるために，血漿と血小板をタイムリーに投与することである．大量出血時の希釈性，消耗性の凝固障害に対しては，早期から赤血球製剤，FFP，血小板を1：1：1(等量)の割合で使用することが推奨されている．

■産科危機的出血

①出血持続，SI(shock index)：1.5以上，②産科DICスコア8点以上，③バイタルサイン異常(乏尿，末梢循環不全)のいずれかがある場合は産科危機的出血と診断し，直ちに輸血を開始し，高次施設へ搬送する．また，赤血球製剤だけではなく早期からFFP投与する．

2）観血的処置時の予防的投与

PTの凝固因子活性が30%以下に低下，APTTについてはそれぞれの医療機関が定めている基準の1.5倍以上に延長，フィブリノゲンが100 mg/dL以下やクマリン系薬剤(ワルファリンなど)

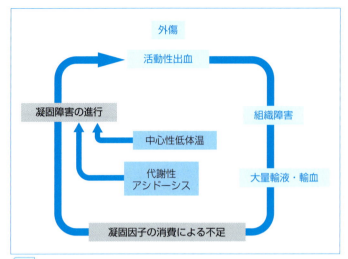

図1 出血性悪性サイクルの機序
外傷後，進行性の凝固障害，低体温，代謝性アシドーシスを伴い，出血のコントロールができなくなる
（文献1より改変）

効果の緊急補正に使用される．

A-2 保管，使用時の注意

　FFPは全血を白血球除去フィルターに通した後に分離，あるいは成分採血装置により採取された血漿を採血後8時間以内に−20℃以下で凍結した製剤で保管期間は1年間である．全血由来製剤は1単位と2単位製剤があり，容量はそれぞれ約120 mL，約240 mLで，成分由来製剤は480 mLである．全血由来製剤と成分由来製剤のNa濃度は95 mEq/Lと148 mEq/Lで，全血由来のものが低い．

　FFPは30〜37℃で融解し，速やか(3時間以内)に使用することが原則であるが融解後止むを得ず保存する場合には，常温ではなく2〜6℃の保冷庫内に保管する．4℃の保存により，不安定な第V，VIII因子は失活していく．第VIII因子活性は24時間で25％まで失われるが，第V因子は14日の保存で活性は50％保たれ，その以外の凝固因子の活性は比較的長く保たれる．長期間の保存は推奨できないが，融解後120時間でも第VIII因子を除く血液凝固因子の補充に使用可能である．欧米のガイドラインでも，融解後すぐに使用しなかった場合の保存時間は，低温で24時間，室温保存では4〜6時間で，輸血開始後の使用期限を4〜6時間としている．

　37℃より高温で融解するとタンパクの変性が生じ，特に第V因子，第VII因子の活性が急速に低下するため行わない．また，凍結しているFFPはバックが破損しやすいので取り扱いに注意が必要である．他の薬剤との混注は避ける．特にカルシウムイオンを含む輸液と混注すると凝集物の析出を生じる．

A-3 大量出血時におけるFFP輸血の限界とクリオプレシピテート，フィブリノゲン製剤，第VII因子製剤の有用性(図2)

　緊急の大量出血時に，凍結しているFFPを急速に投与することは困難である．またフィブリン形成に必要なフィブリノゲン濃度である100 mg/dLまで上昇させるには，FFPが約1,500 mL

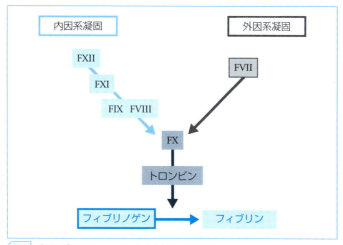

図2 凝固系カスケードと止血製剤の作用点

必要になり，容量過負荷のリスクが伴うばかりでなく，140〜220 mEq の Na 負荷となる．フィブリノゲンが枯渇している状況では，FFP を 4℃で融解して得られる沈殿分画で第 VIII 因子やフィブリノゲンの含有量が高いクリオプレシピテートやフィブリノゲン製剤は短時間の投与が可能で有効である．クリオプレシピテートは，100 mL 当たりフィブリノゲン 2.5 g を含み，3 g のフィブリノゲン製剤は，短時間に約 100 mg/dL 血漿フィブリノゲンの濃度を上昇させる．

　第 VII 因子製剤は組織因子非依存性に活性化血小板上で X 因子を直接活性化し，VIII 因子や IX 因子が機能しない条件下でも Xa に引き続きプロトロンビンからトロンビンを生成するため，止血困難な高度の出血と組織破壊がある外傷患者の凝固障害に有用である．

　しかし，日本では大量出血時のフィブリノゲン製剤，第 VII 因子製剤投与は保険適用でないことが問題となっている．

文　献

1) Sihler K C, et al.：Chest 2009；136：1654-1667

（安村　敏）

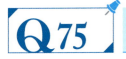

血小板輸血のトリガーや輸血の効果は何か？ 保管法，使用制限はどの程度か？

A-1 血小板輸血のトリガー値

　「血液製剤の使用指針（厚生労働省，平成24年3月一部改正）」によれば，一般的目安として，5万/μL以上では必要とならず，適応は2～5万/μLで止血困難な場合，1～2万/μLでは状況により，1万/μL未満ではほぼ必要としている．また，特殊な状況，病態として活動性出血（特に網膜，中枢神経系，肺，消化管），外科手術前，人工心肺使用手術の周術期，大量輸血，播種性血管内凝固（DIC）をあげ，5万/μL以上に維持することが望まれるとしている．血液疾患では，再生不良性貧血（AA）など慢性な経過にある場合は，5千～1万/μLでも避けるべきで，寛解導入療法，造血幹細胞移植などでは1～2万/μL以上にするために計画的な輸血が必要である．

　血小板輸血の目的は血小板数の減少や機能異常による出血のコントロール，および出血の予防であり，血小板輸血の最も重要なトリガーは血小板数，出血症状である．血小板輸血で止血が得られれば，その正当性が証明されたことになるが，出血予防という見地からは「臨床症状・所見の出現を待って使用する」のでは遅すぎるともいえる．出血は生命を危険にさらすことになるので，それを回避するための知恵を多くの研究者が模索してきた．

　1980～1990年，小規模研究により，2万/μLの維持が出血予防に必要との指針が示された．最近，AABB（American Association of Blood Banks）は1900～2014年9月に報告された血小板輸血に関するランダム化臨床比較試験や観察研究を基に，適切な血小板輸血のガイドラインを発表した（表1)[1]．そのなかで予防的血小板輸血の意義が最も堅固な対象として，化学療法などの治療に伴う血小板減少患者があげられた．

A-2 輸血効果

　輸血効果は傷部出血，点状出血などの臨床所見の改善，および血小板数の増加で判断する．後

表1　予防的血小板輸血の目安（AABB）

推奨1 ［強/中］*
血小板減少をもたらす治療を受けている入院成人患者：血小板数＜1万/μL
（自然出血予防に，血小板輸血を行う．ただし，1バッグ〈10～20単位〉で十分）

推奨2 ［弱/低］*
予定の中心静脈カテーテル挿入：血小板数＜2万/μL

推奨3 ［弱/極めて低］*
予定の診断的な腰椎穿刺：血小板数＜5万/μL

推奨4 ［弱/極めて低］*
非中枢神経の予定手術：血小板数＜5万/μL

推奨5 ［弱/極めて低］*
血小板数正常の患者で人工心肺を用いた心臓手術：ルーチンの予防的輸血には不賛成
（周術期に血小板数減少や機能低下で出血を生じた場合は，血小板輸血を提案）

推奨6 ［不明/極めて低］*
抗血小板療法を受けている患者で，外傷や突発的な頭蓋内出血：賛成も反対もしない

＊［推奨レベル/エビデンスレベル］

者は補正血小板増加数（corrected count increment：CCI）が有用で，通常，輸血1時間値は7,500/μL以上，24時間値は4,500/μL以上である．

$$CCI(/\mu L) = 血小板増加数(/\mu L) \times 体表面積(m^2) / 輸血血小板総数(\times 10^{11})$$

下回った場合は，原因の約80%を占める非免疫性機序（発熱，感染，脾腫，DICなど）を考え，それらが否定されれば免疫性機序（抗HLA抗体，抗血小板特異抗体）を念頭に抗体検査を行う．検出された場合はHLA適合血小板輸血を考慮する．なお，観血的処置を行う場合は当日処置前の輸血が望ましく，前日では約1/3を損失する．

A-3 血小板製剤の保管

血小板製剤の保管条件は「室温，振盪」で，採取後4日間が有効期限である．しかし，静置でも6時間くらいなら問題なく，24時間でも再振盪すればpHの低下も軽度で，血小板機能への影響はほとんどないとの報告もある．温度に関しては，搬送中の保冷剤への接触も含め，冷凍は不可であるが，一時的に4℃の環境に置くことは問題ない．ただし4℃と室温に繰り返し置くことは避けるべきである．したがって，使用期限内の転用については赤血球ほど神経質になる必要はない．ただし，高額で室温保存による細菌汚染の問題もあり，転用は速やかに行うべきである．

A-4 使用の制限

輸血量は，予測血小板増加数(/μL) = 輸血血小板総数 / 循環血液量(mL) /$10^3 \times 2/3$ を参考とする．末期患者への単なる延命を目的とした使用は控える．血小板輸血は約90%が血液疾患に用いられ，そのほとんどは出血予防が目的であるから，この群でのトリガーをどのように考えるかがポイントとなる．

1) 予防的血小板輸血

慢性血小板減少症患者への血小板輸血は真に出血の予防に有効か？ また，出血のときに初めて血小板輸血を行う場合より有意義か？ この問に対しては，自家末梢血幹細胞移植患者において，後者の方法で行っても重大な問題は起こらず，むしろ50%の血小板削減効果をもたらしたとの報告がある[2]．また血小板輸血のトリガー値が1万/μLでも，2万/μLでも出血のリスクに差はなく，当然ながら前者で22〜33%のコストの節約ができたとの報告もある[3]．出血のリスクは報告者で異なるが，いずれの群でも出血は起こる．結局は，化学療法など血小板の減少をきたす治療を受けている患者では1万/μLを輸血の目安とする，というAABB推奨1に落ち着く．投与回数については，止血が得られている場合，少量単位で回数を多く行うことが対費用効果からも望ましい．

2) 治療的血小板輸血

慢性血小板減少症患者のWHO grade 2の出血はおもに血小板減少に起因し，血小板輸血の適応である（表2）．しかしgrade 3, 4では治療や基礎疾患による血小板機能障害，血漿凝固因子欠損などの関与が考えられ，血小板輸血だけではそれを止められない．治療的血小板輸血で改善した例は21%にすぎず，69%では不変，10%では増悪したとの報告もある．手術や外傷などでは，血小板数を5万/μL以上に保つという一般的なコンセンサスも，これを支持する優れた研究はない．侵襲度，局所療法の有効性，出血速度，血小板機能，凝固因子など，様々な因子が関与するためである．

表2 Modified WHO Bleeding Scale

Grade 0	出血なし
Grade 1	点状出血，斑状出血，分泌液中の潜血，腟出血（軽度）
Grade 2	輸血不要な顕性出血（鼻出血，血尿，下血など）
Grade 3	1日に1バッグ以上の赤血球輸血を要する出血
Grade 4	生命を脅かす出血 （循環を障害する大量出血，頭蓋内出血や肺出血などの重要臓器出血）

文献

1) Kaufman RM, et al.：Ann Intern Med 2015；162：205-213
2) Wandt H, et al.：Bone Marrow Transplant 2006；37：387-392
3) Slichter SJ：Trans Med Rev 2004；18：153-167

（田﨑哲典）

Mini Lecture　ヘパリン起因性血小板減少症（HIT）

　ヘパリン使用患者においてDICなどの明らかな背景がないにもかかわらず，使用開始後4〜14日頃に50%以上の血小板数の減少をきたすことがあり，ヘパリン起因性血小板減少症（heparin-induced thrombocytopenia：HIT）と称する．ヘパリンでは通常，出血が問題となるが，HITでは血栓症を生じ，死亡率も5%に及ぶとされる．機序はヘパリンと血小板第4因子の複合体に対して産生された抗体（HIT抗体）が血小板，単球，血管内皮細胞を活性化し，トロンビンの過剰産生，血栓形成に至る．血液透析や心臓外科手術では体外循環にヘパリンが使用されているが，経皮的冠動脈インターベンションや血管確保でのヘパリンフラッシュでもHITを生じることがある．

　診断はヘパリンの使用，血小板減少，血栓による症状所見，そして最近はHIT抗体の測定も可能となっているが，まず本件に気づくことが重要である．治療はまずヘパリンの中止，他の抗凝固薬への変更，そして抗トロンビン薬（スロンノン®，ノバスタン®）をaPTTを指標に投与する．血栓に対しヘパリンの増量や，血小板減少に対し血小板の輸血は病態の悪化につながり，行ってはならない．なお，上記は臨床的に重要なHIT II型の概説であるが，非免疫的機序でのHIT I型も知られている．ヘパリン使用2〜3日後に生じる血小板の減少で，ヘパリンの直接的凝集作用による．血小板数の低下も軽度で，血栓にも関与せず，治療の対象とはならない．

（田﨑哲典）

Q76 フィブリノゲン補充はどのように行うか．目標値はいくつか？

　大量出血時には，凝固因子のなかでフィブリノゲンが最初に critical level に達する可能性が高い．また，凝固の最終段階であるフィブリンの形成にはフィブリノゲンが必須であり，いくら凝固系を活性化させトロンビン産生が起こっても，フィブリノゲンがなければ十分な止血が得られないため，まず，最初に補充すべきはフィブリノゲンであるとのコンセプトが広がりつつある．

A-1 フィブリノゲン製剤の有効性

　特に，容量負荷をかけにくい心臓血管外科手術症例を中心として，フィブリノゲン製剤が有効であるとの報告が相次ぐ．最近，プラセボ対照二重盲検ランダム化比較試験（RCT）の結果が報告された．18歳以上の人工心肺使用胸部，胸腹部大動脈置換術を受けた患者を対象とした試験では，人工心肺離脱後に凝固障害による出血をきたした可能性が高い患者に，フィブリノゲン濃縮製剤を平均8g投与した群と，生理食塩液を投与した群を比較した結果，その後24時間の総輸血量は85％削減され，同種血輸血を回避できた割合は，生理食塩液投与群では0％であったが，フィブリノゲン濃縮製剤投与群では，45％の症例で回避できたとの驚くべき報告がなされた[1]．また，18歳以上の出血のリスクをもつ，人工心肺時間が90分を超えると予想される複雑心臓手術症例を対象になされたプラセボ対照二重盲検 RCT でも，術後30日までに，フィブリノゲン群で同種血輸血が回避できたのは，67.2％で，プラセボ群は26症例44.8％であった（p＝0.012）．また，術後12時間以内の出血量ならびに術後30日までの総輸血量は，フィブリノゲン製剤群で有意に低く，フィブリノゲン製剤の先制的な投与（平均4g投与）が，出血，輸血量を減少させる可能性を示唆した[2]．

　このような背景のもと，わが国においても，フィブリノゲン濃縮製剤を off-label で使用する，もしくは，クリオプレシピテートを院内調整して使用している施設が増加している．

A-2 フィブリノゲン製剤の有効性の評価に関する問題点

　しかしながら，これまでのフィブリノゲン製剤の有効性を示した報告は single-center study のみである．また，同じ，複雑心臓手術症例において，観察研究ながらフィブリノゲン製剤の有効性を否定する報告もある．心臓手術では，その手術方法や輸血基準は施設によって異なるため，single-center study の結果が，必ずしも普遍的な結果とはならないことも指摘されている．現在，大血管手術領域において，国際共同プラセボ対照二重盲検 RCT が実施されている．上述したフィブリノゲン製剤の有効性が多施設共同研究でも確認できるかどうか，注視する必要がある．

　昨年，分娩後出血患者を対象にした多施設共同二重盲検 RCT の結果が報告され，フィブリノゲン製剤（2g投与）の先制的投与は，赤血球輸血量や出血量を改善させることはできなかったと報告された[3]．また，外傷患者において，2施設による非盲検 RCT がなされ，クリオプレシピテート（約4gのフィブリノゲンに相当）の有効性が検討されたが，28日後の死亡率，投与後6時間，24時間，28日後の輸血量について，減少効果は認められなかったと報告された[4]．よって，現時点では，質の高い RCT としての多施設共同研究では，フィブリノゲン製剤の有効性が示されていないこととなる．

　また，フィブリノゲン製剤の投与トリガー値（血漿フィブリノゲン値）や，必要投与量についてもいまだ明確ではない．

よって，フィブリノゲン製剤を必要とする適応症例の詳細や投与基準について，慎重に判断する必要があると思われる．また，合併症として，特に，投与後，血栓塞栓症の発症につながらないかどうかについての慎重な検討も重要である（現時点では，血栓塞栓症を増加させるという明確なエビデンスはない）．

A-3 フィブリノゲン製剤使用に関するわが国における問題点

わが国では，フィブリノゲン（濃縮）製剤は，大量出血症例に対して薬事承認はなく，その使用には慎重な計画，検討が必要である．新鮮凍結血漿から院内調整する形でクリオプレシピテートを作成する施設もあるが，十分なクオリティーコントロールの実施，周知が求められる．クリオプレシピテートに含まれるフィブリノゲン量は，年齢，性別などに依存し，かなりのばらつきがあり，実際，どれだけの量のフィブリノゲンが投与されたかがわからないという問題点もある．

文献

1) Rahe-Meyer N, et al.：Anesthesiology 2013；118：40-50
2) Ranucci M, et al.：J Am Heart Assoc 2015；4：e002066
3) Wikkelso AJ, et al.：Br J Anaesth 2015；114：623-633
4) Curry N, et al.：Br J Anaesth 2015；115：76-83

（宮田茂樹）

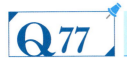
輸血関連急性肺障害(TRALI)と輸血関連循環過負荷(TACO)とはどのような病態か？

A-1 輸血関連急性肺障害(transfusion-related acute lung injury：TRALI)

輸血中，または輸血後6時間以内に発症する，低酸素血症および胸部X線写真で両肺野の浸潤影を伴う急性呼吸障害である．輸血による急性肺障害(ALI)で，急性呼吸促迫症候群(ALI/ARDS)に含まれる概念であり，循環負荷による心原性肺水腫とは区別される．なお，ALI/ARDSに原因が存在する場合を，possible-TRALIとしている(表1)．

原因・機序は血液製剤中の白血球抗体(HLA抗体，HNA抗体)と受血者白血球，血管内皮細胞の結合で，好中球の凝集や補体の活性化，サイトカイン，エラスターゼの放出が生じ，肺血管内皮細胞や肺胞上皮細胞が傷害され，透過性が亢進し，肺水腫に至るものである．TRALI症例中，白血球抗体は3割強で見出されるが，抗体を見出せない場合の機序として，活性脂質などの白血球の活性を高める因子の関与が示唆されている．発生頻度は1：2,000〜1：5,000単位で，日本赤十字社への報告は年間10〜20例程度である．TRALIによると思われる死亡は過去10年間に14例で，最近4年間はない．予防法として，英国では男性由来血漿を優先的に使用することでTRALIの発生を減少させたとのことで，わが国も2011年4月からFFP-LR-2は男性由来を優先的に使用している．治療は，輸血を中止し，呼吸管理(酸素，PEEP，人工呼吸)を適切に行うことである．副腎皮質ステロイド薬の有効性は確認されていない．

A-2 輸血関連循環過負荷(transfusion-associate circulatory overload：TACO)

世界的にコンセンサスの得られた定義はないが，輸血中あるいは輸血後6時間以内に，循環負荷で生じる呼吸困難を伴う心不全である(表2)．緩徐な輸血でも発症していることから，一因として拡張障害性の潜在的心機能障害が背景に存在することが示唆されている．診断は一般のうっ血性心不全と同じで，胸部X線写真で心陰影の拡大，肺うっ血像が，血液検査では脳性ナトリウム利尿ペプチド(BNP)の上昇が診断に有用である．発生頻度は0.001〜0.002％(ヘモビジランス)，年間約40例と報告されている．しかし，診断基準が確立してないこと，日本赤十字社へは

表1　TRALIの診断基準

■必須項目
- A) 輸血中，または輸血後6時間以内に発症
- B) $PaO_2/FiO_2 \leq 300$，または $SpO_2 < 90\%$(室内気)
- C) 胸部X線上，両側浸潤影
- D) 容量負荷所見なし
- E) 輸血前にARDSを認めない
- F) 輸血以外のARDS発症の危険因子を認めない

■参考所見
- G) 48〜96時間以内の改善
- H) 明らかな肺傷害の指標の上昇を認める
- I) 利尿薬が無効
- J) 供血者に抗白血球抗体の存在
- K) 輸血前値に対し PaO_2 10 Torr以上の低下．もしくはそれに相当する SpO_2 の低下を認める．

注1)文献1参照．A)〜F)を満たせばTRALI
注2)F)で，危険因子(右表)があれば，possible-TRALI

ARDS発症の危険因子

直接的肺傷害	間接的肺傷害
誤嚥	重篤な敗血症
肺炎	ショック
有害物質吸入	多発外傷
肺挫傷	熱傷
溺水	急性膵炎
	心肺バイパス
	薬剤過剰投与

表 2　TACO の診断基準

■必須項目
- A）輸血中，または輸血後 6 時間以内に発症
- B）新たに発症した低酸素血症　$PaO_2/FiO_2 ≦ 300$，または $SpO_2 < 90\%$（室内気）
- C）胸部 X 線上，肺うっ血像や心陰影の拡大を認める
- D）容量負荷所見を認める

■参考所見
- E）TACO 発症の危険因子を認める
- F）明らかな肺傷害の指標の上昇を認めない
- G）利尿薬が有効
- H）輸血前値に対し PaO_2 10 Torr 以上の低下，もしくはそれに相当する SpO_2 の低下を認める．

（参考）鑑別が困難となる患者背景
- 透析中の患者
- 人工心肺使用中，または使用後
- 補助体外循環装置を使用中
- 現在治療している心不全，または慢性呼吸不全がある場合（良好なコントロール例を除く）
- ARDS

注 1）文献 1 参照．A）～D）を満たせば TACO

表 3　容量負荷所見

①臨床所見
1. 血圧上昇（収縮期血圧　30 mmHg 以上）
2. 頻脈（成人：100 回/分以上，小児：年齢による頻脈の定義に従う）
3. 頸静脈の怒張
4. 胸部聴診異常（III 音）
5. 呼吸窮迫症状（過呼吸，かつ頻呼吸（> 20 回/分）；起坐呼吸；咳）

②検査所見
1. BNP > 200 pg/mL, NT-proBNP > 900 pg/dL
2. PCWP > 18 mmHg
3. CVP > 12 cmH$_2$O
4. 心エコー検査（左心室径拡大，収縮能低下，下大静脈径拡大と呼吸性変動低下）
5. CTR の拡大

注 1）①臨床所見を 1 項目以上，②検査所見を 1 項目以上，かつ合計 2 項目以上満たす場合，容量負荷ありとする．

ほとんどが TRALI 疑いとして報告されていることから，実際はそれ以上と推測される．治療は輸血を中止し，酸素，利尿薬，場合によっては瀉血も考慮する．しかしながら，予防が最も重要であり高齢者や小児，輸血前の水バランス + > 2 L などでは，TACO の危険因子を認識して慎重に輸血をする必要がある．

A-3 TRALI と TACO の鑑別

　TRALI，TACO は同様の症状を呈するが治療や予防法が異なり，診断は生物由来製品感染等被害救済制度の適応にも影響する可能性があるので，正しく鑑別することが必要である．前者は 2004 年の Toronto の診断基準が汎用されているが，後者はいまだに不統一であり，2012 年に厚生労働省の研究班が組織され，ガイドラインが策定された[1]．特に鑑別に重要なのが循環負荷の有無であり，これを客観的に評価するための基準を別に定めた（表 3）．そのほか，TACO 発症危

表4 TRALIとTACOの特徴

	TRALI	TACO
体温	上昇あり	不変
血圧	低下	上昇
呼吸症状	急性障害	急性障害
頸静脈	不変	怒張あり
聴診	ラ音	ラ音, 心音 S3（＋）のことあり
胸部 X 線写真	びまん性, 両側肺野浸潤影	びまん性, 両側肺野浸潤影
駆出率 (ejection fraction；EF)	正常〜低下	低下
肺動脈楔入圧	≦ 18 mmHg	＞ 18 mmHg
肺水腫液	浸出液	漏出液
水バランス	＋, 不変, －	＋
白血球数	一過性減少	不変
BNP	＜ 200 pg/mL	＞ 1,200 pg/mL
白血球抗体	ドナー由来抗体＋ クロスマッチ陽性	＋/－ ＋では TRALI 疑い（TACO でも）

険因子, 肺傷害の指標も別表で示し, 全体をアルゴリズムでつないで診断が容易になるよう試みた[1].

　研究班の診断基準は, 現在, 世界で提案されている指針を参考に策定されたもので, TRALI/TACO の相違の要点は表4のごとくである[2]. 今後も改善の余地はあるが, 重要なことは, 輸血の問題点の再認識と, 適切な輸血療法の啓蒙と考えている. 輸血副作用の発症時には, まずはバイタルサインの安定化を図り, 患者情報の収集を行い, ガイドラインを参考に医師自身が正しく病態を判断し, 適切な治療につなげていくことである.

文献

1) 田崎哲典：輸血療法における重篤な副作用である TRALI・TACO に対する早期診断・治療のためのガイドライン策定に関する研究. 平成 26 年度　総括・分担研究報告書
2) Skeate RC, et al.：Distinguishing between transfusion related acute lung injyury and transfusion associated circulatory overload. Curr Opin Hematol 2007；14(6)：682-687

（田﨑哲典）

Q78 massive transfusion protocol(MTP)とはどのようなものか？

　大量出血症例では，初期（30分以内）から組織因子の流入による消費性凝固障害やthrombin-thrombomodulin反応などによる線溶亢進が起こりうる．そのような状況で，救命のために循環動態改善が優先され，濃厚赤血球（RCC）輸血や晶質液，人工膠質液の大量投与が行われ，ますます希釈性，消費性凝固障害を増悪させる[1]．さらに，炎症や免疫反応にも悪影響を与え，患者予後を悪化させている可能性が指摘される．出血性ショックやそれに伴う低体温，アシドーシスなどが，さらに凝固障害，血小板機能異常を増悪させる（図1）．

　急性凝固，止血障害発生のメカニズムを考慮し，大量出血症例において，先制的にRCC投与と同時に，新鮮凍結血漿（FFP），血小板製剤（PC）を全血とほぼ同様の組成で輸血することで，早期止血を図り，上記，希釈性，消費性凝固障害の悪循環を防ぎ，患者予後改善を図る試みがmassive transfusion protocol（MTP）の運用である．

A-1 大量出血症例における早期からのFFP，PCの先制的投与（MTP）の有効性

　近年，大量出血症例，もしくはそのリスクの高い症例において，MTPの運用が有効であるとの報告が相次いでいる．コンセプトのわかりやすさと，有効性が相次いで報告されたのを受けて，欧米の大規模外傷センターでMTPを整備し，運用している施設が急増している[1]．

A-2 MTPの問題点

　FFPには，正常レベルの凝固因子しか含まれておらず，急性凝固障害を改善させるためには，大量のFFP投与を必要とする場合があり，ショック，過敏症，輸血関連急性肺障害（TRALI）などの免疫学的副作用および肺水腫，輸血関連循環過負荷（TACO）などの合併症を引き起こす可能性がある．

　FFPは，凍結保存されているため，大量のFFPを溶解するのに時間がかかること，わが国でPCを在庫している施設は皆無であると思われ，MTPの運用にはかなりの工夫が必要となる．海外においては，MTPを運用する際に，すでに溶解済みのAB型（もしくはA型）のFFPを準備しておき，直ちに投与できる体制を取っているが，わが国では，FFP溶解後3時間以内に使用すべ

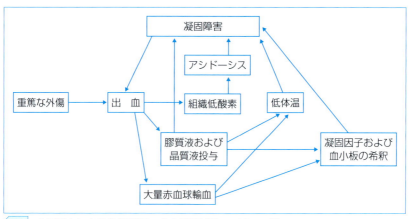

図1 大量出血による急性凝固，止血障害発生のメカニズム
（文献1より）

きという制限があり，海外の24時間以内（もしくは5日以内）と比較して極端に短いため，MTPを運用する際にFFP（特にAB型）の廃棄量が増加する可能性が高い．

A-3 MTP有効性の評価に関する問題点

大量出血症例は，重篤で治療に緊急性を有するために，患者同意取得が困難であり，質の高い，たとえばランダム化比較試験（RCT）を実施しにくい．また，MTPの運用は，たとえば，RCC：FFP比についても必ずしも1：1としている施設ばかりでなく，その運用に多様性があり，多施設共同研究を実施するのも難しい．よって，有効性に対するエビデンスは質の高いものではない．特に，観察研究では，FFPを溶解するまで時間がかかるため，どうしてもRCCと比較して投与が遅れがちになる．より重篤で早期に死亡する患者群は，当然，FFPを投与できない患者が多くなる（FFPが準備できる前に死亡する）．よって，FFPが有効であったというわけでなく，FFPが投与できるまで生存した患者群であるために，その予後がよくなっているのではないか，すなわち，survivorship bias（生存バイアス）が存在する可能性があり，その有効性については，慎重な判断が必要である．

この生存バイアスを可能な限り考慮し，解析できるように計画された大規模な多施設共同研究の結果が最近報告され，出血による死亡の94％は入院後24時間以内に起こっていること，特に60％は入院後3時間以内の早期に発生していると報告された．入院後6時間以内の出血による死亡が多い時期では，生存バイアスを考慮して解析しても，早期からの積極的なFFPやPC輸血は，入院早期の出血による死亡を減少させる可能性が示唆された[2]．一方，MTPにおいて，FFP：PC：RCCを，1：1：1で投与する方法と1：1：2で投与する方法とを比較したRCTの結果が報告された[3]．この試験では，患者到着からほぼ10分以内に，RCC，FFP，PCが輸血部から救急治療部に届けられており，生存バイアスを排除できる，世界で最初の質の高いRCTであると考えられる．結果，主要転帰イベントである24時間以内ならびに30日後の死亡率について，両群間で差がなかった．ただ，1：1：1群で副次的評価項目である24時間以内の失血死は有意に低く，止血成功率は有意に高かった．また，両群間で急性肺障害や血栓症などの有害事象の発症には差がなかった．

A-4 MTPの今後

いまだ，十分なエビデンスが蓄積されているとはいえず，その解釈には注意が必要であるが，現時点では，大量出血をきたす可能性がある外傷患者は，出血が原因による死亡は入院早期（約3時間以内）に起こるため，非常に早い時期から，MTPを用いて患者の治療を行うことで，失血死の割合を低下できる可能性が示されたこととなる．

しかし，わが国では，入院後早期からMTPの運用を行うことは，FFP溶解後3時間以内に使用すべきという制限とPCを在庫している施設が皆無なことがら，大変困難であり，今後解決すべき重要な課題である．

文献

1) Pham HP, et al.：Br J Anaesth 2013；111 Suppl 1：i71-82
2) Holcomb JB, et al.：JAMA Surg 2013；148：127-136
3) Holcomb JB, et al.：JAMA 2015；313：471-482

（宮田茂樹）

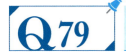
血液型不適合輸血の診断および発生時の治療法はどのようなものか？

遠山 博は著書のなかで「どのように進んだ血液センターや最高水準にある病院でも，また洋の東西を問わず，不適合輸血をゼロにすることはできない．技術的な誤りはよくなってきているが，取違ミスのほうは一向によくなっていない」と述べている[1]．血液型の発見後，100年以上経過したが，まさに，To Err Is Human である．発生してからでは遅い．輸血過誤防止の徹底を図る．また，輸血を行っている病院ではどこでも ABO 血液型不適合輸血が起こる可能性があるから，対処マニュアルを整備しておく．

A-1 ABO 血液型不適合輸血

Major mismatch（患者の抗 A，抗 B 抗体が供血者血球と反応）と，minor mismatch（供血者血漿中の抗 A，抗 B 抗体が患者血球と反応）があるが，前者で特に患者が O 型の場合に死亡率が高くなる．患者の抗 A，抗 B 抗体が供血者血球膜に結合すると，抗体の Fc（fragment crystaiizable）部分で補体が活性化され，連鎖的な反応は最終的に膜上に C5b6789 複合体が形成され，穴が開いて溶血する（血管内溶血）．A 型患者に ^{51}Cr ラベル B 型赤血球を輸血すると，10 分以内に 99.9％ が溶血する．この過程が途中で停止すると，C3b の付着した赤血球はその受容体を有する脾臓のマクロファージで貪食される（血管外溶血）．臨床的には播種性血管内凝固（DIC），ショック，腎不全が問題となるが，それには遊離 Hb，活性化補体，抗原抗体複合体，サイトカインなどが複雑に関与している．

わが国での正確な発生頻度は不明であるが，2004 年の調査では 1：200,000 と報告されている[2]．

診断の概要を表1に示した．症状から事の重大さに気づかれるが，手術麻酔中は尿の色調の変化，術野の oozing，血圧や脈拍の変動がそのきっかけとなることがある．褐色尿は赤血球が壊れたヘモグロビン尿である．原因の 75％ は血液バッグや患者，検体の取り違えであり，まずはそれらをチェックする．取り違えの場合は，もう一方の血液による事故が起こらぬように，速やかに対処する．直接抗グロブリン試験（DAT）は早期であれば陽性となるが，数時間もすると血球はすべて破壊され，陰性化することがある．

Major mismatch の場合の治療は表2のごとく，まずは輸血を中止し，輸液に切り替える．バイタルサインの安定化を図り，尿量，腎機能の維持に努める．腎不全は一過性のことも，急性尿細管壊死から非可逆性に陥ることもある．異型輸血量が 50 mL を超えると腎不全，DIC，ショック

表1　ABO 血液型不適合輸血の診断

1.	症状：悪寒・発熱，輸血部の疼痛，悪心・嘔吐，身体の限局疼痛（胸部，腹部，腰部，頭部），呼吸困難，血圧の上昇後にショック，褐色尿，術野の oozing
2.	取り違えの有無の確認：患者氏名，血液製剤，採血検体ラベル，報告書など
3.	血液型の再確認：患者血液，輸血バッグ残存血液
4.	おもな輸血検査：患者血液の不規則抗体検査，直接抗グロブリン試験（DAT），輸血前後の患者血液と輸血バッグ残存血液を用いた交差適合試験
5.	血球破壊の評価：Hb/Ht，LDH，ビリルビン，肝機能検査，free Hb，尿検査，Hp
6.	その他：鑑別として，血液バッグとセグメントの溶血の有無，血液塗抹・培養，薬剤の混入

表2	ABO 不適合輸血の治療
1.	輸血中止と原因検索…異型輸血のタイプと量の確認，患者と輸血検体の確保
2.	尿量確保…乳酸リンゲル液を全速で輸注し，血圧，尿量（＞ 100 mL/ 時）の維持に努める．乏尿（＜ 50 mL/ 時）では利尿薬を使用する
3.	呼吸，血行動態の安定化…血圧，脈，呼吸をモニターし，ドパミンも適宜使用する
4.	交換輸血…異型輸血量＞ 100 mL で行い，＜ 50 mL では行わず，50 〜 100 mL では状況による． 赤血球液（患者本来の型，または O 型）10 単位＋FFP（AB 型）10 単位．血小板製剤は必要に応じて使用．クエン酸中毒（低 Ca 血症）や高 K 血症に留意
5.	治療の評価…残存異型血液量の推定．溶血（AST，ALT，LDH，Hp，Bil，sK）．腎機能（BUN，Cr，電解質）．DIC（D ダイマー，FDP，フィブリノゲン，PT，血小板）
6.	血液透析

の頻度も高くなり，死亡例が増加するとの報告があり，大量で3時間以内であれば交換輸血を考慮する．血漿交換や市販のハプトグロビン(Hp)の有効性は疑問である．カリウム値，腎機能により，透析も考慮する．経過中，患者家族には適宜説明し，治療は関連診療科がチームで行う[3]．

A-2 ABO 血液型以外の型不適合輸血

患者の不規則抗体と供血者血球の反応には，3つのパターンがある．第一は，不適切な検査や緊急時などで，不規則抗体保有患者に対応抗原陽性血が輸血される場合である．赤血球に抗体が結合し，それらは脾臓においてマクロファージのFc受容体を介して貪食され，破壊される（血管外溶血）．通常，輸血後3〜24時間程度で症状が出現する．第二は，極めてまれであるが初回免疫で輸血後2週間以上，場合によっては数か月後に抗体が産生され，残存赤血球と反応し溶血する場合である（一次応答）．第三が通常，遅発性溶血性輸血副作用として臨床上問題となる機序である．初回の輸血で免疫され，抗体が産生されても検出感度以下になると，次の輸血において対応抗原陽性血液が準備されても交差適合試験は陰性となり，適合として輸血されてしまう．抗原の移入で数時間後〜数日後に急速にIgG同種抗体が産生され，残存輸血赤血球が破壊される（二次応答）．Kidd系（抗Jka，抗Jkb），Rh系（抗E，抗c）が知られている．

発症前の診断は困難で，自覚的には軽度の発熱や黄疸，尿の色調の変化がみられる．また，臨床では輸血にもかかわらずHb値が上昇しないこと，血清生化学検査（LDH，ビリルビン，Cr）異常などで気づかれる．輸血検査では不規則抗体陽性，交差適合試験陽性，直接抗グロブリン試験陽性（解離同定）を確認する．

通常は積極的な治療は要しないが，腎不全で死亡する場合もある．症状所見より，ABO不適合輸血と同じ対応を行う（表2）．輸血が必要なときは対応抗原陰性血を用いる．

文献

1) 遠山博（編著）：輸血学（第2版）．中外医学社，東京，1989．
2) Fujii Y, et al.：Vox Sang 2009；97：240-246
3) ABO 型違い輸血発生時の対応マニュアル（福島県立医科大学附属病院）

（田﨑哲典）

Chapter 14
呼吸管理

Q 80　全身麻酔の呼吸への影響はどのようなものか？

A-1　麻酔薬と呼吸抑制

　呼吸中枢は脳幹の橋から延髄にかけて存在し，この呼吸中枢において体内の血液ガス分圧や酸塩基平衡を一定内に保つよう換気調節がなされている．これを換気応答といい，麻酔薬や麻薬といった薬剤はこの中枢における換気応答に作用することによって呼吸抑制を引き起こしている．

A-2　換気応答のメカニズム

　換気応答は動脈血二酸化炭素分圧（$PaCO_2$）により支配されている．無呼吸が続くと $PaCO_2$ は上昇する．無呼吸により自発呼吸が誘発される最大の $PaCO_2$ を無呼吸閾値という．無呼吸閾値は正常の二酸化炭素分圧より 4 〜 5 mmHg 程度低く設定されているが，麻酔薬や麻薬はこの無呼吸閾値を上昇させることにより換気応答を抑制している（図1）．麻酔中に無呼吸閾値を下回るように補助換気を行うと，自発呼吸が抑制され続けるため調節呼吸となる．すなわち自発呼吸を抑制することにより，筋弛緩薬に依存せずとも人工呼吸器に同調させることが可能となる．

　ほかに換気応答に関与している因子として疼痛刺激がある．疼痛刺激がどのように換気調節に関与しているかの機序については不明とされているが，疼痛刺激が換気を促進することは日々の臨床において頻繁に認められる．

　不安や疼痛を訴え過呼吸状態にある患者に対して麻酔やオピオイド投与を行うと，しばしば一過性の無呼吸がみられるが，これは前述の無呼吸閾値の上昇と疼痛刺激の軽減の作用によるもの

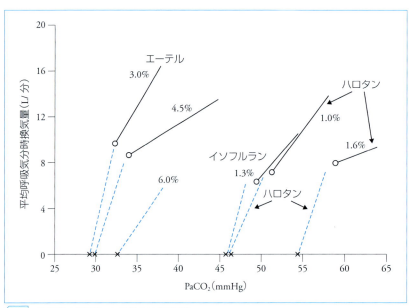

図1　揮発性麻酔薬による換気応答抑制

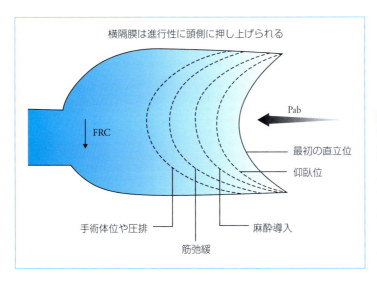

図2 全身麻酔における機能的残気量の減少
麻酔や手術は進行性に横隔膜を頭側に押し上げる．出来事を順番にあげると，仰臥位をとる，麻酔導入，筋弛緩の達成，いくつかの手術体位をとる，手術牽引器やパックによる圧排，である．横隔膜の頭側への押し上げは機能的残気量を減らす〔↓機能的残気量（FRC）〕．Pab：腹部内容による圧（Benumof JL：Anesthesia for Thoracic Surgery, 2nd ed. Philadelphia, WB Saunders, 1995, Chapter 8 より改変）

である．

A-3 麻酔深度と呼吸パターンの変化

一般に吸入麻酔薬は 1 回換気量を減少させる．これにより減少する分時換気量は呼吸数の増加により一部代償される．この呼吸抑制作用は濃度依存性に変化する．麻酔が中等度以上に深くなると呼吸はより速く，浅くなる．吸気と呼気の時相は変化し正弦波となる．一方でオピオイドは呼吸回数を減少させる．分時換気量の減少はおもに呼吸回数の減少によるものである．フェンタニルによる呼吸抑制では，呼吸間隔の測定により敏感に検知することができる．すなわち呼吸パターンの観察，呼吸間隔の測定により麻酔深度の評価を行うことが可能である．

自発呼吸を生じるフェンタニル血中濃度は 1〜3 ng/mL 程度とされるが，患者の年齢や基礎疾患などによりオピオイド感受性は異なっている．また手術侵襲の程度，他の疼痛管理手法（硬膜外麻酔や神経ブロック併用）の有無により，術後鎮痛に必要とされるオピオイド血中濃度は異なるなどの不確定因子がある．したがって，推定血中濃度に加えこの呼吸パターンの評価を合わせることで，より患者の状態に則した麻酔深度の評価，オピオイドの効果判定ができる．

A-4 機能的残気量の減少

全身麻酔の導入においては有意な機能的残気量の減少を生じる．その原因として，仰臥位となること，全身麻酔に伴う筋弛緩作用，気管挿管による生理的な呼気終末陽圧の消失，体位や手術操作による横隔膜の圧排などがあげられる（図2）．これらの因子により無気肺の形成が助長され，シャント率の増加に伴う酸素化の悪化や肺コンプライアンスの低下をもたらす場合がある．肥満患者や妊婦において顕著である．また浅麻酔における速く浅い呼吸も無気肺の形成を助長する．

A-5 まとめ

①麻酔薬やオピオイドはその薬理学的作用により呼吸抑制をもたらす．
②その薬理学的特徴や生理学的な背景を理解することにより，呼吸抑制のリスク評価や患者の状態に応じた麻酔管理が可能となる．

③日々の臨床においてこれらのダイナミズムを意識した管理を心掛けられたい．

文　献

1）ミラー麻酔科学
2）グッドマン・ギルマン薬理学

（太田隆嗣）

Mini Lecture　低流量での酸素マスク

　筆者は緊急帝王切開の脊麻時や術後酸素指示として，3～4 L/分で酸素マスクを使用する場合がある．緊急帝王切開であればそれまでの陣痛や不安により過換気状態にある場合が多く，脊麻が効いた途端に一過性の無呼吸を生じる場合がある．また術後では麻酔薬や麻薬の残存により，呼吸抑制が生じる可能性がある．したがって，呼気再呼吸による換気応答の誘発を狙って酸素マスクを低流量で使用している．　　　　　　　　　　　　　　　　　　　　　　　　　　　　　　（太田隆嗣）

Q81 手術部位により呼吸への影響はどのように異なるか？

A-1 換気メカニズムと呼吸筋と呼吸補助筋

われわれの呼吸は，換気応答や疼痛刺激などによる調節を受けている．呼吸におけるポンプとして胸郭や呼吸筋，呼吸補助筋がその役割を果たしている．おもな呼吸筋，呼吸補助筋を示す．(図1)呼吸筋である横隔膜が収縮弛緩することによりおもな呼吸運動が行われる．外肋間筋や前鋸筋，胸鎖乳突筋は胸郭の拡大を補助し，内肋間筋や腹筋は胸郭の収縮を補助する．手術部位がこれら筋肉と重なる場合や体位によって，これらの機能が障害される場合に呼吸への影響が懸念される．

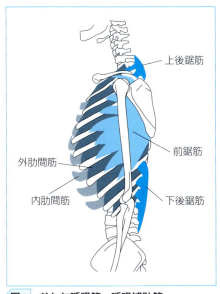

図1 おもな呼吸筋，呼吸補助筋

A-2 手術部位と体位による呼吸への影響

一般的な仰臥位での手術における呼吸への影響は前項で述べた．機能的残気量の減少(15〜20%)と横隔膜の頭側への圧排などにより，無気肺の形成が起こりやすくなることで，シャント率増加に伴う酸素化能の悪化や肺コンプライアンスの低下をきたす．腹臥位においてはさらに胸郭の運動が制限されるため，換気を行うためには腹圧の管理が重要となる．すなわち胸部ロールを適切な位置に置き，腹圧が十分に逃げるよう空間を確保することが重要である．

A-3 腹腔鏡手術の呼吸への影響

近年では腹腔鏡における手術が日常的に行われている．腹腔鏡手術における影響としては，気腹による動脈血二酸化炭素分圧($PaCO_2$)の上昇と胸郭肺コンプライアンスの低下がある．気腹によって腹腔内に送気された二酸化炭素は腹膜を経由して血液中に吸収される．これによる$PaCO_2$の上昇は15〜30分でプラトーに達する(図2)．高二酸化炭素血症の受容限度は決まっていないが，換気を調節して$PaCO_2$を生理的範囲内に維持することが賢明と思われる．また呼吸器合併症として二酸化炭素皮下気腫，ガス塞栓，気胸，気管支挿管に注意が必要である．

A-4 手術部位と痛み

胸部や上腹部の手術では，呼吸運動に伴って創部に進展刺激が加わるため患者は強い痛みを感じる．特に横隔膜近傍や肋間，腹直筋といった大きな呼吸補助筋周辺の操作を伴う手術ではその影響は大きい．患者の安楽のほかに周術期の呼吸器合併症を減じるためにも，術中から術後にかけて十分な鎮痛計画を立てる必要がある．

胸腔・胸郭の術後，あるいは上腹部の術後では肺活量，機能的残気量，1回換気量などが減少し，痛みによる反射的な腹筋の緊張亢進や横隔膜機能低下が引き起こされる．さらに，痛みに対する恐怖感から深呼吸や咳嗽が抑制され，分泌物貯留や無気肺の原因となる．近年では高齢者手術やCOPDなどの呼吸器疾患合併症例の手術も多く，術後呼吸管理が予後に影響する場合も少

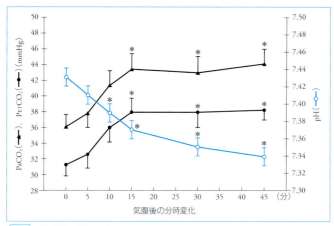

図2 腹腔鏡手術の呼吸への影響

なくない．周術期における不十分な鎮痛は術後の呼吸管理に大きく影響し，離床の遅れやICU滞在日数の増加を招くおそれがある．これは患者満足度について言うに及ばず医療経済的にも好ましくない．

A-5 術後鎮痛の実際

術後鎮痛においては硬膜外麻酔や持続オピオイド，神経ブロックがよく用いられる．硬膜外麻酔では穿刺部位や投与する局所麻酔薬により，範囲や効果を調節できることからも利便性が高い．ただし抗凝固療法中の患者や感染リスクの高い患者，脊椎手術後の患者では施行できないという制約がある．近年の抗凝固療法の普及やコントロール不良の糖尿病患者などにより，施行が制限されるケースも少なくない．そのような場合，持続オピオイドが適応となることが多いが，高齢者やCOPD合併患者ではオピオイド感受性が高く呼吸抑制が問題となる．

近年では超音波ガイド下神経ブロックが普及してきており，代替手段として用いられ始めている．これらの神経ブロックとアセトアミノフェン，NSAIDsなどを組み合わせたMultimodal Analgesiaにより硬膜外麻酔によらない術後管理も可能となる．

A-6 まとめ

①手術部位が横隔膜や呼吸補助筋に影響が及ぶ場合，換気メカニズムや酸素化メカニズムを理解したうえでの管理が必要である．
②術中においては患者体位や気腹による影響を考慮する．
③特に胸壁・胸郭や上腹部の手術では，呼吸管理に大きく影響しうるため術後疼痛管理が重要である．
④硬膜外麻酔による鎮痛が一般的だが，近年の患者事情から持続オピオイドや神経ブロックを利用したMultimodal Analgesiaが注目される．

文献

1) ミラー麻酔科学
2) ウエスト呼吸生理学

（太田隆嗣）

Q82 術中の人工呼吸の設定はどのようにしたらよいのか？

術中の深い全身麻酔状態や筋弛緩薬投与下においては，患者の自発呼吸が減弱ないし消失するため陽圧人工呼吸が必要となる．横隔膜運動がなくなるため全身麻酔中には無気肺が形成されやすく酸素化を悪化させる原因となるのだが，これを予防するために10 〜 15 mL/kg 実体重程度の多めの1回換気量が古くから選択されてきた．以前の麻酔器には付属の換気装置に呼気終末陽圧（PEEP）を付加する機能がなかったのも一つの理由であった．しかし，最近の麻酔器ではPEEPを使用できるのが一般的であるため，術中人工呼吸の標準的設定が変わってきている．加えて，呼吸管理においては身長から計算する理想体重を用いて，1回換気量を計算する方法がスタンダードになったことも大きな変化であろう．

A-1 1回換気量の設定は8 mL/kg 理想体重

急性呼吸促迫症候群（ARDS）患者の人工呼吸では，6 mL/kg と1回換気量を制限した肺保護戦略のほうが12 mL/kg よりも死亡率を低下させることが2000年の「New England Journal of Medicine」に発表された．以来，この研究で使用されている1回換気量の計算方法が広まってきた．すなわち，かつてのような実体重を用いた計算ではなく，身長の値を基に算出した理想体重から計算された1回換気量である．

ヒトの正常肺容量が身長と性別に左右されることは以前より報告されているため，身長から計算された1回換気量を設定するというのは理にかなっている．それでは，この理想体重あたり何mLの1回換気量を用いればよいのであろうか．全身麻酔を受ける手術患者のほとんどは肺傷害のない正常者であるため，ARDS患者のように極端に1回換気量を減らす必要はないであろう．しかしながら正常肺であっても極端に多い1回換気量を用いれば肺傷害を惹起しうることが示されている．目安としては中間的な8 〜 10 mL/kg 理想体重であろうか．われわれの施設では，集中治療における人工呼吸の初期設定を8 mL/kg 理想体重とプロトコルで定めているため，手術室での全身麻酔中にも同程度の1回換気量を用いるようにしている．そうすることで，術後も人工呼吸を行うような症例では，全身麻酔中に使用された換気回数や最高気道内圧の情報を術後にも参考にすることができる．全身麻酔中の人工呼吸に仮に8 mL/kg 理想体重の1回換気量を使用すると，動脈血二酸化炭素分圧（$PaCO_2$）を正常に保つために必要な換気回数は12回/分程度であるが，実際には，呼気終末二酸化炭素分圧（$P_{ET}CO_2$）をモニタリングしこれを参考にしながら換気回数を調整していく．

A-2 PEEPの設定は0 cmH_2O それとも5 cmH_2O

多くの麻酔器では人工呼吸中のPEEPを0 cmH_2O に設定しても，自然に2 〜 3 cmH_2O のPEEPが付加されるようになっている．前述したように，ヒトの安静時の1回換気量である6 mL/kg 理想体重を用いて全身麻酔中に陽圧換気を行うと，無気肺が形成され酸素化が悪くなることがある．かつては1回換気量を増やすことで予防しようとしたが，最近の麻酔器ではPEEPを設定できるのでPEEPを上げることによって肺胞虚脱を防ぐほうがより肺保護的である．この傾向は年々増加してきている[1]．PEEPを上げることで，低下したSpO₂が改善したり，最高気道内圧からPEEPを引いた圧（driving pressure）が低下するような場合には，肺胞虚脱が改善された可能性が高い．また，より効果的に肺胞虚脱を改善したい場合には肺胞リクルートメント手技を行うこと

もある．

　肺胞虚脱が高度の場合には 5 cmH$_2$O よりも高い PEEP を用いることもあるが，その場合には，最高気道内圧が高くなりすぎていないか注意しておく必要がある．また，PEEP を上げた分だけ最高気道内圧も上がる場合には，期待するような PEEP の効果が得られていないかもしれない．高い PEEP を使用する場合のデメリットは，胸腔内圧上昇に伴う循環抑制，静脈圧上昇に伴う脳や肝臓をはじめとした臓器のうっ血，気胸の場合のリーク量の増加などがあるため，疾患と術式を考慮して症例ごとに検討するとよい．

A-3 術中の肺保護的人工換気

　腹部手術において，低 1 回換気量で高めの PEEP を用い肺胞リクルートメント手技を併用する群と，高 1 回換気量で最低の PEEP とした群とを比較し，前者のほうが術後の人工呼吸日数が少なかったり，術後の呼吸機能や呼吸器感染のスコアが改善したりと術後の呼吸器合併症を減らす可能性を示したいくつかの研究報告がある[2]．それぞれの研究で対象や術式や人工呼吸設定など様々であり結果も一定とはいえない．もともと COPD や気管支喘息など呼吸器疾患を有していたりヘビースモーカーであったりと術後呼吸器合併症の発生が危惧される患者[3]，感染症などで全身炎症状態の患者では，肺保護的人工換気を選択したほうがよい場合もあるので参考にしたい．

文献

1) Javor S, et al.：Anaesthesia 2012；67：999-1008
2) Hemmes SN, et al.：Curr Opin Anaesthesiol 2013；26：126-133
3) Treschan TA, et al.：Best Pract Res Clin Anaesthesiol 2015；29：341-355

（中根正樹）

Mini Lecture　理想体重の計算

　理想体重の計算式には，男性：50.0＋0.91×(身長 cm－152.4)，女性：45.5＋0.91×(身長 cm－152.4) が採用されている．式が細かいので計算するのはやや面倒であるが，実臨床では，Broca の式を日本人に合うように変形した桂変法を用いて，男女とも同じ (身長－100)×0.9 で計算した標準体重としてもほぼ同じ理想体重が得られる．

（中根正樹）

One Point Advice　ARDS における人工呼吸設定

　ARDS の人工呼吸においては，プラトー圧が 25 cmH$_2$O を超えるとそれに伴って徐々に転帰が悪化し，35 cmH$_2$O 以上では明らかなため，30 cmH$_2$O 以上の高圧は避けるべきであるとされている．全身麻酔中であっても高い気道内圧は肺傷害を惹起する原因となりうるため，設定の目安としてプラトー圧が 25 cmH$_2$O を超えないようにする．

（中根正樹）

Q83 一側肺換気中の換気条件はどのようにすべきか？

A-1 保護的な一側肺換気とは

肺切除術や食道切除術，下行大動脈置換術などの開胸を必要とする手術では一側肺換気が行われるが，これは開胸側肺を虚脱させることで外科医にとって手術を行いやすい環境を提供することを狙いとしている．かつては低酸素血症の克服を目的として1回換気量を多く設定していた（従来型一側肺換気）が，近年ではむしろ術後の急性肺傷害の発生を防ぐことを重視して，1回換気量を低く抑えた保護的一側肺換気（表1）[1]が主流となってきている（**Mini Lecture**）．

A-2 保護的一側肺換気の換気条件

保護的一側肺換気は，すべての患者にあてはまる単一のプロトコルからできているわけではない．実際に保護的一側肺換気を行うには，患者の呼吸状態や併存疾患などに応じて，多くの構成要素（表1）のなかからいくつかを選び，必要に応じて修正を加えて行う．したがって，患者に適した換気条件を設定するには，基本的な呼吸生理に関する知識は不可欠である．たとえば，呼気終末陽圧（PEEP）は一般的には最も基本的な保護的一側肺換気の構成要素と考えられている．しかし，重症肺気腫患者においては肺の過膨張を招きかえって酸素化や循環動態に悪影響を招きうることから，PEEPは施行しないか，したとしても低め（2〜5 cmH$_2$O）の設定のほうがよいだろう．同様にリクルートメント手技（図1）は虚脱した肺胞を再開通させ，すでに開通している肺胞の過伸展を防ぐことで換気側肺に保護的に作用すると考えられているが，巨大ブラを有する患者に対して行うとかえって危機的な状況に陥りかねない．吸気呼気時間比（I：E比）は基本的には1：2でよいが，閉塞性肺疾患を有する患者では呼気時間を長くとる必要があるだろう．同様の理由で閉塞性肺疾患を有する患者では，呼吸回数を増やしすぎない（16回/分以下）ように注意する．

低1回換気量が保護的一側肺換気の中心的な役割を果たしていることから，高二酸化炭素症を受容することが前提となる．過度の高二酸化炭素症では，強心薬の必要性が増すほか，心室性不整脈や低酸素血症が起こりうる．心血管系の予備能，特に右室機能が保たれている患者では，容認できるPaCO$_2$の上限は70 mmHg程度であろうと思われる．また，気道内圧を低く維持できること，酸素化を改善することなどから換気モードは従圧式調節換気が優ると考えられていたが，

表1 一側肺換気の設定（文献1より改変）

	保護的一側肺換気	従来型一側肺換気
1回換気量	4〜6 mL/kg	8〜12 mL/kg
PEEP	5〜10 cmH$_2$O	なし（初期設定）
吸入酸素濃度	低酸素血症にならない範囲でできるだけ低く維持	80〜100%（初期設定）
PaCO$_2$の管理	高二酸化炭素症を受容	正常範囲を目指す
ピーク気道内圧	< 35 cmH$_2$O	
吸気プラトー圧	< 25 cmH$_2$O	
リクルートメント手技	あり	

PEEP（positive end-expiratory pressure）：呼気終末陽圧

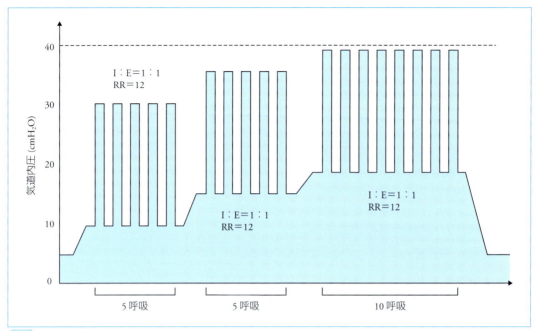

図1 機械換気で行うリクルートメント手技の例
従圧式調節換気でピーク気道内圧と PEEP の差を 20 cmH₂O に保ちながら，徐々に気道内圧を上げることで換気側肺のリクルートメントを図る．ピーク気道内圧 40 cmH₂O で 10 呼吸分換気した後は，PEEP の設定を元に戻す．
I：E　吸気呼気時間比，RR　換気回数（回 / 分）

表2 一側肺換気中の低酸素血症の治療

	開胸手術 （open thoracotomy）	胸腔鏡下手術 （thoracoscopy）
換気側肺へのアプローチ		
リクルートメント手技	○	○
非換気側肺へのアプローチ		
CPAP	○	×（術野の妨げ）
高頻度ジェット換気	○	○〜△（肺が動く）
IPAP	○	○〜△（肺が動く）
選択的酸素投与	（適応になりにくい）	○

CPAP：持続気道陽圧，IPAP：intermittent positive airway pressure

これを支持する有力なエビデンスがないことから，最近では従量式でもよいとされている[2]．

A-3 低酸素血症への対処

　一側肺換気中の低酸素血症の処置は，大きく開胸する場合（狭義の開胸手術〈open thoracotomy〉）と胸腔鏡下手術とでは異なる（表2）．開胸手術では，非換気側肺が多少膨らんだとしても，術者が手や器械を用いて押さえることができるが，胸腔鏡下手術ではわずかに非換気側肺が膨らんだだけでも視野を大きく妨げる可能性がある．したがって胸腔鏡下手術では，換気側肺へのアプローチによって酸素化を改善することが望ましい．非換気側肺へのアプローチを行うのであれば，持続気道陽圧（CPAP）よりもむしろ intermittent positive airway pressure（IPAP）（図2）や気管支鏡を用いた選択的な気管支内への酸素投与などのほうが好ましい[3]．

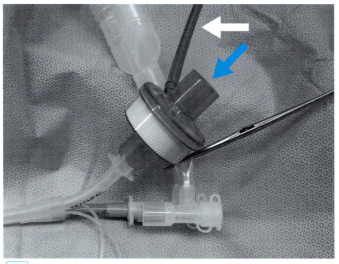

図2 intermittent positive airway pressure(IPAP)の例
人工鼻をダブルルーメンチューブの非換気側ルーメンに取り付け，人工鼻のサンプリングポートから酸素を2L/分の流量で投与し（白矢印），人工鼻の出入り口（青矢印）を指で2秒間閉鎖と8秒間開放を繰り返す．

文献

1) Lohser J, et al. Chapter 6：Clinical management of one-lung ventilation. In：Slinger P, ed. Principles and practice of anesthesia for thoracic surgery. Springer, New York, 2011；83-101.
2) Brassard CL, et al.：Can J Anesth 2014；61：1103-1021
3) 石川晴士：LiSA 別冊 '13 2013；20：10-18

（石川晴士）

Mini Lecture　低酸素血症リスクの軽減

　一側肺換気中は両側肺換気中に比べて低酸素血症に陥りやすい状況にあるので，パルスオキシメータで酸素化をモニターし，SpO_2 が 90％ を下回らないように常に注意する必要がある．90％ を下回りそうな場合は指導医を呼び，いつでも低酸素血症の治療を始められるように準備を行う．

　一側肺換気中に低酸素血症のリスクが高くなるのはおもに，非換気側肺の血流がシャントとなっていること，換気側肺では換気血流比のミスマッチが増悪していることの2つの理由による．さらに後者の原因としては，換気側肺が周囲からの圧迫を受けていることと，比較的高濃度の酸素を含むガスで換気されるために吸収性無気肺ができやすいことがあげられる(LiSA 2012；19：944-9)．また，特に肺癌患者では喫煙者が多いことや肺の基礎疾患をもつことが多いことから，多量の気道内分泌物が低酸素血症の原因になることもある．体位変換などによって二腔気管支チューブの位置のずれが生じることも，低酸素血症の原因になりうる．

　このように一側肺換気中は常に酸素化への注意を怠ることができないのだが，近年ではセボフルランやデスフルランといった低酸素性肺血管収縮を抑制しない麻酔薬を使えるようになったので，ハロタンやエンフルランなどの古い麻酔薬を使っていた時代に比べれば低酸素血症のリスクは低いと考えられている．さらに細径の気管支鏡が普及したおかげで，チューブのずれや気道内分泌物への対処が容易になった．今日でもなお低酸素血症は一側肺換気中の脅威ではあるのだが，上記の理由により低酸素血症のリスクが低下したことによって，相対的に術後急性肺傷害の予防へ注意が向いてきたと理解していただきたい．

（石川晴士）

Q84 術後の酸素投与はどのようにしたらよいか？

　全身麻酔後には肺の機能が低下し酸素化が悪化することがあり，特に術前より呼吸器疾患を有している患者や高度の肥満患者は術後に呼吸不全に陥りやすい．肋間開胸による手術や上腹部開腹術およびそれらの併用となる術式では，術後の低酸素血症を生じやすいことがわかっている．そのため，術後の低酸素血症を予防し組織低酸素症を起こさないために酸素投与が行われる．酸素投与の目的は，肺胞内酸素濃度を上げることによって肺胞壁の毛細血管を流れる赤血球内ヘモグロビンに多くの酸素分子を結合させ，ヘモグロビンの酸素飽和度を上昇させることで動脈血の酸素含量を増やそうとすることである．

A-1 術後酸素投与の方法

　酸素マスクを用いる方法やネーザルカニューレを用いる方法が一般的である．前者には，通常の酸素マスク，ベンチュリー効果を利用したベンチュリーマスク（図1），リザーバーマスクがある．これらは同じフェイスマスクに分類されるが，使用されるマスクの側面の穴の大きさや一方弁の有無など形状がまったく異なるので互換性がない点に注意したい．病院では壁に配管された酸素のアウトレットに酸素流量計を差し込み，流量計のつまみやダイヤルを回すことで一定流量の酸素が得られるようになっている．

　ネーザルカニューレは1～4 L/分での低流量で使用される．乾燥した酸素によって鼻粘膜を損傷し疼痛や不快感を生じる可能性があるため，それ以上の高流量では使用しない．さらに高流量の酸素を必要とする患者では酸素マスクを使用し，4～8 L/分の酸素流量で使用する．酸素マスクを顔に密着させ使用するので，酸素流量が少ないとマスク内の空間に二酸化炭素の多い呼気が貯留し，それを再呼吸してしまう．そのため4 L/分に満たない酸素流量では通常は使用されない．

　同様に，リザーバーマスクはより高濃度の酸素を必要とする患者に，救急の現場や緊急時の低酸素血症回避のため，気管挿管や陽圧換気を施行する前の一時的な対応として，通常は10 L/分以上の酸素投与で使用される．それ以下の流量で用いると，患者の吸気の際にリザーバー内に貯留された酸素がすべて吸入されてしまいバッグが空になってしまう．そうなるとマスクの隙間から外気を吸入することになり，高濃度酸素の目的が達せられないばかりか，前述したようにマス

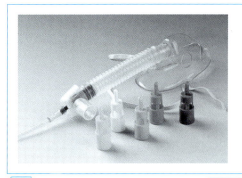

酸素濃度	ダイリュータ	酸素流量
24%	青	2 L/分
28%	黄	3 L/分
31%	白	4 L/分
35%	緑	6 L/分
40%	赤	8 L/分
50%	橙	12 L/分

図1　ベンチュリーマスクとダイリュータ 口絵カラー6参照
何％の酸素を投与するかでダイリュータを選択し回路に接続する．推奨酸素流量で酸素を投与すれば30 L/分以上の高流量が得られる．

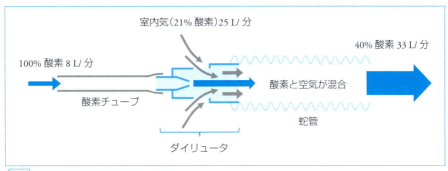

図2　ベンチュリーマスクの原理
ダイリュータの種類によってベンチュリー効果による回路の外から引き込まれる空気の割合が異なる．これにより一定酸素濃度の高流量ガスを作成することができる．ヒトの安静時の吸気流量は20〜30 L/分であるため，それ以上の流量で気道に吹きつければ既知の酸素濃度での投与が可能となる．

ク内に二酸化炭素の多い呼気が貯留してしまう．洗い流すための酸素がないので，呼気再呼吸に関していえば前述した酸素マスクを4 L/分以下で使用したときよりもひどい状況に陥る．リザーバーマスクは漫然と使用し続けるべきではなく，緊急時などに一時的な対応として使用するものであるという認識をもつことが重要である．さらに使用中は呼気時にリザーバーバッグが酸素でいっぱいになり，マスク内に流れ出てくるくらいの高流量酸素を用いなければならない．

A-2 酸素流量と投与酸素濃度

　教科書には酸素の流量とそのときのおよその酸素濃度が記載されている．しかし，投与酸素流量が同じであっても患者が呼吸をする際の吸気流量の違いや1回換気量の違い，および呼気終了後から次の吸気までの時間などによって，肺胞内に達する吸気酸素濃度は一定とはならない．ネーザルカニューレであれば，呼気が鼻から出終わるころから鼻腔内に酸素が貯留し始め，次の吸気では貯まった酸素と流れ続けている酸素に加えて鼻腔の隙間から外気を吸い込むので，これらの酸素と外から吸い込まれた空気の割合によって肺胞内酸素濃度が決まる．患者が口呼吸をすれば酸素濃度は低下してしまう．患者の吸気流量が多いほど，また1回換気量が多いほど，投与された酸素は空気で希釈され酸素濃度が低下することがわかる．すなわち，同じ酸素投与方法で同じ酸素流量であっても，患者の体格，1回換気量，吸気流量などの違いによって，投与された酸素によってもたらされる肺胞内濃度の上昇効果は異なるのである．

　酸素療法において，一定の酸素濃度で酸素投与を行うためには，外気を吸い込んで希釈されないように患者の最大吸気流量よりも多い流量で一定濃度の酸素を含む気体を鼻と口付近に吹きつける必要がある．その目的のために，ベンチュリー効果を利用した酸素マスクが市販されている（図1，2）．

One Point Advice　酸素化のモニタリング

　術後呼吸不全に陥るリスクがある患者では，ベンチュリーマスクのような吸入酸素濃度を規定できる酸素投与法を選択し，血液ガス分析での動脈血酸素分圧の値を用いてP/F比を計算して酸素化のモニタリングをすべきである．酸素化が悪化するような場合は，胸部X線撮影を行い，陽圧換気など他の呼吸療法や酸素化を改善させる処置などが必要かどうか判断する．　　　　　　（中根正樹）

A-3 術後の酸素投与の目標

　よほど心機能が低下している症例でなければ，術後患者における動脈血酸素飽和度（SaO_2）の目標値は，小児で 95% 以上，成人で 98% 以上，高齢者では 95% 以上，COPD を有する高齢者では高濃度酸素による換気抑制を予防するために 90% 前後とされている[1]．この目標値を維持するように投与酸素流量を増減させ，必要なくなれば酸素投与を中止すればよいことになる．ただし，酸素需要の程度は個々の患者の病態によって異なることもおおいに考えられるので，全身炎症が強く酸素必要量が増加しているような特殊な状況ではさらに高い値を目標にする必要がある．

文　献

1) Habre W, et al.：Br J Anaesth 2014；123 Supple 2：ii26-ii36

（中根正樹）

One Point Advice　SpO_2 を過信しない

　臨床では SpO_2 をモニタリングする機会が多いが，SaO_2 よりも高い値を示すことがある．SpO_2 を過信すると予期せず低酸素血症になっていることがあるので留意すべきである．　　　　（中根正樹）

Q85 術後の抜管基準はどのようなものか？ どのような患者で術後人工呼吸が必要か？

A-1 術後の抜管基準

　全身麻酔における気管挿管の目的は'気道を確保し全身麻酔を安全に維持する'ことにある．通常全身麻酔の3要素である鎮静，鎮痛，不動化のうち，鎮静と不動化から十分に回復したことが確認できれば基本的には抜管できる．しかし，気管挿管から手術終了までの間に気道や全身に侵襲が及び，状態が悪化すれば抜管を見送るべき症例もある．その総合的判断を下すのが麻酔科医の役割である．抜管に際しての基本条件を表1に示す．

A-2 術後人工呼吸を継続するのは

　では手術が終わり，術後人工呼吸を継続すべき症例や抜管を見送るべき症例はどのようなものであろうか．人工呼吸を継続すべきものとしては酸素化または換気の損なわれている症例であり，末梢組織への酸素運搬に支障をきたしうる症例も含む．抜管を見送るべきものとしては上気道に問題のある症例である．それぞれの要素を合わせもつ患者では，より綿密な術後の人工呼吸管理と経過観察が必要になる．

1）人工呼吸を継続すべき症例

■酸素化の損なわれている症例

　全身麻酔管理や手術の合併症として肺水腫や無気肺などを生じ，酸素化能の障害をきたしている場合である．胸部X線所見なども参考にする．気管内吸引や呼気終末陽圧（PEEP）などの処置で速やかに改善すればよいが，抜管時に必要な呼吸状態が得られていなければ，術後人工呼吸管理とする．

　また，手術終了時点でガス交換に必ずしも問題がなくても，麻酔管理中に大量輸液・輸血や誤嚥などのエピソードがあり，術後に肺傷害発症が予見できる場合には予防的に人工呼吸を継続す

表1　術後抜管の必要条件

1）意識状態の回復
　　患者が自発開眼する
　　指示に対して適切に応答する（離握手，足指の動きなど）
2）気道反射の回復
　　咳嗽反射を認める
3）筋弛緩からの回復
　　TOF ≧ 90％（頭部挙上・挺舌可能，上肢挙上で代用することもある）
4）呼吸状態の安定
　　自発呼吸 ≧ 7 mL/kg 体重，吸気圧 < −20 cmH$_2$O，呼吸数 < 30 回/分
　　動脈血液ガス分析 pH ≧ 7.35，P/F ratio ≧ 300
5）循環動態・代謝の安定
　　カテコラミンに依存せずに血圧と脈拍数が保たれている
　　体温 > 35℃
6）その他
　　手術部位X線にて体内異物，異常がないこと
　　ドレーンからの出血が少ないこと

TOF：四連反応，P/F：PaO$_2$/FiO$_2$

る場合がある．

■換気の損なわれている症例

　麻薬や筋弛緩薬の影響が残存している症例，術前の呼吸機能に予備能のない症例，中枢神経あるいは神経筋疾患のために意識障害や呼吸抑制のある症例である．換気量や呼吸回数の減少によって高二酸化炭素症やアシドーシスをきたすだけでなく，肺胞低換気による低酸素血症も懸念されるので，術前術中の状態や術式を勘案して術後人工呼吸管理とする．

■末梢への酸素運搬に支障をきたしうる症例

　末梢へ酸素を供給するのは血液であり，また心臓のポンプ機能が重要な役割を果たす．したがって血行動態が不安定な症例(いずれかの型のショック)は，術後人工呼吸の適応となることが多い．

　たとえば心臓外科症例では，術前より低心機能となっている症例も多く，特に人工心肺を使用する場合は術後カテコラミンを使用しながら術後管理を継続することが多い．

　また術直後の段階で出血のコントロールが十分とはいえない症例についても，水分バランスと血行動態が安定化するまでは人工呼吸を継続する必要がある．

　その他，緊急開腹手術などで，敗血症性ショックを伴う場合も，高用量カテコラミンが術後管理において必要となることが多いので，この場合もカテコラミンの離脱などを目途に抜管を検討すべきである．

2）抜管を見送るべき症例：上気道の問題を有する症例

　口腔外科手術や頭頸部外科や整形外科領域の頭頸部手術の場合は，上気道周囲に手術操作が加わるため，開口制限や咽頭・喉頭の出血や浮腫，頸部の運動制限などをきたし，気道確保に支障をきたしうる．このような症例では，術後出血や浮腫の進行などのトラブルで再挿管が必要となったときには，換気困難かつ挿管困難の状況に陥るかもしれない．このため，手術内容に応じて気道確保を継続し，術後人工呼吸管理を継続することがある．術中に気管切開を考慮しておく症例もあるだろう．外科医とコミュニケーションを図りながら，安全な気道確保が維持できるように努める必要がある．

文　献

1) 中沢弘一．抜管のストラテジー．東京麻酔専門医会(編)，LiSA 別冊 '14 Annual Refresher Course Lecture, メディカル・サイエンス・インターナショナル社，2014；21：106-18
2) Popat M, et al.：Anaesthesia 2012；67：318-340

（増田孝広，中沢弘一）

Mini Lecture　深麻酔下抜管

　本文では患者を覚醒させ，状態を確認してから抜管することについて解説した．が，全身麻酔からの覚醒時に絶対にバッキングさせたくない症例や，血圧を変動させたくない場合などがあり，これらのリスクが抜管に伴うリスクを上回ると判断される場合に限って深麻酔下抜管を選択することもある．この場合もできるだけ気道確保の維持を優先する．すなわち全身麻酔薬を終了する前に，挿管したまま，ラリンジアルマスクなどの声門上器具を挿入し，適切な位置に挿入できたら抜管する．声門上器具で換気できることを確認してから，全身麻酔薬投与を中止し，完全覚醒を待ってから声門上器具を抜去する．再挿管のリスクがあると考えられる症例では，深麻酔下抜管を行うべきではないので，その点には注意を要する．

（増田孝広）

術中の気道内圧異常の鑑別診断にはどのようなものがあるか？ 対処法は何か？

　全身麻酔中は患者側，手術操作，あるいは麻酔関連機器など，様々な原因によって気道内圧が変化する．最近の全身麻酔器は，人工呼吸中の圧-時間曲線，流量-時間曲線などを表示することが可能で，麻酔科医による用手的換気や聴診による確認作業に加え，これらのモニタリングにより患者の換気状態や機器の異常の早期発見につなげることができる．

A-1 気道内圧の基礎知識

　最近の麻酔用人工呼吸器には，陽圧人工呼吸中の気道変化は常にモニタリングする機能があり，その多くは圧-時間曲線や流量-時間曲線として確認することができる．これらの曲線の変化を評価することにより，患者の気道変化や呼吸状態を評価することが可能である．従量式調節換気(VCV)では，気道内圧はピーク圧に続きプラトー圧が形成されるが，流量は一定である(図1)．一方，従圧式調節換気(PCV)では，流量は最初が最も早くその後漸減し，圧は最大気道内圧まで速やかに到達すると，その後は気道内圧は一定に保たれる．

A-2 気道内圧の異常

　許容できる気道内圧上昇に明確な基準はなく，定常状態からの上昇した程度が重要で，多くの全身麻酔用人工呼吸器では最大気道内圧は 40 cmH$_2$O で警報設定されている．気道内圧が上昇した場合，VCV では圧-時間曲線の評価で気道抵抗の増加あるいはコンプライアンスの低下の判断が可能である．気道抵抗の増加により最大気道内圧は上昇するが，プラトー圧は不変である．一方，胸郭・肺コンプライアンスが低下すると最大気道内圧に加え，プラトー圧も上昇する(図2)．PCV では吸気圧を設定するため，気道抵抗や胸郭・肺コンプライアンスの変化は圧波形では評価することができない．PCV では，気道抵抗増加あるいはコンプライアンス低下で換気量が減少するため，換気量モニタリングが重要となる．

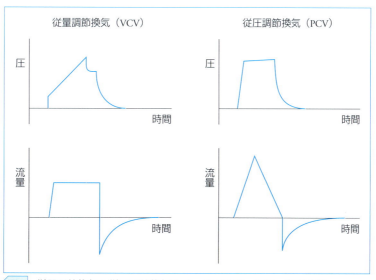

図1 従量調節換気と従圧調節換気の圧-時間曲線，流量-時間曲線

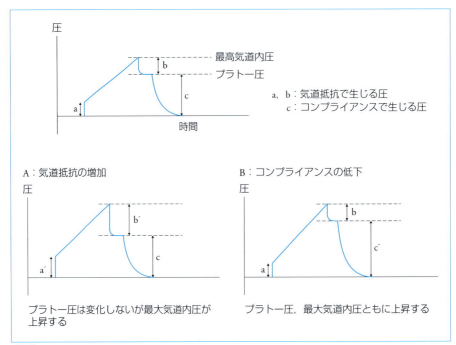

図2 **気道内圧上昇時の圧波形の変化**(従圧調節換気時)

A-3 気道内圧上昇の原因と対処

　気道内圧上昇は様々な原因で起こりうる(表1).おもな原因としては,麻酔器の異常,気道の異常,患者の状態変化などがある.術中,気道内圧上昇の原因として頻繁に遭遇するのはいわゆるバッキングである.バッキングが起きた際には,麻酔深度を深めたり,筋弛緩薬投与などにより速やかに気道内圧は低下する.術中操作や体位も気道内圧に大きな影響を与える.たとえば,腹腔鏡下手術の際に頭低位となると,腹腔内臓器や気腹圧により横隔膜は頭側に圧排され,肺の機能的残気量は減少する.15度の頭低位でコンプライアンスは20%程度低下する.

　迅速な診断と対処が求められる事態は気道の異常である.気管チューブ閉塞や狭窄など,体位や術式によっては対応に時間を要する場合もあり,対処法については習熟しておく必要がある(図3).最も大切な点は,気道内圧上昇を認めた際には,まず用手換気に変更したうえで,胸郭・肺コンプライアンスや気道抵抗の変化,自発呼吸や気道内分泌物の有無などを確認することである.

A-5 気道内圧低下の原因と対処

　気道内圧低下の原因は,気道内圧が上昇した場合と比較して鑑別は少ない.徐々に気道内圧が低下,換気量も低下する場合は,呼吸回路漏れが多く,なかでも気管チューブカフ圧低下や不適切なチューブ径の選択も原因となる.急激に気道内圧がゼロとなった場合は呼吸回路の外れが原因となることが多く,麻酔器と回路接続部の外れや人工呼吸器停止による気道内圧の低下を確認する.いずれの場合も,用手換気へ迅速に変更し,原因を検索することが肝要である.患者の呼吸状態の変化にいち早く気づくには,パルスオキシメータやカプノメータのみならず,気道内圧モニタリングも重要となる.

表1 気道内圧増加の原因

全身麻酔器の異常
・高圧ガスの供給異常
・呼吸器回路の閉塞
・APLバルブの異常・呼気弁の異常

気道異常
・気管チューブの閉塞・狭窄（異物・屈曲）
・気管チューブ径の不適
・声門閉鎖・痙攣（ラリンジアルマスクの場合）

気道抵抗の増加
・片肺挿管
・気管支攣縮
・喀痰貯留

コンプライアンスの増加
・バッキング
・無気肺
・肺水腫
・体位：頭低位など
・気腹：腹腔鏡手術など

APL：adjustable pressure limiting

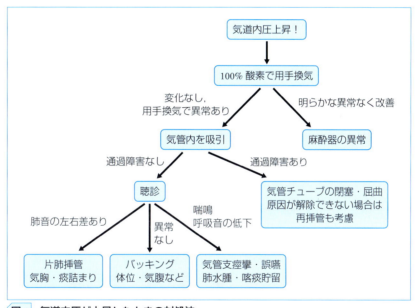

図3 気道内圧が上昇したときの対処法

文献

1) Hess DR, et al. Basic pulmonary mechanism during mechanical ventilation. In：Essentials of mechanical ventilation. 2nd ed, the McGaw-Hill Companies, New York, 2002；264-270
2) 高崎真弓, 他（編）, 麻酔科診療プラクティス17：麻酔科トラブルチューティング・第3版, 文光堂, 2005；240-241

（森﨑　浩，上田朝美）

Chapter 15 代謝管理

Q87 高血糖の有害作用は何か？

近年，周術期の高血糖による各種急性障害が注目されている．

糖尿病は慢性的な高血糖を示す代謝異常で，数年単位で進行する合併症として微小血管症（網膜症，腎症，神経障害）や大血管症（冠動脈疾患，脳血管障害）などがある．一方，手術侵襲などによるストレス反応として起こる非糖尿病患者の一過性高血糖（ストレス高血糖）は，糖尿病より強い酸化ストレスや神経内分泌の撹乱を誘発し，血管内皮障害や多臓器障害を引き起こす（図1）．その結果，糖尿病よりも合併症発生率や死亡率が有意に高く，インスリン療法が周術期アウトカムを改善すると報告されている[1]．

A-1 高血糖の病態生理

ブドウ糖は細胞内に取り込まれた後，98％以上は解糖系によりピルビン酸に代謝される．最終的にはミトコンドリア内のTCA回路でアデノシン三リン酸を産生する．高血糖では，代謝しきれないブドウ糖がポリオール経路，ヘキソサミン経路，プロテインキナーゼC産生経路，終末糖化産物（AGE）産生経路の4つの古典的代謝経路を活性化する．ポリオール経路では細胞内にソルビトールが蓄積し，高浸透圧となることで細胞障害を起こす．ヘキソサミン経路は細胞内タンパクの機能を障害させる．プロテインキナーゼCは活性酸素種（ROS）を増大させ，酸化ストレスを引き起こす．AGEは非酵素的糖化反応によって生成される構造物で，炎症に関与する転写因子NF-κBを活性化することで炎症反応を強め，さらなる高血糖，酸化ストレスを誘発する．

酸化ストレスはミトコンドリア機能障害からエネルギー産生障害やアポトーシスを惹起する．ストレス高血糖の細胞障害には，ROSによる酸化ストレスやAGEによる炎症反応の上昇が重要な役割をもつと言われている．

A-2 心臓における高血糖の有害性

高血糖では，炎症性サイトカインの産生亢進やROSの増大により，心筋細胞障害が発生する．糖尿病患者では，心血管障害とは独立して左室肥大，壁運動低下，拡張障害を呈する．心筋虚血時の高血糖は，糖尿病患者，非糖尿病患者いずれにおいても生存期間を短縮させ梗塞範囲を増加させうる．また，心臓手術の患者において術中の平均血糖値が20 mg/kg上昇すると有害事象の発生率が34％上昇するとの報告があり，術中より積極的な血糖コントロールを行うべきである[2]．

A-3 神経における高血糖の有害性

脳虚血時の高血糖は，嫌気性代謝による乳酸蓄積の増加や細胞内アシドーシスを引き起こし，タンパク質合成や酵素機能の低下，ROSの増加から細胞障害をもたらす．糖尿病は脳梗塞の独立した危険因子であるとともに，生命予後，神経機能的予後を増悪させる因子である．脳卒中患者において，ストレス高血糖は糖尿病患者や正常血糖値患者に比べて予後が悪く，30日後の死亡率を増加させる[3]．

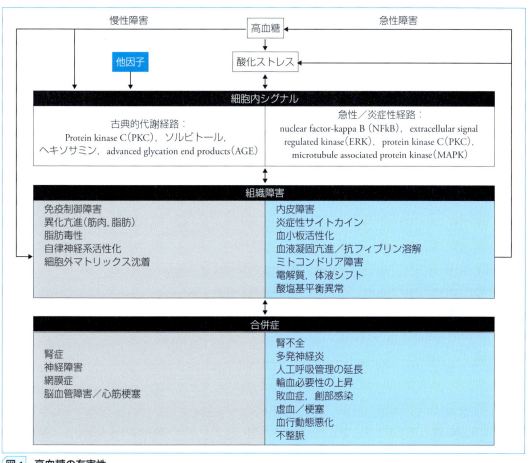

図1 高血糖の有害性
（文献1より）

A-4 凝固能に対する高血糖の有害性

高血糖やインスリン抵抗性は血小板凝集を亢進し，線溶系を抑制し，血栓形成を促進させる．入院時高血糖は股・膝関節全置換術後の肺塞栓のリスクを上昇させる独立因子との報告がある[2]．

A-5 免疫能に対する高血糖の有害性

糖尿病患者は易感染性を認める．これには高血糖による好中球の走化性や殺菌貪食能の低下が関与する．また高血糖は，リンパ球の増殖や機能にも悪影響を与える．

A-6 重症患者管理における高血糖の有害性

高血糖は人工呼吸器管理期間を延長させ，透析や輸血の必要性を上昇させる．ICU患者の血糖管理において，持続的な高血糖よりも血糖値変動が大きい場合のほうが死亡率を上昇させるとの報告があり，血糖値変動の有害性も注目されている[2]．

文献
1) Dungan KM, et al.：Lancet 2009；373：1798-1807
2) Sebranek JJ, et al.：Br J Anaesth 2013；111(S1)：i18-i34
3) Luitse MJA, et al.：Lancet Neurol 2012；11：261-271

〈大下健輔，牛島一男〉

Q88 低血糖の有害作用は何か

A-1 低血糖の定義

低血糖と矛盾しない症状（下記），簡易血糖測定器を除く適切な方法で測定された血漿グルコース濃度の低値，血漿グルコース濃度が上昇した際の症状の改善，というWhippleの3徴によって確認される．

A-2 低血糖の原因

① 薬物：大半は糖尿病治療薬（インスリン，インスリン分泌刺激薬），その他アルコールなど
② コルチゾール欠乏：ステロイドによる医原性・結核や悪性腫瘍による二次性・原発性副腎不全
③ 胃手術後
④ 重症疾患：肝不全，腎不全，心不全，敗血症，悪性腫瘍，飢餓，衰弱
⑤ 内因性高インスリン血症：インスリノーマ，機能性膵β細胞疾患，インスリン自己抗体，インスリン受容体抗体

※①〜③は高頻度

A-3 低血糖の有害作用

脳はグルコースを合成することができず，グリコーゲンとして数分間の供給分以上を蓄えることができないため，動脈循環からの継続的なグルコース供給を必要とする．血漿グルコース濃度が生理的範囲を下回るようになると，血液から脳へのグルコース輸送は不十分となり，脳のエネルギー代謝と機能を維持できなくなる．このように，脳にとってグルコースは生理的条件で必要不可欠なエネルギー源であるため，図1にあるようないくつものグルコース拮抗調節機構が低血糖を予防，あるいは速やかに補正される．

低血糖の臨床症状は以下である．
① 交感神経節後ニューロンと副腎からのノルアドレナリン：アドレナリン作動性症状，動悸，不整脈，振戦，不安
② 交感神経節後ニューロンからのコリン作動性症状：発汗，空腹感，異常感覚
③ 中枢神経の糖欠乏による症状：一過性の局所神経脱落症状，行動変化，錯乱，疲労，痙攣，意識消失

高度の低血糖や低血糖の遷延により，不可逆的な脳器質障害が生じ致死的となる．

上記症状の多くは非特異的であり，手術時の全身麻酔やICUにおける鎮静によりマスクされてしまう．その他の有害作用として，全身炎症反応の増大，生体ストレスに対する副腎皮質ホルモン応答の抑制，交感神経系反射の抑制，脳血管拡張などを引き起こすことが報告されている．長い糖尿病治療歴がある患者，低血糖歴のある患者では，低血糖に対する交感神経系反射の抑制により，低血糖に気づかれないことがある．

ICUにおける重症患者を対象としたいくつかの研究において，重度低血糖（血漿グルコース濃度40 mg/dL以下）が患者死亡上昇に独立して有意に関連したこと[1,2]，低血糖の重症度が死亡と有意に相関したことなどが報告[3]されている．しかし，詳しいメカニズムは不明であり，また重

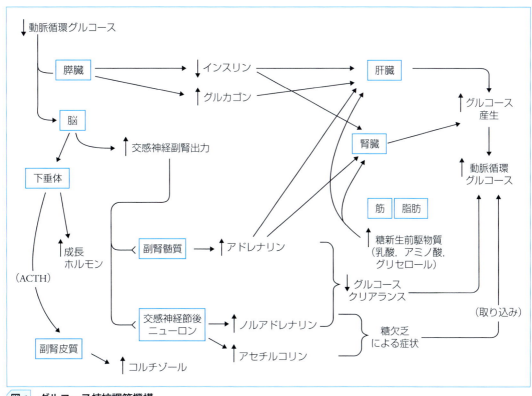

図1　グルコース拮抗調節機構
ACTH：副腎皮質ホルモン

　症患者にとって有害となりうる低血糖の閾値はいまだ不明確である．

文献

1) Van den Berghe G, et al.：N Engl J Med 2006；354：449-461
2) Brunkhorst FM, et al.：N Engl J Med 2008；358：125-139
3) Egi M, et al.：Mayo Clin Proc 2010；85：217-224

参考図書

- Peter F. Dunn, 他．稲田英一（監訳）．MGH麻酔の手引．第6版，メディカル・サイエンス・インターナショナル
- Dan L. Londo, 他．福井次矢，黒川清（日本語版監修）．ハリソン内科学．第4版，メディカル・サイエンス・インターナショナル

（小笠原　治，祖父江和哉）

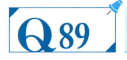

糖尿病患者におけるインスリン，経口糖尿病薬は周術期にどのように使用するか？

疑い診断まで含めると，わが国の糖尿病患者発生率は約27%であり，最も頻繁に生じる生活習慣病の1つである．外科患者の15～20%が糖尿病患者であり，糖尿病患者の周術期管理は重要である．糖尿病治療薬として，インスリン製剤と経口糖尿病薬がある．作用機序は薬剤によって異なり，その副作用や注意点も異なる．

A-1 インスリン製剤

インスリン投与は，食直前に使用する超速攻型インスリンと基礎分泌の役割を果たす中間型インスリン，長時間作用型・持効型インスリンに大別される．術前絶飲食が開始されたら，超速攻型インスリンの投与は中止する．長時間作用型インスリンは術中・術後の低血糖発作の可能性もあるので，手術2～3日前に中止し，中間型インスリンによるコントロールに切り替える．患者の術前血糖コントロールが良好であれば，基礎分泌インスリン量の維持のために持効型インスリンは，絶飲食中であっても投与継続は可能である[1]．摂食が不十分あるいは中止された状態でインスリン製剤を使用すると低血糖が生じ，大変危険である．

A-2 経口糖尿病薬

経口糖尿病薬として①GLP-1受容体作動薬，②グリクラジド，③グリベンクラミド，④グリメピリド，⑤メトホルミン塩酸塩，⑥ボグリボース，⑦レパグリニド，⑧シタグリプチンリン酸塩水和物，⑨ピオグリタゾン塩酸塩などがある．同じ抗糖尿病薬であるが，作用機序は薬剤によって異なり，その副作用や注意点も異なる．現在，わが国で使用されている経口糖尿病薬の作用機序を表1に示し，副作用・注意点・休薬時期および開始時期に関して表2に示す．

A-3 絶飲食の開始およびインスリン・経口糖尿病薬中止時の注意点

糖尿病の本態は，ブドウ糖の細胞内取り込み障害であり，糖尿病患者では細胞内飢餓が発生する可能性がある．特に術前血糖管理が不良の患者では，術前の絶飲食と経口糖尿病薬・インスリン療法の中止・変更により，急性代謝症候群を発生する危険性がある．このような患者では，絶食後に経口糖尿病薬とインスリン投与を中止し，必要であれば糖尿病内科医師の指示の下で，10%ブドウ糖入り輸液製剤に速効型インスリン5単位を混注したものを，40～60 mL/時間程度で持続投与することで細胞内飢餓の予防が可能となる(約400～600kCal/日)．この際，適切なインスリン混注量は，患者の耐糖能によって変わるため，開始後1～2時間ごとに血糖値を測定し，血糖値が安定して維持できているかを確認する．もし，血糖値が200 mg/dLを超えるのであれば，インスリン混注量を増加させる．インスリン投与量を変更した際にも続けて血糖値測定を行うことが必要である．

文献

1) Marks JB：Am Fam Physician 2003；67：93-100

(江木盛時)

表1 経口糖尿病薬の作用機序

	(腸管)ブドウ糖吸収抑制	(膵臓)インスリン分泌刺激	(肝臓)糖新生抑制	(末梢)インスリン感受性改善	GLP-1とGIPの分解を阻害	GLP-1受容体の刺激
GLP-1受容体作動薬						+++
グリクラジド (第2世代スルフォニル尿素剤)		+++				
グリベンクラミド (第2世代スルフォニル尿素剤)		+++				
グリメピリド (第3世代スルフォニル尿素剤)		+++		+		
メトホルミン塩酸塩 (ビグアナイド薬)	+		+++	++		
ボグリボース (αグルコシダーゼ阻害薬)	++					
レパグリニド (速効型インスリン分泌促進剤)		++				
シタグリプチンリン酸塩水和物 (DPP-4阻害薬)					+++	
ピオグリタゾン塩酸 (チアゾリジン薬)			+	+++		

表2 経口糖尿病薬の副作用・注意点・休薬時期および開始時期

	副作用・注意点 (休薬時期および開始時期)
GLP-1受容体作動薬	・インスリンおよびインスリン分泌促進剤との併用で低血糖発生率が増加．胃内容物の排泄が遅延 ・短時間作用型；絶飲食開始後に休薬する．十分な経口摂取が開始されてから開始する ・長時間作用型；手術1週間前に休薬する．十分な経口摂取が開始されてから開始する
グリクラジド (第2世代スルフォニル尿素剤)	・低血糖 ・絶飲食開始日に休薬する．十分な経口摂取が開始されてから開始する
グリベンクラミド (第2世代スルフォニル尿素剤)	・低血糖 ・絶飲食開始日に休薬する．十分な経口摂取が開始されてから開始する
グリメピリド (第3世代スルフォニル尿素剤)	・低血糖 ・絶飲食開始日に休薬する．十分な経口摂取が開始されてから開始する
メトホルミン塩酸塩 (ビグアナイド薬)	・腹部不快感・腹部膨満・食欲不振・乳酸アシドーシス ・絶飲食開始日に休薬する．十分な経口摂取が開始されてから開始する
ボグリボース (αグルコシダーゼ阻害薬)	・腹部膨満・軟便・下痢・便秘・腹痛・食欲不振・イレウス ・絶飲食開始日に休薬する．十分な経口摂取が開始されてから開始する
レパグリニド (速効型インスリン分泌促進剤)	・低血糖・体重増加 ・絶飲食開始日に休薬する．十分な経口摂取が開始されてから開始する
シタグリプチンリン酸塩水和物 (DPP-4阻害薬)	・インスリンおよびインスリン分泌促進剤との併用で低血糖発生率が増加．長期予後の成績はまだ不明瞭 ・絶飲食開始日に休薬する．十分な経口摂取が開始されてから開始する
ピオグリタゾン塩酸 (チアゾリジン薬)	・体重上昇・浮腫・貧血・うっ血性心不全・肺水腫 ・術前まで内服してもよい．(休薬してもよい) ・術前の心機能に関するチェックが必要

Chapter 16
麻酔合併症

Q90 硬膜穿刺後頭痛はどのように治療するか？

A-1 硬膜穿刺後頭痛とは？

硬膜穿刺後頭痛（PDPH）は脊髄くも膜下麻酔や硬膜外麻酔時の偶発的くも膜穿刺（ADP），または検査のための脳脊髄液の採取や脊髄造影などのためにくも膜穿刺を行ったときに生じる頭痛に対する総称である．髄液の喪失による脳底部の痛覚過敏組織の牽引，または頭蓋内圧の低下に伴う反応性血管拡張によって起立性の頭痛を生じると考えられている．しかしながら，PDPHのなかにはくも膜下腔への空気の注入による頭痛もあると考えられている．

また，PDPHと考えていた頭痛が急性硬膜下血腫や脳静脈血栓症などの重篤な合併症を併発していることがあるので注意深い観察が必要である．

一般的な臨床症状は硬膜穿刺後24〜48時間以内に生じる後頭部または前頭部の頭痛で，15分以上の起立や座位などの頭を高くする体位で悪化し，横臥により回復する．そのほかに嘔気嘔吐や耳鳴りを伴うことがある．まれに脳底部にある脳神経が低髄圧による障害で複視などを伴うこともある．多くは1週間ほどで自然治癒する．

A-2 治療

1）保存的治療

できるだけ安静を保つようにして，輸液や経口飲水などの水分補給を行う．頭痛発症後には患者自身安静にしていることが多い．トイレ歩行をすると症状が増悪するため，水分摂取を控える患者もいるので十分説明し水分摂取を促す．場合によっては排泄歩行禁止のベッド安静とする．しかしながら，悪心・嘔吐や座位による症状の悪化で食事摂取ができない場合は積極的に輸液を行う．不安による症状の増悪もあるので十分に発生機序も含め説明し頻繁に回診に行く．

2）薬物療法

NSAIDs，カフェイン，スマトリプタンの内服，またカフェイン，テオフィリン，コシントロピン（合成ACTH）の静脈投与などがある．カフェインは有効であり，そのほかガバペンチン，ヒドロコルチゾール，テオフィリンは痛みの重症度を低下させ，スマトリプタン，アデノコルチコトロピックホルモン，プレガバリンとコシントロピンは有効ではなかったという報告がある[1]．

カフェインの投与量は500〜1,000 mg/日，2〜3回/日に分割して経口投与．市販の鎮痛薬には無水カフェインが含まれていることがある．コーヒーやお茶にもカフェインが含まれているので（50〜100 mg）軽症例では水分摂取もかねて勧める．

3）硬膜外自己血パッチ（EBP）

患者本人の血液を硬膜外腔に（15〜20 mL）投与する．1回目で約9割の患者の症状が緩解する．腰部や下部胸椎で硬膜外に投与された血液は上に広がるので，くも膜穿刺したと思われる椎間の近くまたは下部から行う．採血した血液が凝固しないように硬膜外穿刺をしてから清潔に静脈血採取を行い，直ちに投与する．血液投与はゆっくり行う．違和感や圧迫感がある場合は投与をいったん中止して様子をみる．

PDPH 発症後 EBP をいつ行うかということについては，考え方がいろいろある．筆者は侵襲的な処置であり人工的に血腫をつくることと感染のリスク，EBP 時に ADP の可能性を考えると，有効性が高くても保存的治療を第一選択と考えている．したがって，ADP ではなく比較的細い針で生じた場合は，1 週間を目安に安静にして水分を十分にとり薬物療法などで保存的に様子をみる．1 週間とするのは，多くの場合若い女性の婦人科や整形外科の手術に発症することが多いため，退院の時期を考慮する必要があるからである．ただし，症状の重篤さや薬物治療の効果にもよる．食事もとれず悪心・嘔吐があるような場合は，脱水が進行して保存的治療が見込めないと判断し早めに EBP を行う．

A-3 PDPH の予防

若年者，女性，妊婦，穿刺回数，穿刺針の太さと形状は発生頻度に影響する．脊髄くも膜下麻酔を行うときには細いペンシルポイント針を使用し[2]，空気を入れないように細心の注意を払う．しかしながら，ベッド上安静や輸液を多くする水分補給などの予防策は効果がないと考えられている[3]．しかし，モルヒネとコシントロピンとアミノフィリンは ADP 後の PDPH の発症予防に効果があると述べられている[4]．発生頻度の高い状況，たとえば若い女性に ADP した場合は，手術室からの退出時に病棟看護師と主治医に「ADP により PDPH を起こす可能性があること」を申し送りする．そして，発症時には直ちに患者に説明を行い，薬物療法を含めた保存的治療を行う．保存療法があまり有効でない場合は直ちに EBP を行う．

ADP は PDPH を高頻度で発症するためしばしば問題となる．当大学附属病院で 2 年間非妊婦に行った硬膜外麻酔 4,374 症例中 19 症例(0.43％)に ADP を生じ，6 症例(32％)に PDPH を生じた．PDPH 非発症症例は年齢が優位に高く，術後のオピオイド使用症例も有意に多かった．

文 献

1) Basurto OX, et al.：Drug therapy for treating post-dural puncture headache, The Cochrane collaboration. John Wiley & Sons, 2015；Issue7
2) 橋爪圭司，他：硬膜外自家血パッチ(EBP)．日本ペインクリニック学会インターベンショナル痛み治療ガイドライン作成チーム・編，インターベンショナル痛みの治療ガイドライン，真興交易(株)，2014；89-97
3) Arevalo-Rodriguez I, et al.：Posture and fluids for preventing post-dural puncture headache, The Cochrane collaboration. John Wiley & Sons, 2013；Issue7
4) Basurto OX, et al.：Drug therapy for preventing post-dural puncture headache, The Cochrane collaboration. John Wiley & Sons, 2013；Issue2

（近江禎子）

Q91 悪性高熱症はどのように治療するか？

A-1 悪性高熱症の治療

悪性高熱症（malignant hyperthermia：MH）の治療のポイントは，早期発見・早期治療で，臨床診断が確定する前に治療を開始する．治療の3原則は①誘発薬剤の投与中止，②高流量の100%酸素で過換気，③ダントロレンの投与である．ダントロレンはMH発症時に上昇したカルシウム（Ca^{2+}）濃度を低下させ，骨格筋細胞内の代謝亢進状態を是正する[1-3]．

A-2 悪性高熱症とは？

MHは揮発性麻酔薬（セボフルラン，デスフルランなど）および脱分極性筋弛緩薬（スキサメトニウム）により誘発される致死的な常染色体優性遺伝の筋疾患[1-3]である．MHの病因は骨格筋細胞内のCa^{2+}調節異常で，MH素因者の50～70%[2,3]に骨格筋小胞体（SR）のCa^{2+}放出チャネルである1型リアノジン受容体（RYR1）遺伝子の変異が，1%にCACNA1S遺伝子（骨格筋細胞膜の電位依存性のカルシウムチャネルのα_1サブユニット）の変異[2]がある．MH素因者は誘発薬剤により骨格筋細胞内のCa^{2+}濃度が異常に上昇して代謝亢進状態となり，酸素とATPが消費され二酸化炭素と乳酸と熱が過剰に産生される．

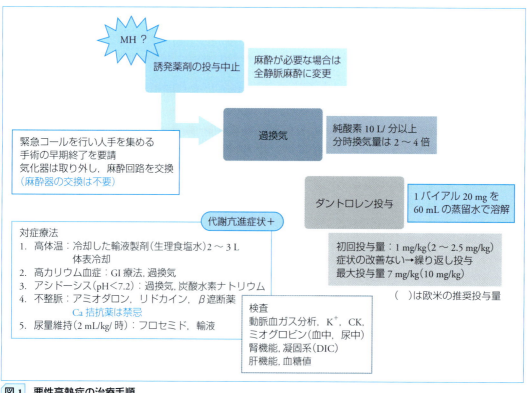

図1　悪性高熱症の治療手順

A-3 悪性高熱症の治療手順（図1）

1）誘発薬剤の投与を中止

MHを疑ったら誘発薬剤の投与を即座に中止する．麻酔が必要な場合は静脈麻酔薬と非脱分極性筋弛緩薬に変更する．

2）過換気

100％酸素で10 L/分以上の高流量とし，分時換気量は2～3倍にする．MH発症時には酸素需要と二酸化炭素産生が増大しているため，過換気は必須である．高流量は麻酔回路内の揮発性吸入麻酔薬の洗い出しに効果的で，流量を低下させると吸入麻酔薬の濃度が再上昇する[2]．緊急コールおよびヘルプ要請を行い，可能な限り手術の早期終了を依頼する．できれば気化器は取り外し，麻酔回路は交換する．麻酔器の交換は時間のロスが多く効果が少ないため不要である[2,3]．

3）ダントロレン投与

ダントロレンは，難溶性で，アルカリ（pH9.5）かつ高浸透圧（マンニトール3 g/1V含有）である．20 mgを60 mLの蒸留水で溶解し，静脈ルートから単独で点滴投与する．初期投与量はわが国では1 mg/kgであるが，欧米では2[3]～2.5[2] mg/kgが推奨されている．MH症状が改善し，呼吸・循環が安定するまで10～15分ごとに繰り返し投与する．最大投与量はわが国では7 mg/kg，欧米では10 mg/kg[2,3]である．MH発症時のダントロレンの副作用は23.8％に認められ，筋力低下（14.6％），次いで静脈炎（9.2％）であり，重篤な副作用はまれであると報告されている．

4）対症療法

■冷　却

体表冷却は有効な方法であるが，体温低下がMH再燃のトリガーになることがあるため，38.0～38.5℃[2,3]で中止．

■高カリウム血症やアシドーシス

対処療法を行うが，多量の炭酸水素ナトリウムの使用は二酸化炭素の負荷になる．

■不整脈・頻脈

カルシウム拮抗薬とジギタリスはCa^{2+}濃度を上昇させるため使用不可[1,3]．ベラパミルとダントロレンの併用は禁忌である[2,3]．Mg^{2+}はCa^{2+}濃度を低下させるので使用してよい．

5）発症後の管理

原則的には24～48時間はICU管理とする．MHの再燃，播種性血管内凝固（DIC），ミオグロビンによる腎不全，骨格筋の腫脹やコンパートメント症候群に注意する．ダントロレンの維持投与量は1 mg/kg/4～6時あるいは10 mg/kg/24時が推奨されている．全身麻酔が必要なときの注意，遺伝性，確定診断（筋生検や遺伝子検査）について説明を行う．

A-4 早期発見が重要

MHの初発症状で頻度が高いのは呼気終末二酸化炭素濃度（$ETCO_2$）の上昇[1]である．分時換気量を増加させても$ETCO_2$が上昇する，あるいは$ETCO_2 > PaCO_2$の場合はMHを疑う．麻酔開始から初発症状までの時間は，70分（スキサメトニウム非使用例の中央値）である．

文　献

1) 向田圭子，他：日臨麻会誌 2012；32：682-690
2) Rosenberg H, et al.：Orphanet J Rare Dis 2015；10：93

3）Broman M, et al.：Acta Anaesthesiol Scand 2015；59：951-961

（向田圭子）

Mini Lecture　ダントロレン

　ダントロレンは 1 型リアノジン受容体の拮抗薬で，筋小胞体からの Ca^{2+} 放出を抑制し，骨格筋細胞内の Ca^{2+} 濃度を低下させる．細胞外からの Ca^{2+} 流入抑制も認められたが，その詳細な作用機序は明確ではない．ダントロレンの予防投与は，わが国では認可されていないが，MH モデル動物を使用した実験では有効性が認められている．心筋の II 型リアノジン受容体の変異による心不全の心筋細胞では，ダントロレンによる収縮力の改善作用が認められている．

（向田圭子）

One Point Advice　ダントロレン投与について

1．MH 発症後できるだけ早期に
　死亡を含め重篤な合併症の発生率には，初発からダントロレン投与までの時間が関与している．MH 発症後 30 分以内にダントロレン投与を開始する．劇症型 MH では 15 分間で約 1 ℃の体温上昇がある．

2．難溶性
　ダントロレン 20 mg を蒸留水（生理食塩水や 5％ ブドウ糖液では溶けない）60 mL に溶かすが，かなり溶けにくい．60 kg の成人では，初期投与量 60 mg で 180 mL になる．

3．単独の静脈ルートから
　麻酔継続中にダントロレンを投与するときは，レミフェンタニルやプロポフォールの投与とは別の静脈ルートが必要となる．静脈ラインがすぐに確保できない場合は，フェンタニルとミダゾラムを使用する．

（向田圭子）

Q92 誤嚥を起こした場合はどのように対処するか？

　誤嚥とは胃液，食物残渣あるいは胆汁などの消化管内容物が誤って気管や肺へ侵入することである．気管チューブ誤嚥の内容や量によって誤嚥後の臨床経過は様々であり，軽度な低酸素血症にとどまる場合もあるが，急性肺傷害や循環虚脱へと重症化する例もある．ひとたび誤嚥が発生すると死亡率は5％と高く，重篤な合併症の1つである．

A -1 誤嚥の頻度

　全身麻酔に際しての誤嚥は，おおむね2,000〜3,000例に1例の頻度で発生し，緊急手術では予定手術の約4倍高い[1]．全身麻酔に際しては，導入時の意識消失に伴い食道下縁の括約筋が緩み，胃内容物が逆流しやすく，同時に咳嗽反射も消失しているため気道に侵入しやすくなる．また高齢者では，麻酔覚醒時の嘔吐により抜管時あるいは抜管後に誤嚥する可能性があることに十分留意しておく必要がある（図1）．仰臥位での誤嚥は解剖学的に右肺下葉に発症しやすい（図2）．

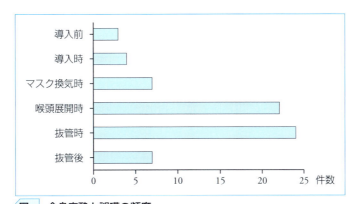

図1 全身麻酔と誤嚥の頻度
（文献1を参考）

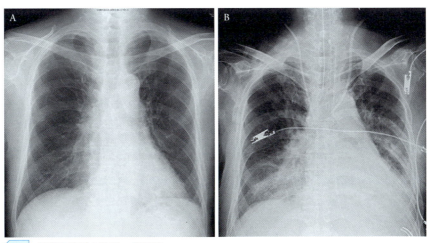

図2 誤嚥性肺炎の胸部X線写真
A：健常時．B：誤嚥性肺炎を発症時．右下肺野の透過性の亢進がみられる

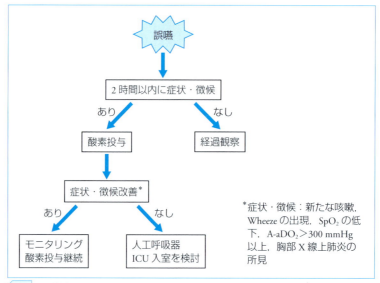

図3 誤嚥時の対処
A-aDO$_2$：肺胞 – 動脈血酸素分圧較差
(文献1を参考)

A-2 誤嚥の危険性

誤嚥の危険性として，薬物，患者要因，麻酔科医の熟練度があげられる[2]．

①薬物：麻酔薬が下部食道括約筋の緊張を低下させ，胃内容物の逆流に伴う誤嚥の危険性を高める．プロポフォール，吸入麻酔薬，オピオイド，β刺激薬，アトロピンなど

②患者要因：フルストマック，腸閉塞，胃食道逆流症，胃蠕動不全麻痺，喉頭機能不全，緊急手術，病的肥満，妊娠など

③麻酔科医の熟練度：予防策を怠る，経験不足，知識不足などが誤嚥につながるとの報告がある[3]．

A-3 誤嚥の対処と治療

誤嚥の対処は，早期発見と迅速な治療が基本である．口腔内，気管内に胃内容物が観察できると診断できるが，ほかにも低酸素血症，気道内圧上昇，気管攣縮，異常肺胞音などの症状で気づくこともある．誤嚥が起きたらまず頭低位，可能なら側臥位をとる．気管挿管がなされていない場合には，さらなる誤嚥を予防するために可及的速やかに行う．その後，速やかに口腔内，気管内吸引を太い吸引管で迅速かつ効果的に行う．

誤嚥した量が多いと判断した場合には，気管支鏡を用いて気道内の固形物除去や気管内吸引を行う．生理食塩水などによる気管内洗浄は末梢側や全肺野に化学的肺傷害を拡散する危険性があり，推奨されていない．胸部X線撮影を行うが，誤嚥当初は化学的肺傷害であり，喀痰培養は必ずしも必要はない．予防的抗菌薬投与は推奨されていないが，制酸薬内服，胃切除後や胃液ではなく胆汁や腸液を誤嚥した場合は，細菌性肺炎から急速に重症化する可能性があり，投与を検討する[2]．誤嚥に対するステロイド投与は予後が改善する証拠はなく，推奨されていない．

A-4 誤嚥後の対応

　麻酔導入時，すなわち手術開始前に誤嚥した場合，手術を開始継続するかの判断は患者の呼吸状態，手術の緊急度などから外科医と麻酔科医の判断で決定する必要がある．当初の症状が軽度でも，遅発性に酸素化が増悪する場合があるため，最低2時間はパルスオキシメータを装着し酸素投与を行う．誤嚥した患者の60〜70％は無症状で，治療の必要はない．誤嚥後2時間以内に症状や徴候が認められなければ，その後呼吸状態が増悪することがないという報告がある[1]．低酸素や呼吸苦などが持続する場合は，酸素投与や必要であれば人工呼吸管理やICU入室などを検討する（図3）．

文献

1) Warner MA, et al.：Anesthesiology 1993；78：56-62
2) Nason KS：Thorac Surg Clin 2015；25：301-307
3) Sakai T, et al.：Anesth Analg 2006；103：941-947

（森﨑　浩，上田朝美）

Mini Lecture　"aspiration pneumonia" と "aspiration pneumonitis" は違う？

　"aspiration pneumonia" と "aspiration pneumonitis" の日本語訳は"誤嚥性肺炎"であるものの，両者は病因が異なり，治療方針も自ずと異なる．"aspiration pneumonitis" は胃内容物の誤嚥により起きる急性肺傷害である．フルストマック患者の麻酔導入時や意識障害患者で起こりうる．病態の特徴は，pHの低い胃液を誤嚥することにより，肺実質が化学的傷害を受け，続発する炎症性サイトカイン産生によりさらに増悪する．症状に応じた治療が主体となるが，おおむね経過は良好で24〜36時間で軽快することが多い．抗菌薬投与は推奨されていない．

　一方，"aspiration pneumonia" は高齢者など嚥下機能が低下している患者で，不顕性誤嚥を繰り返すことにより生じる細菌性肺炎を指す．抗菌薬投与が必須だが，その選択は市中肺炎か院内肺炎かにより異なる．また肺炎が改善しても再発する可能性が高く，再発予防に口腔ケアや嚥下機能評価などの必要がある．

（森﨑　浩）

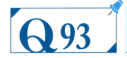

Q93 歯牙損傷が起きた場合，どのように対応するか？

歯牙損傷は，気管挿管時に起こりやすいが，全身麻酔導入から麻酔覚醒まであらゆる状況下で起こりえる．下顎挙上を伴うマスク換気，経口エアウェイの挿入，クロスフィンガーなどの開口操作，ラリンジアルマスクの挿入，バイトブロックによる歯への負荷，気管チューブの抜管，ラリンジアルマスクの抜去など，入室から退室まで歯牙損傷の危険性があると考えるべきである．

A-1 全身麻酔時の歯牙損傷の分類

①脱臼(歯が動揺したり，歯が抜ける)
・亜脱臼：歯根膜が一部断裂し，明らかな動揺を伴う歯周組織への損傷
・完全脱臼(脱落)：歯根膜が完全に断裂し，歯槽からの歯の完全な脱離
②破折(歯が欠ける)：歯冠や歯根の破折[1]
③人工物の破損や脱落　歯牙ではなく補綴物(被せ物)などの人工物の破損や脱落

A-2 問題点

術前診察では口腔内の状態を的確に判断することが難しい．歯科での口腔内診察は，歯科用ミラーを使用しながら虫歯，欠損歯や補綴物の有無，歯肉状態を視診し，歯科用ピンセットで歯の動揺の程度を触診する．このような専門的な診察は麻酔の術前診察では難しい．視診では，残存歯数(一般的に永久歯は親不知を除いて全部で28歯)，欠損歯，義歯の有無を確認する．義歯の下には歯根が残っていることもあるため，はずして観察をする．歯の動揺は患者が自覚していない場合があり，触診するか，患者本人に触らせて確認をする．

A-3 歯牙損傷が起こりやすい部位と歯の状態

①左側上顎中切歯：喉頭展開時にブレードが最も接触しやすい
②バイトブロックをかませている歯
③永久歯交換前の乳歯：およそ2歳6か月で乳歯列は完成する．約6～12歳頃は乳歯と永久歯の交換期となり，いずれかの乳歯に動揺がある可能性が高い．交換間近の乳歯は，歯根が吸収されていて，少しの刺激でも容易に抜けてしまうことがあり注意が必要である．
④歯周病が進行している歯：35歳前後から歯周病は発生するといわれている．個人差は大きいが，40歳代以降では歯周病の進行で動揺歯が多い可能性がある．口腔内を見て歯根が露出していたり，欠損歯がある場合，歯周病が進行している可能性が高いと判断する．また，補綴物のなかには複数歯を連結しているブリッジがある．ブリッジは明らかな動揺がないと判断しても個々の歯が動揺している場合があるので注意する．特に上顎前歯部のブリッジは喉頭展開時の刺激で容易に脱臼させてしまうことがある．

A-4 歯牙損傷の予防法

あらかじめ歯牙損傷が起こらないように，必要に応じて歯科医にコンサルトする．歯の簡易的な固定や，個人の歯型から作成する薄型のマウスガードが有効といわれている[2]．また動揺が著しく脱落の可能性が高い歯は，術前に抜歯をすることも考慮する．

A-5 歯牙損傷が実際に起こってしまったら

　歯牙損傷時の最も危険な合併症は，口腔内に脱落したものが気道に迷入することである．歯牙損傷の種類によって対応は異なるが，まず一番重要なのは口腔内に脱落させないことである．

　亜脱臼させてしまった場合は，整復後，絹糸で歯肉を唇舌方向に縫合し，歯肉と歯頚部を緊密にさせ，さらに動揺歯と隣在歯を歯頚部でいっしょに縛っておく．歯科用接着剤があれば動揺歯と隣在歯を固定する[1]．動揺が著しく，固定をしても脱落の危険が高いと判断した場合は口腔内から撤去する．完全脱臼させてしまったら，まずは脱落したものを安全に速やかに回収し，歯肉から出血していれば止血をする．口腔内にない場合はX線撮影や気管支ファイバースコープなどで確認し，異物除去の対応をする[3]．健全な歯を完全脱臼させてしまったら，できるだけ早期に整復固定をすることで生着率は高くなる．再植には歯根膜の温存が重要だが，歯根膜は乾燥，感染に弱く，歯根部にはできるだけ触らないようにし生理食塩液に浸して保存し，歯科医にコンサルトする．しかし，動揺していた乳歯や，歯周病により歯周組織がダメージを受けている歯の再植は困難であったり，禁忌となることがある[1]．

　破折した場合は，破折片を回収し生理食塩液に浸しておく．破折部位が大きいと歯の神経が露出していることも考えられるため，早期に歯科を受診してもらう必要がある．

　詰め物や補綴物などの人工物が破損・脱落した場合では，実際には歯が欠けたのか人工物が欠けたのか，脱落したものが歯なのか人工物なのか，歯科医でなければ判断できないことが多い．たとえ口腔内に戻せないものであっても，その後の歯科治療の参考になるため回収したものはすべて生理食塩液に保存し，歯科医に判断を委ねる．

　術前に歯牙損傷の可能性を説明しておくことと，そして術後に歯牙損傷が起きたことを必ず説明することが重要である．

文献

1) 白砂兼光，他：口腔外科学第3版 2010；96-97
2) 上田順宏，他：麻酔 2010；59：597-603
3) 土井克史，他：歯牙動揺が激しい．弓削孟文（編），麻酔科診療プラクティス17-麻酔科トラブルシューティング．2006；141-142

　　　　　　　　　　　　　　　　　　　　　　　　　　　　（田口明日香，浅井　隆）

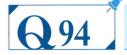術中に気管支喘息発作が起きたときはどのように診断し対応するのか？

A-1 術中に発生した喘息発作の診断

　全身麻酔中は気道確保され人工呼吸中であるため，もし喘息発作を生じた場合には，呼吸生理学的パラメータの変化から発見されることが少なくない．人工呼吸の設定に関しては，1回換気量を量で設定する量規定（volume control：VC）の場合と，圧で設定する圧規定（pressure control：PC）の場合で，喘息発作に伴って生じる変化が異なるので注意したい．

　1回換気量を量規定で設定し人工呼吸を行うVCの場合には，喘息発作による気道抵抗の増加によって最高気道内圧が上昇する．また，吸気終末に一定時間のポーズを設定して得られるプラトー圧と最高気道内圧との差は気道抵抗によって生じた圧差であるため，喘息発作によって生じた最高気道内圧の上昇は気道抵抗の増加に伴いこの圧差が上昇したことが原因であると判断できる（図1）．ちなみに，プラトー圧が上昇していれば肺コンプライアンスの低下が示唆される．

　一方，1回換気量を圧で設定し人工呼吸を行うPCの場合には，喘息発作による気道抵抗の増加によって1回換気量が低下する．PCの場合には肺コンプライアンスが低下しても1回換気量が低下するので，1回換気量が低下した原因が気道抵抗の増加なのか肺コンプライアンスの低下なのかを区別することはできない．

　もう1つの重要な所見は，気管支攣縮による呼気流量制限であり，グラフィックモニターの流量曲線から判別することができる．すなわち，呼気最大流量の減少と呼気時間の延長であり，もしも呼気時間が十分でないなら呼気終末の流量がゼロに戻らないといった特徴的な所見が認められる（図1）．

　最近ではほぼすべての全身麻酔においてカプノグラムでの監視を行っているであろうが，喘息発作時の波形の変化は極めて特徴的であり，有用な診断材料となる（図2）．

　聴診では，呼気終末にwheezeが聴取され，重症になるにつれて呼気全般に聞こえ，さらに吸気にも聞こえるようになり，最重症では呼出制限が強くなり呼気流量が低下するためラ音は聴取されなくなる．

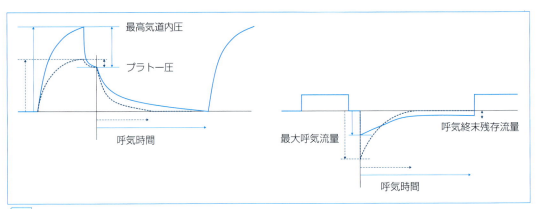

図1　喘息発作時における気道内圧曲線（左）と流量曲線（右）の変化
点線が正常時で，実線の喘息発作時には最高気道内圧の上昇と最高気道内圧からプラトー圧を引いた差が上昇し，最大呼気流量の減少と呼気時間の延長を認める．呼気終末に流量が残存する場合には肺胞内と呼吸回路内にいまだ圧較差が存在し，肺胞内にAuto PEEPが生じていることを示唆している．

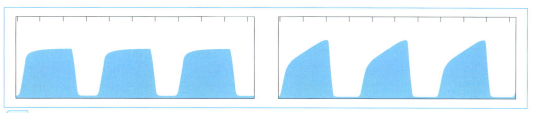

図2 喘息発作時におけるカプノグラムの変化
正常なカプノグラム(左)ではきれいな台形となるが，喘息発作時(右)では呼気第3相が右肩上がりに上昇し特徴的な波形となる．

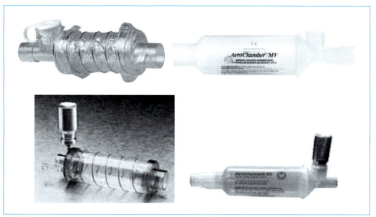

図3 人工呼吸回路に接続可能な加圧噴霧式定量吸入器(MDI)吸入用のスペーサー(トゥルーデルメディカル社，カナダ)

もしも手術中に喘息発作を疑わせる所見を認めたなら，手術手技を中断してもらう．次いで呼吸音の聴診に加え，痰や異物による気道狭窄，気管チューブ先端が気管壁により閉塞されての気道狭窄も念頭に気管チューブや呼吸器回路のチェックを行い，重症度に合った治療を選択していく．

A-2 発作に対する早急な対応

全身麻酔に関連して喘息発作を起こしやすい時期は，気管挿管直後，気管吸引直後，抜管直後というように，気道に機械的刺激が加わることによって気管支平滑筋の収縮が誘発されることが多い．他の原因としては，アレルゲンとなる物質の吸入や薬剤などの投与，ヒスタミン遊離作用のある麻酔薬の投与，気管支収縮作用のあるネオスチグミンなどの投与があげられる．

まず行うべき治療は$β_2$刺激薬の吸入であり，静脈内投与に比べ吸入のほうが作用発現が速く副作用も少なく有用である．加圧噴霧式定量吸入器(MDI)の薬剤は使用が簡単なので，全身麻酔における人工呼吸中でも吸入が可能なように手術室には常に吸入用スペーサー(図3)を常備しておく．ほとんどの喘息症例は$β_2$刺激薬の吸入で発作が軽減するが，重症例や再発予防のためにステロイドの全身投与が行われることもある．しかし，手術患者であるので術後の創傷治癒遅延や創部感染のリスクが増すのは当然であり，治療におけるリスクとベネフィットを考慮して使用すべきと考えられる．少なくともステロイドが不必要に大量に投与されないよう注意が必要であろう．アミノフィリンの点滴が選択されることも多いが，$β_2$刺激薬で治療する際にはそれに上乗せされる効果はなく，副作用のこともあり注意して使用すべきである．特に，普段からテオ

フィリンを内服していて血中濃度が維持されている症例へのアミノフィリンの追加点滴投与は，副作用が発現しやすく，効果も期待しにくいので注意すべきである．

　緊急的な対応によっても喘息発作が改善しないような気道過敏性が高い症例では，手術を中止せざるをえない．手術が開始されている場合は可及的速やかに終了してもらう．重症例では引き続き集中治療室などで十分な鎮痛と鎮静のうえ，人工呼吸を継続し気道の炎症が治まるのを待つしかない．幸いにも吸入などの治療が奏功し喘息発作が治まり手術が完遂され麻酔覚醒から抜管となる場合には，抜管前に再度 β_2 刺激薬の吸入を施行しておくことを勧める．これは，気管吸引や抜管の刺激で発作が再び生じる危険があるからである．また，喘息発作は気管支平滑筋の収縮だけでなく分泌物の増加もきたすため，痰が増えていることにも注意しなければいけない．

A-3 喘息の根本的治療と発作の予防

　気管支喘息は気道の慢性的な炎症状態が原因とされており，気道過敏性の亢進が認められる．そのため，既往に喘息のある患者に対しては気道炎症の評価が大切になる．最近は吸入ステロイド治療が普及したため気管支喘息の重積状態となる患者は減少したが，予定手術の場合は可能な限り術前に内科的なコントロールを行う必要があり，手術当日まで治療を継続する．加えて，手術室入室前には β_2 刺激薬の吸入を行い発作の予防とする．

（中根正樹）

Mini Lecture　量規定換気と圧規定換気の選択

　全身麻酔中の人工呼吸として量規定（VC）を選択するか圧規定（PC）を選択するかは好みでよいと思われるが，それぞれの特徴と監視ポイントやトラブルシューティングは知っておく必要がある．最低でも，VCであれば，カフリークの有無のチェック，設定換気量と実際の換気量が一致しているかどうか，そして最高気道内圧の記録は必須である．PCであれば，1回換気量の記録を必ずするようにしよう．

（中根正樹）

Q95 術中の心筋虚血はどのように診断し対応するか？

冠動脈の機械的閉塞，低血圧，冠攣縮などが起こると，心筋酸素需給バランスが破綻し心筋虚血に陥る．心筋虚血を診断するためには冠循環の理解が必要である．

A-1 冠循環を理解する

左冠動脈は前下行枝と回旋枝に分かれる．前下行枝は左室を中心に心臓の前壁を灌流し，回旋枝は主として左室後壁を灌流する．右冠動脈は右室，心室中隔の後半部および右房を灌流する．

冠血流量は冠灌流圧がおよそ 60 ～ 140 mmHg の範囲で一定である．拡張期大動脈圧が低下すると冠血流量が減少する．左室心内膜下筋層には拡張期にのみ血流が生じる．頻脈は拡張期時間を短縮させ，左室心内膜下血流量が減少するため，虚血の好発部位となる．右冠動脈の灌流異常では伝導障害が生じやすい．

A-2 心電図で診断する

心電図は非侵襲的かつ簡便・安価なモニターである．記録紙や ST トレンドモニターを用いて，経時的変化を観察する．心筋虚血を示唆する所見を表1に示す．虚血の検出には 6 極誘導によるモニタリングが有効である．II 誘導単独では 33％ の検出率であるが，II 誘導と V_5 誘導の組み合わせで 80％ の，さらに V_4 誘導を加えると 96％ に増加する[1]．3 極誘導の心電図計で V_4 誘導や V_5 誘導を観察するには，モニター設定で I 誘導の表示にして，黄電極を第 4 肋間鎖骨中線上に装着すれば V_4 誘導に近い波形を，第 4 肋間前腋窩線上に装着すれば V_5 誘導に近い波形を観察できる．虚血部位の診断は 12 誘導心電図で行う（表2）．ST 低下の程度と持続時間は重症度の指標となる．周術期心筋梗塞の 56 ～ 78％ が非 Q 波心筋梗塞である．

A-3 経食道心エコーで診断する

虚血により起こる灌流領域の心筋収縮異常を検出することで心筋虚血を診断する．心電図よりも早期かつ鋭敏に虚血を診断できる．突然に起こった重症の壁運動異常は虚血を疑う．壁運動異常部位から責任冠動脈を推定できる（図1）[2]．脚ブロックや心室ペーシング時の局所壁運動異常では，収縮期の心筋壁厚の増加が正常に認められれば心筋虚血はない．

A-4 薬物療法や機械的循環補助を考慮する

低血圧による心筋酸素需給バランスの破綻が原因の場合は，循環血液量の補正，昇圧薬の投与を行う．冠血流量増加のために硝酸薬やニコランジルを投与する．頻脈が原因の場合は β 遮断薬を投与する．

薬物療法の効果がなければ，大動脈内バルーンパンピング（IABP）や経皮的心肺補助装置

表1 心筋虚血を示唆する所見

1) 0.1 mV 以上の水平型あるいは下降型の ST 低下
2) Q 波のない誘導における 0.1 mV 以上の ST 上昇
3) 0.2 mV 以上の上昇型の ST 低下

表2 12 誘導心電図で虚血性 ST 変化を認める誘導と責任冠動脈の関係

責任冠動脈	虚血性 ST 変化を認める誘導
右冠動脈	II, III, aV_F
左前下行枝	I, aV_L, V_2, V_3, V_4, V_5, V_6
左回旋枝	II, III, aV_F, V_5, V_6

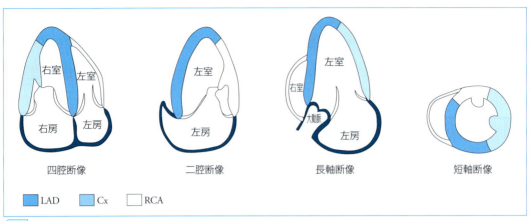

図1 経食道心エコー法の各断面における冠動脈灌流領域
LAD：左前下行枝灌流領域，Cx：左回旋枝灌流領域，RCA：右冠動脈灌流領域（文献2より）

（PCPS）の導入を考慮する．

A-5 手術継続の可否を判断する

　循環，呼吸，代謝管理を最適化するとともに，執刀医に注意を促す．不用意な麻酔薬の減量は心筋酸素需要を増加させる．治療に反応しない場合は手術の中止や姑息的処置を考慮し，冠動脈インターベンションの準備を急ぐ．

文　献

1) London MJ, et al.：Anesthesiology 1988；69：232-241
2) Shanewise JS, et al.：Anesth Analg 1999；89：870-884

（原　哲也）

Mini Lecture　冠動脈攣縮

　術中に発症する冠攣縮の多くは心電図で ST 上昇を示す．重症例では高度な血圧低下や致死的不整脈から心停止に至る．誘因となる術中因子は硬膜外麻酔，血管収縮薬，過換気，低血圧，不十分な全身麻酔，迷走神経反射などである．治療で重要なのは冠拡張薬による冠灌流の再開で，ニトログリセリン，硝酸イソソルビド，ジルチアゼム，ニコランジルが有効である．β遮断薬の単独投与は予後を悪化させる．薬物療法の効果が不十分であれば機械的循環補助を考慮する．　　　　（原　哲也）

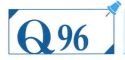

術中の低酸素血症の鑑別診断は何か？ どのように対応するか？

A-1 酸素の流れに沿って考える（Mini Lecture）

　正常な PaO_2 は①気道への酸素供給，②開通した気道，③適切な換気，④肺胞・肺間質・肺毛細血管からなるガス交換の場の正常な機能，の4つで維持される．術中低酸素血症の鑑別では，この酸素の流れに沿って異常の有無を確認する．上流の異常ほど麻酔科医のヒューマンエラーの関与が大きく，見逃した場合の責任は重大になる．

　全身麻酔中は40～50%の吸入気酸素濃度で管理することが多いので，たとえば SpO_2 が95%まで低下しただけでも，かなりの時間異常状態が見逃されていたことになる．SpO_2 が元の値から4～5%低下した場合は低酸素血症の切迫状態と考えて対応する．

　術中低酸素血症が生じた場合は，図1に従い診断的治療を進める．要点は以下の3つ．
① FiO_2 を高めて安全域を確保する．
②気道・換気のモニターである「$ETCO_2$，気道内圧，1回換気量」の3点セットを重視する．
③用手換気に切り替え，バッグの手ごたえと聴診所見ですぐに鑑別できる上流の原因から解決していく．

A-2 酸素供給の異常：「麻酔器の始業点検」[1]の実施は大前提

①吸入気酸素濃度の低下：中央配管工事の誤接続や患者搬送時の酸素ボンベの取り違えが原因の死亡事例がある．吸入気酸素濃度の看視は基本の「き」である．
②人工呼吸器の再開忘れ：スタンバイ状態にした機器の再開忘れは多い．体位変換時や気管吸引などの処置時に気管チューブと呼吸回路の接続を外した際には，人工呼吸器はオンのままにしておく．

Mini Lecture　周術期患者の命を守る麻酔科医

　麻酔科医の最も重要な任務は手術中の患者の生命を守ることであり，「生命維持≒細胞の酸素需給バランスの維持≒細胞への酸素供給の維持」である．酸素供給量は「回転寿司屋」の比喩（後述）でわかるように，「動脈血酸素飽和度」，「心拍出量」，「血中ヘモグロビン濃度」の各々に比例する．低酸素血症（＝ PaO_2 の低下≒動脈血酸素飽和度の低下）は手術患者の生命危機の重要な原因であるが，すべてではない．日本麻酔科学会の麻酔関連偶発症例調査によれば，手術中の心停止の原因の約1/3は出血（⇒心拍出量とヘモグロビンの異常）である．ただし出血の制御と管理は執刀医に依存する部分も多いが，術中の低酸素血症は麻酔管理に由来するものが多く，その対応も麻酔科医に依存する部分が多い．したがって，低酸素血症の鑑別診断と初期対応を頭に入れて日々の症例に臨むことは麻酔科医にとってのMUSTである．

　「回転寿司屋の比喩」とは，細胞への酸素運搬の仕組みを，回転寿司屋で客がトロの握りを食べる状況に喩えて，筆者が長年医学部学生の麻酔科学講義で説明しているものである．酸素の流れに沿って①マグロ（吸入気酸素），②魚市場と寿司屋の間の道路（気道），③マグロを寿司屋に運ぶ冷凍車（換気），④寿司職人（肺胞），⑤回転ベルト（心拍出量），⑥寿司を載せる皿（ヘモグロビン），と喩えられる．このように説明すると近寄りがたい呼吸生理学にも多少興味を抱いてくれるようである．この比喩を数式で表現すれば，

$$DO_2（酸素運搬量\ mL/分）= 0.134 \times Hb[g/dL] \times SaO_2[\%] \times CO[L/分]$$

となる．

（髙田真二）

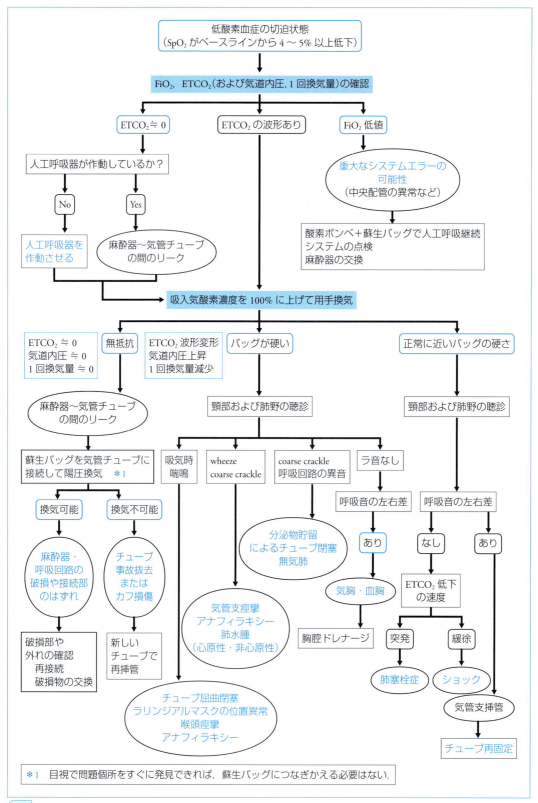

図1 術中低酸素血症の診断的初期対応

③頭頸部手術：気道が麻酔科医の手元から離れる手術では気管チューブと呼吸回路の接続外れやチューブの屈曲を警戒する．疑わしい場合は術者に手術の一時中断を要請して，接続部などを自分で確認する．権威勾配に負けずに患者の安全確保を最優先する（**One Point Advice**）．
④対応：麻酔器や回路の異常の場合，すぐに交換できない場合もある．麻酔器には蘇生用バッグを常備しておく．

A-3 気道の異常

①頸部の位置：頸部伸展では口角固定した気管チューブの先端が浅くなり事故抜去が起こりうる．頸部屈曲では逆に深くなり気管支挿管が生じやすい．
②カフ漏れ音への対応：カフ圧は適正だが陽圧換気時にカフ漏れ音を聴取した場合，空気をさらに注入しても状況は改善しない．
- 気管チューブの場合：声門部に位置しているカフが過膨張して逸脱しやすくなる．
- ラリンジアルマスク（LMA）の場合：過膨張したカフは周囲組織を圧迫伸展して逆に隙間が拡大したり，適正位置から逸脱したりする．挿入当初は聞こえなかったカフ漏れ音が途中から生じた場合は，侵害刺激を契機に喉頭痙攣が生じた可能性がある．

A-4 換気の異常（低換気）

術中新たに生じた低換気の原因は，気管チューブやLMAよりも遠位部の気道狭窄または胸郭肺コンプライアンスの上昇である．
①気管支痙攣（**Q94**参照）：気管チューブや吸引カテーテルによる気管分岐部粘膜の機械的刺激が原因になることがある．
②喉頭痙攣：LMAで自発呼吸中に侵害刺激を契機に生じた喉頭痙攣は，「3点セット」の変化とカフ漏れ音，シーソー様呼吸などで診断できるが，気管支内視鏡で声門の閉鎖を確認すれば確実である．持続気道陽圧を加えてプロポフォールを静注するが，無効の場合は筋弛緩薬を投与する．
③LMA特有の問題：喉頭痙攣に対する処置が無効の場合は，マスクのずれや，マスク先端部あるいは喉頭蓋の声門への陥入による上気道閉塞の可能性がある．
④アナフィラキシー：気道内圧上昇を伴う換気障害に低血圧を認めれば，アナフィラキシーショックと緊張性気胸を考える．胸部聴診と皮膚所見で鑑別する．アナフィラキシーショックの初期対応は，アドレナリン原液0.3 mg筋注または希釈して0.05〜0.1 mgを静注する．

One Point Advice　患者安全のためのコミュニケーションスキル

「患者安全上気になることは，職位が上の相手に対しても意見表明して確認すべし（＝積極的な意見主張：assertive communication）」というのは，「言うは易く，行うに難し」．個人の意識や性格に依存している限り，実施は困難である．したがって，「患者安全にかかわることは自由に意見を表明してもよい（無礼な言動と批判されない）」ことを組織のルールとして定め，またそれを習得できるようなトレーニングの機会を設けることが必要になる．このような観点で近年わが国の医療現場に紹介されているのが，チームステップス（Team STEPPS）などの，ノンテクニカルスキル習得のためのプログラムである．これらを含め，患者安全のためのコミュニケーションの重要性に関しては，「WHO患者安全カリキュラムガイド多職種版2011」でも強調されている．本カリキュラムガイドの詳細はhttp://meded.tokyo-med.ac.jp/（2016年2月閲覧）の「WHO患者安全カリキュラムガイド多職種版【日本語版】」を参照のこと．

（髙田真二）

表1 術中低酸素血症の原因とその鑑別

異常部位	原因	早期診断	初期対応
気道への酸素供給	麻酔器に酸素が供給されない（中央配管，予備酸素ボンベ）	FiO_2 ↓ 酸素ボンベ内圧	蘇生バッグで換気 （＋新しい酸素ボンベ）
	呼吸回路の破損・外れ・誤接続	$ETCO_2$ 気道内圧 ≒0 1回換気量 FiO_2 ↓（吸気回路誤接続）	・麻酔器・回路の交換 ・蘇生バッグで換気
	人工呼吸器の開始・再開忘れ	$ETCO_2$ 気道内圧 ＝0 1回換気量	・人工呼吸器の作動
	・頭部の動きに伴う気管チューブと呼吸回路の接続部の外れ	$ETCO_2$ 気道内圧 ≒0 1回換気量	・術者に告げる ・気管チューブとその接続部の確認
気道	・頸部伸展による気管チューブの事故抜去または不全抜去（カフが声門部に位置する）	$ETCO_2$ 気道内圧 ≒0 1回換気量 ・不全抜去ではカフ圧が適正でもカフ漏れ音がする	・再挿管（不全抜去ではカフが声門を十分に通過するまで進める）
	頸部屈曲による気管支挿管	聴診（呼吸音の左右差）	・呼吸音が左右均等になる深さまで抜去
	・頭低位の腹腔鏡手術時の気管支挿管	聴診（呼吸音の左右差）	・呼吸音が左右均等になる深さまで抜去 ・気腹圧や手術台の傾斜角度の調節)
	カフの破損	$ETCO_2$ 気道内圧 ↓ 1回換気量 空気注入後もカフ圧低い	気管チューブの交換
	・分泌物等による気管チューブ内腔の閉塞	・$ETCO_2$波形変形 ・気道内圧上昇（ピーク圧とプラトー圧の差の開大） ・1回換気量減少 ・聴診	・気管吸引 ・PEEP
換気	気管支痙攣	・$ETCO_2$第3相が右上がり ・気道内圧上昇（ピーク圧とプラトー圧の差の開大） ・1回換気量減少 ・聴診（呼気 wheezes）	・吸入麻酔薬濃度↑ ・気管支拡張薬吸入
	・喉頭痙攣（ラリンジアルマスク使用時）	・$ETCO_2$波形変形 ・気道内圧上昇（ピーク圧とプラトー圧の差の開大） ・1回換気量著減 ・シーソー様呼吸 ・カフ漏れ音	・持続気道陽圧 ・プロポフォール静注 ・筋弛緩薬静注
	ラリンジアルマスクの位置異常	・$ETCO_2$，気道内圧，1回換気量は喉頭痙攣時と同じ変化 カフ漏れ音	ラリンジマスクの位置修正や抜去後再挿入
	アナフィラキシー	・気道内圧上昇 ・1回換気量減少 ・低血圧 ・皮膚所見 ・聴診（stridor, wheeze, 等）	・誘因の除去・中止 ・アドレナリン 0.3 mg 筋注または 0.05〜0.1 mg 静注

（つづく）

(つづき)

ガス交換	肺水腫（心原性，非心原性＊） ＊ARDS，陰圧性肺水腫 　神経原性肺水腫 　輸血関連急性肺傷害	・気道内圧上昇（ピーク圧とプラトー圧の差は不変） 聴診（coarse crackle） 気道分泌物（泡沫淡紅色） 経食道心エコー法	・PEEP ・心原性ではカテコラミン，血管拡張薬，利尿薬など
	無気肺	聴診 胸部写真	気管吸引 PEEP 肺リクルートメント手技
	肺塞栓症	$ETCO_2$ の突然の低下	ショックの初期対応 ヘパリン PCPS
	ショック	$ETCO_2$ の緩徐な低下	ショックの初期対応
	気胸	気道内圧上昇 呼吸音減弱 打診（鼓音） 低血圧（緊張性気胸）	胸腔ドレナージ

A -5 ガス交換の場の異常

病態生理学的には①換気・血流の不均等，②間質病変による酸素拡散障害，に大別できるが，②に属する間質性肺炎などが術中新たに発生する可能性は低い．①は1)肺内シャント血流の増加：無気肺，肺水腫など，2)死腔換気量の増加：肺塞栓症，ショックなど，に分類できる．

①肺水腫：心原性と非心原性（ARDS，輸血関連急性肺傷害〈TRALI〉など）の鑑別には経食道心エコー検査が役立つ．喉頭痙攣寛解後の陰圧性肺水腫（＝非心原性）に注意する．

②術中発症の気胸：肺囊胞性病変の破裂以外に，術前の中心静脈穿刺時に発生した微小な気胸が陽圧換気中に増悪したもの，および腹腔鏡手術時の CO_2 気胸などがある．気腹用の CO_2 が横隔膜脆弱部などを介して胸腔内に流入して生じる CO_2 気胸は重症化することはまれであり，気腹圧の低下などの対応ですむ場合が多い．

③死腔換気増加型では $ETCO_2$ が低下し $PaCO_2$ との差が開大する．発症様式と経食道心エコー法で，肺塞栓症とその他の原因のショックの鑑別は困難ではなかろう．最重症の肺血栓塞栓症では経皮的心肺補助が必要になることもある．

文　献

1) 日本麻酔科学会ホームページ
http://www.anesth.or.jp/guide/pdf/guideline_checkout20150323.pdf（2016年2月閲覧）

参考図書

● 髙田真二（編著）．麻酔科 M&M 症例ファイル．日本医事新報社，2014．

（髙田真二）

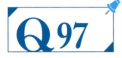 術中の心停止にはどのように対応するか（全身麻酔の場合，脊髄くも膜下麻酔の場合）？

心停止とは有効な心拍出がない状態で，心室細動（VF），無脈性心室頻拍（pulseless VT），無脈性電気活動（PEA），心静止（asystole）が含まれる．術中心停止は 3.27/1 万人に発生する[1]．その原因を表1に示す．原因検索とともに直ちに心肺蘇生を試みる（図1）[2]．

A-1 全身麻酔では電気的除細動の必要性を判断する

すでに気道確保されているので，100% 酸素を投与して心肺蘇生を行う．心臓マッサージ：人工呼吸の比は成人で 30：2，小児で 15：2．成人では二相性波形除細動器で 120〜200 J，単相性で 360 J で除細動する．小児では 2〜4 J/kg で除細動し，アドレナリンは 0.01 mg/kg を静脈内投与する．心肺蘇生と同時に原因に対する治療を行う．過換気を避けるが，有効な心拍出がなければ呼気終末二酸化炭素分圧と動脈血二酸化炭素分圧の較差が大きいので注意する．治療に反応しない場合には，経皮的心肺補助装置（PCPS）や大動脈内バルーンパンピング（IABP）を導入し，循環を安定させた後に再度，除細動を試みる．

① VF，pulseless VT では直ちに除細動：心臓マッサージを行い，準備ができたら直ちに除細動する．除細動できなければ心臓マッサージを続けながら，アドレナリンやアミオダロンやニフェカラントなどの抗不整脈薬を静脈内投与し，心電図波形を診断し，必要に応じて除細動する．
② PEA，心静止では直ちに心臓マッサージ：心臓マッサージを続けながら，アドレナリンを静脈内投与する．VF，pulseless VT となれば除細動する．

A-2 脊髄くも膜下麻酔では高位ブロックに注意する

高位（第4胸髄レベル以上）の脊髄くも膜下麻酔による呼吸抑制と交感神経遮断は心停止の原因となりうる．酸素投与と適宜，気道確保（気管挿管やラリンジアルマスク）が必要である．徐脈にはアトロピンを静脈内投与する．カテコラミンの投与も考慮する．経皮ペーシングで時間を稼いで，経静脈ペーシングを準備する．心停止に至れば，全身麻酔と同様に対応する．

表1　術中心停止の原因

1) 原疾患や併存症によるもの
　不整脈，心不全，心筋虚血，出血性ショック
　気管支攣縮，肺水腫，緊張性気胸
　肝不全，腎不全
2) 外科的要因
　出血，血管遮断解除後の低血圧
　牽引，圧迫による神経反射
　術野使用薬剤
3) 麻酔科的要因
　換気不全，気道閉塞
　過小輸液，過剰輸液，薬剤過剰投与，体位変換，低体温

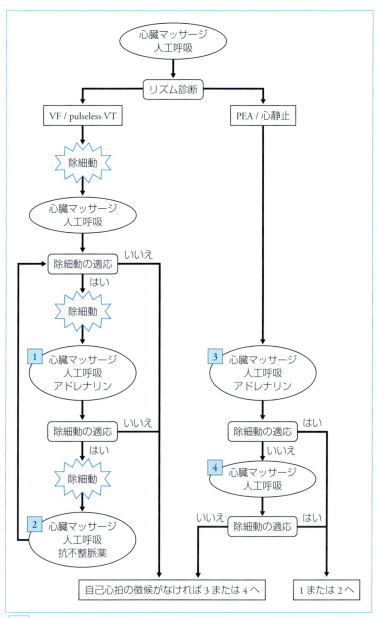

図1 術中の心停止に対応するアルゴリズム

文献

1) 日本麻酔科学会安全委員会：偶発症例調査 2009〜2011：危機的偶発症に関する粗集計結果. 日本麻酔科学会ホームページ. 2013年5月20日再掲載
2) Neumar RW, et al.：Circulation 2015；132：S315-S367

（原　哲也）

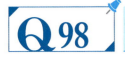

周術期の失明の頻度はどれくらいか？ どのような術式で多いか？ その原因は何か？

A-1 周術期の失明の頻度はどれくらいか？ どのような術式で多いか？

周術期の失明を含んだ不可逆的な視機能障害の発症は，非常に頻度が低いが極めて深刻な合併症である．術式によって発症頻度の違いがあることが過去の報告から知られており，発症リスクが高いとされる術式と報告されている頻度を表1にあげる[1]．

全身麻酔下で行われる一般的な手術における失明の発症頻度は 0.001% と報告されており，最も高リスクであるとされる心臓手術では 90 倍程度の発症頻度を有するということになる．

A-2 原因は何か？

失明を始めとした深刻な視機能障害は，網膜から始まり大脳皮質視覚領に至る視経路のどの部分が障害されても発症しうる．以下，特に頻度の高い発症原因について取り上げる．

1) 角膜上皮剝離

周術期の視機能障害に関連して最も頻度の高い障害は角膜上皮剝離であり，その頻度はすべての全身麻酔症例で約 0.01〜0.1% 程度と報告されている[2]．

全身麻酔下における涙腺機能の抑制に伴う角膜の乾燥や，不十分な保護に伴う眼球表面への直接的な傷害が原因となる．極めて大きな傷害とならない限りは，視機能の低下は可逆的であるとされ，失明まで至るケースは非常に少ないといえる．

2) 虚血性視神経炎

視神経に供血する後毛様体動脈からの血流が低下することにより発生する．虚血性視神経炎は前部虚血性視神経炎と後部虚血性視神経炎に大別される．

前部虚血性視神経炎は心臓手術で多く，発症のリスクファクターは高齢，糖尿病，長時間の人工心肺，貧血などがあげられる．一方，後部虚血性視神経炎は脊椎手術で多く，リスクファクターは腹臥位手術，長時間手術，大量出血，貧血があげられる．

3) 網膜動脈閉塞症

眼動脈の分枝の動脈である網膜動脈が閉塞すると，網膜全体が虚血となり，視力低下や失明の原因となる．腹臥位手術などにおいて術中に眼球が圧迫されると眼圧が上昇し，その結果，灌流圧の著明な低下を引き起こすことで網膜中心動脈の閉塞が生じる場合がある．

4) 皮質盲

外側膝状体から頭頂側頭葉を経由する視放線，後頭葉の視皮質までの視覚路の損傷に起因する．脳腫瘍や外科的損傷以外では，虚血や梗塞などにより発生する．

表1 高リスク術式と頻度

術式	頻度
心臓手術	0.09%
椎体固定術	0.03%（前方アプローチ：0.006%，後方アプローチ：0.051%）
股関節手術	0.02%
膝関節手術	0.01%
椎弓切除術	0.01%

5）急性閉塞隅角緑内障

　　周術期の視機能障害の原因として，急性閉塞隅角緑内障の割合は非常に低い．しかし，失明などの不可逆的変化をきたしうる重篤な病態であり，また，麻酔科医による投薬が発生に関係しうることを考慮すると，その位置づけは決して低いとはいえない．狭隅角眼や閉塞隅角緑内障などを有する高リスクの患者に対しては，禁忌薬として知られるアトロピンなどの散瞳薬やベンゾチアゼピン系薬剤の投薬を絶対に避けなければならない．

文献

1) Shen Y, et al.：Anesth Analg 2009；109：1534-1545
2) Roth S, et al.：Anesthesiology 1996；85：1020-1027
3) Mashour GA, et al.：Br J Anaesth 2015；114：194-203

（窪田陽介，吉谷健司）

Mini Lecture　予　防

　　ここで取り上げた諸々の機序における視覚障害の前駆症状として，痛み，充血，視野欠損，対光反射の消失があげられるが，全身麻酔下においては患者本人の自覚的訴えを得ることができない．発症リスクや徴候について広く認知し，眼前の患者に対する注意と観察を日々怠らないことが，この極めて頻度が低く，かつ重篤な合併症を避けうる唯一の手段といえる．

　　貧血は深刻な視機能障害の発症に対するリスクファクターである．心臓手術や腹臥位の脊椎手術などの高リスク手術時おいては，特にヘモグロビン 9.4 g/dL，ヘマトクリット 28％ 以上を維持することが推奨される．また，大量の晶質液投与は眼圧や眼周囲の浮腫を増強させるため，大量出血や長時間手術においては膠質液の使用が有用となる．

　　腹臥位については，特に長時間手術などの高リスク手術時には高頭位とすべきであるとされる．また，適度の頭部の屈曲・伸展・回旋を避け，手は自然の前方位とすべきであるとされる．

　　眼球の直接的な圧迫がないかを定期的にチェックするのは，最も有効かつ日常の業務において簡便に行いうる予防方法であるといえる．また，眼のモニタリングとして視経路のモニタリングである視覚誘発電位が有用となる．視覚誘発電位とは，眼瞼上から与えられた光刺激が網膜，視神経，視交叉，外側膝状体，視放線，大脳皮質視覚領まで伝わり，後頭部に設置された電極から得られる電位のことである．プロポフォールを用いた全静脈麻酔下で安定した視覚誘発電位を得ることが可能になり，近年，臨床応用が普及しているモニターである．

（窪田陽介）

Chapter 17
特殊な麻酔管理

Q99 適切な人工心肺の灌流圧，灌流量はどの程度必要か？

人工心肺の目的は手術中の全身臓器の酸素供給バランスを維持することである．そのために人工心肺中は平均血圧や人工心肺の流量，ヘマトクリット，体温，酸塩基平衡を管理している．本稿では人工心肺中の灌流圧と灌流量について説明していく．

A -1 人工心肺中の灌流圧

人工心肺中の灌流圧をどのように管理するか，いまだに議論されているところである．低灌流圧で管理した場合と高灌流圧で管理した場合のそれぞれの利点は表1に示したとおりである．低灌流圧での管理の利点は，血液成分の障害が少なくなることである．その一方で高灌流圧での管理の利点は，各臓器の自動調節能が右側にシフト（高血圧に適応）しているような患者では臓器灌流がよくなることである．

一般的に多くの施設では，人工心肺中は平均灌流圧を 50 〜 60 mmHg で管理している．これは脳血流の自動調節能が平均血圧で 50 mmHg まで保たれるということや体温が 25℃ までは脳血流の自動調節能が維持されるため，そのように管理をしていると考えられる．ただし，普段から血圧が高い患者では脳血流の自動調節能は高い方へとシフトしている．そのため，リスクの高い患者においては脳血流を維持するためには高い灌流圧で管理したほうがよいと考えられる．

灌流圧は術後の合併症の発生頻度にどのように影響するのであろうか．報告によって様々であるが，オンポンプ冠動脈バイパス術（on pump CABG）において低灌流圧群（50 〜 60 mmHg）と高灌流圧群（80 〜 100 mmHg）で，術後合併症の発生頻度を調べた無作為化比較研究がある．神経学的合併症の発生頻度は高灌流圧群で 4.8%，低灌流圧群で 12.9% と発生頻度に差を認めたことが報告されている[1]．長期の予後を調べたものでは，3,279 例の on pump CABG の症例を 10 年間にわたってフォローアップした研究で，術中の低灌流圧群で脳卒中の発生は 23%，それ以外では 4% と術中の低灌流圧が脳卒中と関連すると報告されている[2]．その一方で，2,862 例の on pump CABG で平均血圧を 50 mmHg で維持した場合には院内死亡や神経障害とは関連を認めなったとする報告もあり，術後の合併症に関してはどちらの管理が優れているか結論に至っていない．

人工心肺中の灌流圧は流量や血液粘性（体温やヘマトクリットによる），麻酔深度，麻酔薬の種類，手術のストレスによる炎症反応などの影響によって変化する．上記の報告も施設ごとの管理

表1 それぞれの管理の利点

低血圧（50 〜 60 mmHg）	高血圧（70 〜 80 mmHg）
・血液成分の障害が少ない ・術野の血液が少なくなり，術野が見やすくなる ・細い送脱血管を選択できる ・低流量の場合には中枢神経系への塞栓が少なくなる	・高リスク患者（高血圧，糖尿病，高齢など）で臓器灌流がよくなる ・虚血がある場合の側副血行の血流改善 ・人工心肺の流量を high flow にすることができる

方法により条件が異なっているため，異なった研究結果が出ているものと推測される．様々な報告がなされているが，これまでの報告から明らかなことは，高血圧や糖尿病，高齢などの高リスクである症例では高い灌流圧（70～80 mmHg）を維持したほうがよいことである[3]．それ以外の症例では人工心肺中の低灌流圧と高灌流圧それぞれの管理の利点を考慮して，管理方法を決めることになる．

A -2 人工心肺中の流量

人工心肺の流量がどの程度がよいかは明確な指針がなく，施設ごとの経験に基づいて流量を決定していることが多い．体にとって必要最低限の流量で管理するよりは，高流量で管理するようになってきている．手術成績のよい施設での人工心肺の流量管理は通常の体温では 2.2～2.5 L/kg/m^2，低体温では 1.2 L/kg/分で管理していると報告されている[4]．当院においては流量の明確な基準は設けていないが，高流量（2.4～2.6 L/kg/m^2）で管理することが多い．特に小児の症例において，人工心肺中は高流量での管理により合併症が少なくなることが示されており，そのような管理方針となっている．

人工心肺の流量を変化させても，体の各臓器への血流が十分保たれている場合には許容されることになり，尿量や血液ガス分析による電解質や酸塩基平衡をモニタリングしながら，流量を決定する 1 つの目安となる．人工心肺の流量と脳血流および脳代謝の関係を調べた報告では脳血流量（cerebral blood flow：CBF）と脳代謝率（cerebral metabolism rate：CMR）は人工心肺の流量に影響を受けないとされている[5]．一部の報告では流量と脳血流に関係があると報告されているが，人工心肺中の流量も灌流圧と同様に酸塩基平衡や低体温，麻酔深度，筋弛緩薬などの影響を受ける．結果の異なった理由としては，人工心肺中の酸塩基平衡やその他の管理方法がそれぞれの報告で異なっていたためと考えられる．

人工心肺の流量変化と腹部の臓器血流に関する報告では，低流量での管理では腹部臓器への血流が減ることが動物実験で示されている．

しかし，低流量の人工心肺管理と術後の臓器障害の発生を調べた観察研究では，低流量（＜40 mL/kg/分）群と流量を 40 mL/kg/分以上で管理した群を比較しても，神経学的合併症と腎機能障害の発生頻度は変わらなかった[6]．報告の数は少ないが，その他の報告でも低流量の管理と合併症の発生率の関係を示唆するものはなかった．これらのことから，人工心肺の流量によって，合併症の頻度も低流量での管理により上昇しないことがわかる．

これまでの報告は施設によって人工心肺中の管理が異なっており，結果が様々で適切な管理法が決まっていない．症例ごとのリスクを考慮し管理方針を心臓外科医と臨床工学士と議論し，よりよい臨床成績をあげていくことが大切である．

文 献

1) Gold JP, et al.：J Thorac Cardiovasc Surg 1995；110：1302-1311；discussion 11-4
2) Gardner TJ, et al.：Ann Thorac Surg 1985；40：574-581
3) Croughwell N, et al.：Circulation 1990；82（5 Suppl）：Iv407-412
4) Murphy GS, et al.：Anesth Analg 2009；108：1394-1417
5) Rogers AT, et al.：J Thorac Cardiovasc Surg 1992；103：363-368
6) Slogoff S, et al.：Ann Thorac Surg 1990；50：911-918

（加藤真也，吉谷健司）

Q100 超低体温循環停止はどの程度の時間継続が可能か？

A-1 超低体温循環停止の適応は？

　超低体温循環停止とは，人工心肺を使用する手術において，20℃以下まで体温を下げたうえで人工心肺による血液の循環を一時的に停止し，患者の全身の血液循環を完全に止めた状態で手術を行う方法である．一般に超低体温循環停止法は，脳血流を低下，もしくは遮断する必要のある弓部大動脈瘤，複雑心奇形手術，脳深部巨大脳動脈瘤などで用いられる．また心静止下でカニューレがない無血野を肺動脈に確保して，内膜を摘除する慢性血栓塞栓性肺高血圧症に対する血栓内膜摘除術も適応となる．さらに下行および胸腹部大動脈瘤で，動脈瘤が大動脈弓の分枝である鎖骨下動脈を含んでいる場合は大動脈遮断ができないため，循環停止にして人工血管に置換する場合にも用いることがある．大動脈遮断ができても，Marfan症候群など血管壁が脆弱で遮断自体が大動脈解離の原因になる場合も用いられる．

A-2 超低体温循環停止の耐用時間は？

　一般に20℃以下の超低体温を導入し循環停止にするのは，最も虚血に弱い脳，脊髄などの臓器保護のためである．低体温にすることで酸素消費量を抑えることにより，無灌流状態でも虚血に耐えられる時間を得ることができる．図1をみればわかるように，人工心肺下で脳血流量は温度低下により直線的に減少するが，脳酸素消費量は指数関数的に減少する[1]．つまり脳代謝の面から低体温は非常に有利であるといえる．

　超低体温循環停止の耐用時間はどれくらいだろうか．McCulloughらは37人の成人被検者から温度ごとの脳酸素消費量を測定した[2]．それによると37℃に対して脳酸素消費量は20℃では24%，15℃では15%まで低下した．37℃での脳の虚血耐用時間を5分とした場合の超低体温下での耐用時間は，20℃で21分，15℃で31分であった．それを踏まえて，当院でも18℃での超低体温循環停止時間は15分を目安に行っている．また，現在のところ超低体温循環停止の安全性を高めると証明されている薬物はない．

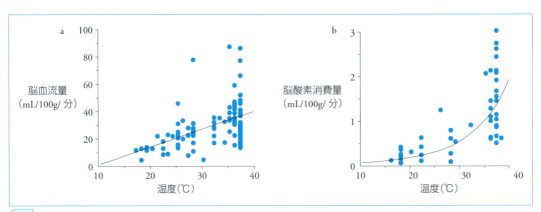

図1 人工心肺下での脳血流量，脳酸素消費量と温度の関係（a, b）
（文献1より）

A -3 合併症は？

　合併症としてあげられるのは，記憶，運動障害などの神経障害や，低体温に伴う凝固異常である．Tien らは，2013 年に大動脈弓部手術における超低体温循環停止と，選択的脳灌流併用の中等度低体温循環停止の合併症に関するメタ解析を報告している[3]．それによると，術後の永久的高次脳機能障害に関しては超低体温循環停止群で有意に多かったが（12.8% vs. 7.3% オッズ比 1.8；$P=0.0007$），死亡率（13.5% vs. 11.1% オッズ比 1.39 $P=0.15$）や一過性の高次脳機能障害（13.3% vs. 12.6% $P=0.32$），出血による再手術率（10.9% vs. 13.3% オッズ比 0.85 $P=0.65$）に差はみられなかった．現時点では神経学的合併症が高いと考えられるため，当院でも選択的脳灌流を行わない超低体温循環停止法を用いるのは，無血野確保のための慢性血栓塞栓性肺高血圧症手術か下行，胸腹部大動脈瘤で動脈瘤が鎖骨下動脈に近く大動脈遮断できない場合などに限られる．

文献

1) Schell, et al.：Anesth Analg 1993；76：849-865
2) McCullough, et al.：Ann Thorac Surg 1999；67：1895-1899
3) Tian, et al.：Ann Cardiothorac Surg 2013；3：148-158

（増渕哲仁，吉谷健司）

Q101 awake craniotomy の麻酔管理はどのように行うか？

A-1 awake craniotomy とは？

　覚醒下で言語機能や運動機能を評価しながら開頭手術を実施することを awake craniotomy という．神経膠腫などの脳腫瘍やてんかんの焦点に対する手術で，病変が運動野や言語野などの機能野とよばれる領域の近傍にある場合に適応となる．病変と脳機能の関係をマッピングしたうえで，重要な機能を温存しつつ病変を最大限に摘出することが目的である．

A-2 機能評価の方法は？

　言語野のマッピングは，カウンティング（数える），視覚性呼称（見て名前をいう），聴覚性理解（聞いて答える）などのタスクを行う（図 1）[1]．そのタスク中に大脳皮質に電気刺激を行うとその作業ができなくなれば，その領域が言語に必要な領域であるとわかる．言語に必要な領域を温存し，病変を摘出する．運動の領域は大脳皮質を電気刺激し，手や顔面の筋肉が収縮するのを確認する．病変を摘出中に自発的に動かしてもらい，運動機能が温存していることを確認しながら病変を摘出することも可能である．機能評価には患者の協力が不可欠であり，十分な説明と理解が必要である．手術前にシミュレーションとして，患者に手術室を体験してもらうこともある．

A-3 麻酔管理はどうするか？

　機能評価は覚醒下で実施する必要がある．通常，開頭時と閉頭時は全身麻酔を行う asleep-awake-asleep という方法が用いられる場合が多いが，鎮痛が十分であれば，鎮静のみで実施することも可能である．一般に全身麻酔薬としてはプロポフォールとレミフェンタニルを使用し，ラ

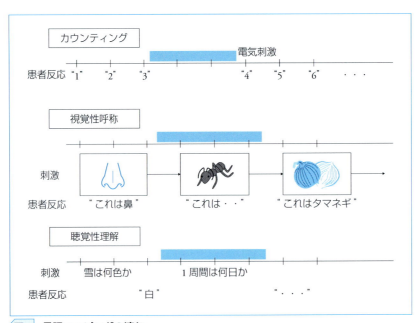

図 1　言語マッピングの流れ
図は電気刺激の間だけ患者の反応が障害されていることを示す（文献 1 より）

リンジアルマスクなどの声門上器具（SGA）を挿入する．全身麻酔後に頭皮神経ブロックとして，眼窩上神経，頬骨側頭神経，耳介側頭神経，大後頭神経，小後頭神経を長時間作用性の局所麻酔薬により神経ブロックする．三点ピン固定部や皮切部位，皮弁翻転部に浸潤麻酔を行う．この局所麻酔が十分効いているかが awake craniotomy 麻酔管理の鍵になる．ただし，局所麻酔薬中毒には注意が必要である．開頭が終わると，機能評価実施のため麻酔薬を中止し，覚醒したところで SGA を抜去する．基本的には覚醒中は，局所麻酔薬のみで対応することが望ましい．その他の鎮痛薬を使用する場合は，タスクへの影響を十分に考慮しなければならない．レミフェンタニルの少量を用いている報告もあるが，呼吸抑制などへの配慮が必要となる．機能評価が終了すれば再導入となる．覆布がかかった状態で再導入し，SGA 挿入や気管挿管を実施する．頭部を固定した状態での側方尾側からのアプローチになり，容易な手技とはいいがたい．安全性のため，少なくとも 2 人以上の麻酔科医で対応することが重要である．

A-4 術中の問題点とその対策は？

覚醒中は，悪心・嘔吐，痙攣などへの対処が必要となる．

①悪心・嘔吐対策：悪心・嘔吐は誤嚥による呼吸器合併症のリスクを高めると同時に，体動や脳腫脹により手術操作を困難にする場合がある．有効な予防法はないが，発生した場合，手術操作を中断し，メトクロプラミドなどを投与する．症状が治まらない場合，プロポフォールでの鎮静を考慮し，awake craniotomy の中止も検討しなければならない．

②痙攣対策：電気刺激などを行うため，比較的高頻度に痙攣が発生する．痙攣が発生した場合，手術操作，特に電気刺激を中止し，冷却したリンゲル液や生理食塩水などで脳を冷却する．大部分は手術操作の中止と脳の冷却により消失するが，無効の場合，入眠量のプロポフォールやフェニトインを投与する．難治性の場合は，全身麻酔へ移行しなければならない．

③その他：覚醒中は，不安や痛みなどから，様々な訴えがある．

文献

1) 覚醒下手術ガイドライン．日本 Awake Surgery 学会（編）．医学書院　2013

（川口昌彦）

Mini Lecture　神経モニタリングで神経合併症を予防

術後の神経障害は機能的予後に重大な影響をもたらすため，早期に異常を発見するため，神経モニタリングを実施する．awake craniotomy もその 1 つで，特に言語機能のモニタリングは覚醒下でのこの方法でしか評価できない．運動機能は運動誘発電位（motor evoked potential：MEP），視機能は視覚誘発電位（visual evoked potential：VEP）などを用いる．一般に，誘発電位を記録する場合はプロポフォールなどの静脈麻酔が吸入麻酔よりも影響が少ない．てんかん手術において，皮質脳波を用いててんかん焦点（棘波）を評価する場合は，セボフルランを使用する場合が多い．0.5 MAC から 1.5 MAC に濃度を上げると異常域がどの範囲かが同定できる．各モニタリングの種類と麻酔法を理解しておくことは重要である．

（川口昌彦）

索　引

和　文

あ
アイソボログラム　49, 123
悪性高熱症　117, 156, 210
悪性症候群　156
亜酸化窒素　101, 121
アスピリン　5
アセトアミノフェン　134
圧受容体　152
アナフィラキシー　114, 115
アナフィラクトイド　115
アミノ酸　154
アンジオテンシンI　7
アンジオテンシンII　7
アンジオテンシンII受容体拮抗薬　7, 118
アンジオテンシン変換酵素阻害薬　7
安静時酸素消費量　120

い
イエローゾーン　65
易感染性　203
医事紛争　20
一酸化炭素　140
異物除去　217
医療事故　22
インスリン　206
インフォームドコンセント　20

う
うつ熱　156
運動野　236
運動誘発電位　29, 46

え
エホバの証人　22

お
横隔神経麻痺　93
横紋筋融解症　157
悪心・嘔吐　124
オピオイド　87, 129
温風加温装置　150

か
外殻温　25
回収式自己血輸血　116
外傷患者　181
化学的肺傷害　214
過換気　211
覚醒時せん妄　123
覚醒遅延　124
覚醒不良　148
角膜上皮剥離　230
過剰輸液　161
ガス交換　197
褐色細胞腫　117
活性酸素種　202
カフェイン　208
カフ内圧　69
カプノグラム　64
カプノメータ　23
カフ漏れ音　225
カルシウム拮抗薬　118
換気応答　184, 187
冠循環　221
灌流圧　232

き
機械的循環補助　221
気管管理アルゴリズム　63
気管支鏡　214
気管支喘息　218
気管挿管困難　63
気胸　93
希釈性凝固障害　169
気道確保　64
気道管理ガイドライン2014　16
気道抵抗　218
気道内圧　223
　──ピーク圧　226
　──プラトー圧　226
気道迷入　217
機能的残気量　185, 187
揮発性吸入麻酔薬　56, 140
揮発性麻酔薬　122

揮発性麻酔薬濃度
　──自動制御　48
吸収性無気肺　193
急性腎傷害　164
急性閉塞隅角緑内障　231
吸入導入　99
吸入用スペーサー　219
胸郭・肺コンプライアンス　199
凝固障害　180
胸部X線撮影　214
局所脳酸素飽和度　31
局所麻酔薬中毒　83
虚血性視神経炎　230
筋弛緩薬　65
近赤外線分光法　31

く
偶発性低体温　149
グリーンゾーン　64
クリオプレシピテート　116, 171, 176
グルコース　204
クロピドグレル　5

け
経口糖尿病薬　206
経静脈自己調節鎮痛法　126
経食道心エコー　221
頸動脈内膜切除術　31
ケタミン　108
血液ガス分配係数　47
血液型不適合輸血　182
血管収縮　146
血管痛　108
血管透過性亢進　163
血管内皮障害　202
血管迷走神経反応　15
血小板製剤　173
血小板輸血　172, 173
　治療的──　173
　予防的──　173
血漿フィブリノゲン値　175
血中タンパク　106

血中濃度　106
権威勾配　225
肩甲背神経損傷　93
言語野　236

こ
効果部位濃度　105, 106
抗凝固薬　4
抗血小板薬　4
高血糖　202
抗コリン薬　2
膠質液　158, 160
高次脳機能障害　235
甲状腺クリーゼ　117
高信頼性組織　42
喉頭痙攣　225
高二酸化炭素症　117, 198
硬膜外カテーテル　130
硬膜外自己血パッチ　208
硬膜外自己調節鎮痛法　128
硬膜外鎮痛　85
硬膜外麻酔　75, 78, 85
硬膜外麻酔併用全身麻酔　85
硬膜穿刺後頭痛　208
誤嚥　3
呼気　194
呼気再呼吸　195
呼気終末陽圧　189
呼吸筋　187
呼吸性変動　158
呼吸補助筋　187
呼気流量制限　218
コシントロピン負荷試験　10
コミュニケーション　42, 225
困難気道　63

さ
最高気道内圧　190
再呼吸　194
最小血中濃度　126
最小肺胞濃度　47
最大血中濃度　126
最大手術血液準備量　11
再分布性体温低下　152
再分布性低体温　147
細胞外液　161
産科危機的出血　169
酸素化能　197
酸素供給量　223
酸素投与　194, 196
酸素流量　195

し
歯牙損傷　216
子癇前症　117
糸球体濾過量　165
死腔換気量　227
自己血貯血　13
自己血輸血　13
視床下部-下垂体-副腎系　9
至適投与量　40
自動調節能　232
シバリング　146, 148
脂肪輸液製剤　108
従圧式調節換気　199
周術期心筋虚血　27
周術期の失明　230
重症敗血症　163
修正 V_5 誘導　28
従来型一側肺換気　191
従量式調節換気　199
出血傾向　76
術後咽頭痛　70
術後急性肺傷害　193
術後硬膜外鎮痛　86
術後体力回復増強プログラム　78
術後認知機能障害　32
術後脳血管障害　31
術後肺合併症　78
術後抜管　197
術前経口補水療法　18
術前絶飲食ガイドライン　18
術中覚醒　51, 110
術中低酸素血症　223
循環血液量　106, 160, 162
硝酸薬　118
晶質液　160
静注用非ステロイド性鎮痛剤　132
徐脈　2
心筋虚血　27, 114, 221
心筋保護効果　56
神経毒性　54
人工心肺　232
腎障害　163

新鮮ガス流量　47
新鮮凍結血漿　116
心タンポナーデ　114
心停止　228
心的外傷後ストレス障害　110
心電図　221
心拍出量の低下　106
心不全　114
心房性ナトリウム利尿ペプチド　165

す
睡眠紡錘波　106
ステロイドカバー　9

せ
生存バイアス　181
清澄水　18
成分由来製剤　170
声門上器具　59, 61, 198
声門閉鎖　65
脊髄幹麻酔　87
脊髄虚血　29
脊髄くも膜下麻酔　75, 89
脊髄損傷　117
脊柱管狭窄症　91
赤血球液　116
赤血球輸血　166
説明義務　20
セボフルラン　101, 104, 138
セリック法　95
全血由来製剤　170
全静脈麻酔　40, 45, 106, 110
全身痙攣　83
全身麻酔中の意図せぬ覚醒　45
全脊髄くも膜下麻酔　93
喘息　76
喘息発作　218
前負荷依存性　158

そ
相乗効果　106
創部感染症　148
ソーダライム　138, 140
組織酸素指標　31

た
第VII因子製剤　171

第 VIII 因子活性　170
体液管理　161
体温　25
体温調節　146
体温調節性血管収縮　152
体温低下　106
体外ペーシング　115
体性感覚誘発電位　29
大腿動脈カテーテル　33
大動脈弁狭窄　76
代用血漿　162
耐用時間　234
大量出血　176, 180
多臓器障害　202
ダントロレン　211

ち
チクロピジン　5
致死的不整脈　83
中央コンパートメント　49
中枢温　25, 146
超音波ガイド下神経ブロック　80
長胸神経損傷　93
超低体温循環停止　234
直接的動脈圧モニター　118
治療的血小板輸血　173

つ
痛覚過敏　137

て
低1回換気量　191
低血糖　204
低酸素血症　117, 193, 198
低酸素性肺血管収縮　193
低酸素防止装置　143
低体温　150
低流量麻酔　48, 120
デクスメデトミジン　97
電気的除細動　228

と
橈骨動脈カテーテル　33
糖尿病　202, 206
動脈圧心拍出量　35
動脈カテーテル
　　──合併症　33

動揺歯　216
トラヘルパー®　73
ドロペリドール　137

な
ナロキソン　136

に
二酸化炭素吸収剤　120, 138
二酸化炭素吸収能　138
二酸化炭素吸着装置　144

の
脳血流量　233
脳酸素消費量　234
脳脊髄液
　　──比重　92
脳代謝率　233
脳内濃度　105
脳波波形　106
脳波モニター　106
ノンテクニカルスキル　44, 225

は
敗血症　114
肺血栓塞栓症　115
肺動脈カテーテル　38
肺内シャント　227
肺胞低換気　198
肺保護的人工換気　190
バソプレシン　161
発熱　156
バラライム　138
バランス麻酔　85
パルスオキシメータ　23

ひ
皮質盲　230
非ステロイド性抗炎症薬　132
ビデオ喉頭鏡　71
　　──欠点　71
　　──利点　71
ヒドロキシエチルデンプン　162
比熱
　　人体──　154
肥満　125
ヒューマンエラー　42, 223

ふ
不安の軽減　2
フィブリノゲン　11, 116, 171, 175
フェンタニル　88, 104, 108, 129, 136
腹臥位　115
不整脈　27
プラトー圧　190, 218
フルルビプロフェンアキセチル　132
プレコンディショニング　56
プレパレイション　97, 99
プロポフォール注入時痛　108

へ
ペチジン　88
ペンシルポイント針　90, 209
ベンゾジアゼピン　3
ベンチュリーマスク　194

ほ
飽和蒸気圧　47
保護者同伴導入　99
保護的一側肺換気　191
ポストコンディショニング　56

ま
マイクロカフ　67
マイクロカフ気管チューブ　67
麻酔
　　安全な──　23
麻酔域　89
麻酔薬　54
麻酔レベル　89
マスク換気困難　63
末梢コンパートメント　49
マッピング
　　言語野──　236
マランパチ　16

み
ミダゾラム　97
ミトコンドリア機能障害　202

む
無呼吸閾値　184

も

毛細血管血流　69
網膜動脈閉塞症　230
モルヒネ　88, 129, 136

や

薬物相互作用　49
薬物動態学　49
薬力学　49

ゆ

有害事象　21
遊離プロポフォール　108
輸液加温装置　150
輸血関連急性肺障害　177
輸血関連循環過負荷　177

よ

幼若脳　55
余剰ガス排泄装置　144
予測血中濃度　106
予防的血小板輸血　173

り

リクルートメント手技　191
リザーバーマスク　194
理想体重　189
リドカイン　108
リポ化製剤　132
リモートプレコンディショニング　58
両手気道確保　65
輪状甲状膜穿刺　73

輪状軟骨部圧迫　95

る

ループ利尿薬　165

れ

レッドゾーン　65
レミフェンタニル　104, 108

ろ

ロタメータ　142

わ

ワルファリン　6
腕神経叢障害　93
腕神経叢ブロック　93

欧文

A

accidental awareness during general anaesthesia：AAGA　45
ACE 阻害薬　7
adjustable pressure limiting valve　144
Aintree™　62
Allen テスト　34
AnestAssist™ PK/PD　105
APL 弁　144
ARB　7, 118
arterial pressure-based cardiac output：APCO　35
assertive communication　225
awake craniotomy　236

B

Bain 回路　121
bear-hug technique　100
BIS　110, 112
BIS モニター　40

C

CEA　31
cerebral blood flow：CBF　233
cerebral metabolism rate：CMR　233
Cole の公式　68
Compound A　140

context-sensitive half-time：CSHT　50
CS_5 誘導　28

D

dietary-induced thermogenesis　154
distraction　98, 99
driving pressure　189

E

$ETCO_2$　223

F

FFP：PC：RCC　181
fresh gas flow：FGF　47
FroTrac™　35

G

goal-directed fluid therapy　158

H

HES　162
Horner 症状　93
HPA 系　9

I

intermittent positive airway pressure：IPAP　192

intravenous patient-controlled analgesia：IV-PCA　126

J

Jackson-Rees 回路　121
Just a routine operation　44

K

Kheterpal　16
Khine の公式　68

L

LiDCOrapid™　35
lipid emulsion therapy　84
LMA　225

M

MAC　47, 112
malignant hyperthermia：MH　210
massive transfusion protocol：MTP　180
maximum concentration with pain：MCP　126
MCT/LCT 基剤　108
MEP　29, 46
Microcuff™　67
minimum effective analgesic concentration：MEAC　126

Motoyama の公式　68
MSBOS　11
multimodal analgesia　134, 188

N

near infrared spectroscopy：NIRS　31
NSAIDs　132
nutrient-induced thermogenesis　154

P

parental presence during induction of anesthesia：PPIA　97, 99
patient-controlled epidural analgesia：PCEA　128
PCA ポンプ　130
PDPH
　——予防　209
PEEP　189

POCD　32
prosessed EEG　106
PTSD　110
pulmonary artery catheter：PAC　38

Q

QuickTrach®　73

R

ROS　202
rSO$_2$　31

S

SEP　29

T

target controlled infusion：TCI　52
TIVA　40, 45, 106, 110

TOI　31
transfusion-associate circulatory overload：TACO　177
transfusion-related acute lung injury：TRALI　177
triple low　112
Type & Screen 法：T&S 法　11

V

volatile induction and maintenance of anesthesia：VIMA　104

W

WHO Patient Safety　20
WHO 安全な手術のためのガイドライン　42, 43
WHO 患者安全カリキュラムガイド多職種版 2011　225
WHO 手術安全チェックリスト　42, 43

数字・ギリシャ文字

1 回換気量　189, 223
1 回心拍出量　158
3- コンパートメントモデル　49

20 年換算地球温暖化係数　48
α 遮断薬　118
β_2 刺激薬　219

β 遮断薬　118

- **JCOPY** 〈(社)出版者著作権管理機構 委託出版物〉
  本書の無断複写は著作権法上での例外を除き禁じられています．
  複写される場合は，そのつど事前に，(社)出版者著作権管理機構
  （電話 03-3513-6969，FAX03-3513-6979，e-mail：info@jcopy.or.jp）
  の許諾を得てください．
- 本書を無断で複製（複写・スキャン・デジタルデータ化を含みます）
  する行為は，著作権法上での限られた例外（「私的使用のための複
  製」など）を除き禁じられています．大学・病院・企業などにお
  いて内部的に業務上使用する目的で上記行為を行うことも，私的
  使用には該当せず違法です．また，私的使用のためであっても，
  代行業者等の第三者に依頼して上記行為を行うことは違法です．

麻酔科クリニカルクエスチョン101　　ISBN978-4-7878-2218-5
2016年5月30日　初版第1刷発行

編　　集	稲田英一	
発 行 者	藤実彰一	
発 行 所	株式会社　診断と治療社	
	〒100-0014　東京都千代田区永田町2-14-2　山王グランドビル4階	
	TEL：03-3580-2750（編集）　03-3580-2770（営業）	
	FAX：03-3580-2776	
	E-mail：hen@shindan.co.jp（編集）	
	eigyobu@shindan.co.jp（営業）	
	URL：http://www.shindan.co.jp/	
表紙デザイン	株式会社　クリエイティブセンター広研	
印刷・製本	広研印刷　株式会社	

©Eiichi INADA, 2016. Printed in Japan.　　　　　　　　　　　　　　　　　　[検印省略]
乱丁・落丁の場合はお取り替えいたします．
『クリニカルクエスチョン』は，株式会社診断と治療社の登録商標です．